면역력
슈퍼
처방전

**HIJOSHIKI
NO IGAKUSHO**

Copyright ⓒ 2009 Toru Abo, Yumi Ishihara, Minoru Fukuda
Korean translation rights arranged with Jitsugyo no Nihonsha,
Ltd. • through Japan UNI Agency, Inc., Tokyo and Korea
Copyright Center Inc., Seoul

면역력 슈퍼 처방전

지은이 아보 도오루, 이시하라 유미,
후쿠다 미노루
역자 장은주
1판 1쇄 발행 2011. 12. 23.
1판 8쇄 발행 2023. 10. 1.

발행처_ 김영사 • 발행인_ 고세규 • 등록번호_ 제406-2003-036호 • 등록일자_ 1979. 5. 17. 경기도 파주시 문발로 197(문발동) 우편번호 10881 • 마케팅부 031)955-3100, 편집부 031)955-3200, 팩스 031)955-3111 • 이 책은 ㈜한국저작권센터(KCC)를 통한 저작권자와의 독점계약으로 김영사에서 출간되었습니다. 저작권법에 의해 한국 내에서 보호를 받는 저작물이므로 무단 전재와 복제를 금합니다.

값은 뒤표지에 있습니다. ISBN 978-89-349-5583-2 13510 • 홈페이지_ http://www.gimmyoung.com • 페이스북_facebook.com/gybooks • 블로그_blog.naver.com/gybook • 이메일_bestbook@gimmyoung.com • 좋은 독자가 좋은 책을 만듭니다 • 김영사는 독자 여러분의 의견에 항상 귀 기울이고 있습니다.

조금 느리지만 가장 안전한 가정의학백과

면역력 슈퍼 처방전

아보 도오루 ✕ 이시하라 유미 ✕ 후쿠다 미노루
장은주 옮김

김영사

시작하며

자기 안에 있는 치유의 힘에
눈뜰 수 있기를

이 책은 환자의 병을 고치겠다는 일념으로 기존 의학의 틀에 얽매이지 않고 열린 시각으로 질병을 대하는 세 의사의 남다른 치료법을 담고 있다. 이 치료법이 질병으로 고생하는 환자와 그 가족에게 도움이 되기를 바라는 마음에서 기획하게 되었다.

병은 교감신경과 부교감신경의 불균형에서 비롯된다는 자율신경 면역 이론을 주창하며, 연구를 거듭해 다양한 임상실험 결과를 학회에 보고해온 아보 도오루 선생. 동양의학과 자연치료를 깊이 연구한 끝에 수독水毒과 냉증이 병의 원인이라는 사실을 밝혀내고, 체온의 중요성을 강조하며 당근 사과 주스를 이용한 단식요법을 지도하는 이시하라 유미 선생. 혈액과 기의 흐름을 개선하는 자율신경 면역 치료법과 가정에서 할 수 있는 손끝 누르기 요법을 고안하여 환자의 치료에 전념하고 있는 후쿠다 미노루 선생.

서양의학을 공부한 뒤 풍부한 경험을 바탕으로 독자적 이론을 펼쳐나가는 이 세 의사들은 약에 지나치게 의존하는 서양의학의 문제점, 대증요법對症療法의 한계, 병을 파악하는 법, 식생활과 운동의 중요성 등 단순히 증상을 없애는 것을 넘어 폭넓은 관점에서 병을 대하며 건강을 증진하는 방법을 제안한다.

이 독자적인 이론과 방법은 더욱 많은 사람들이 건강해지도록 돕기 위한 것이다. 그간 의료계 내부에는 주류를 따르지 않는 이 이론을 '비상식적인 이론'으로 부정하는 사람들도 있었다. 하지만 이 치료법에 따라 건강을 되찾는 환자들이 점점 늘면서 그런 시각에도 변화가 일고 있다.

이제까지 각자 건강 관련 서적의 베스트셀러를 내온 분들이지만, 세 명의 이론을 한데 모아 함께 책을 내는 것은 이번이 처음이다.

이 책에서 밝히는 병을 대하는 방식이나 치료법은 연령도 체질도 성격도 다른 세 의사가 지금까지 쌓아온 경험을 토대로 체계화한 것이다. 이 책을 읽는 독자들이 이들의 공통점과 차이점, 또 이를 응용하는 방법을 발견하고 자신에게 맞는 방법을 찾아 건강을 회복해가기를 바란다.

이 책이 각 가정에서 쉽게 실천할 수 있는 건강 증진 요법이 담긴 의학서로, 병을 예방하는 데 도움을 주는 실용서로, 또 병에 걸린 분들의 회복을 돕는 치료서로 활용되기를 바란다. 그리고 언젠가 비상식적으로 여겨지던 것이 상식이 되고, 누구나 자기 안에 있는 치유의 힘에 눈뜰 수 있다면 더없이 기쁠 것이다.

편집부

저자 소개

아보 도오루

병을 고치는 의사가 되고 싶다

세계적인 세균학자인 노구치 히데요野口英世 선생을 동경하여 의사가 되었지만, 수련의 시절에 담당한 암 환자의 생존율은 제로였다. 이런 방법으로는 병을 고칠 수 없다는 사실에 절망하며 현대의학에 회의를 품고 면역학 연구의 길로 들어섰다. 병을 고치고 싶어 의사가 되었는데 병을 고치지 못하던 딜레마가 면역학에 눈을 돌리는 계기가 된 셈이다.

수차례 좌절을 거듭하며 마음과 스트레스와 건강이 서로 연관이 있음을 체험을 통해 깨달았다. 무리하지 않고, 화내지 않으려고 항상 마음을 다스린다.

무엇이든 직접 시험해본다

면역학 연구를 위해 언제든 자신의 혈액을 직접 뽑아 백혈구 상태를 확인해왔다. 연구실에 불이 났을 때도, 교수 임용에 떨어져 크게 상심했을 때도 자기 몸의 변화를 관찰하며 면역학 연구에 몰두했다. 항상 사람들의 이야기에 귀 기울이고 직접 시험하면서 이론을 확립해왔다.

취재와 집필, 연구로 바쁜 와중에도
오전에는 독자 메일에 답을 하고,
전화 상담에 응한다. 예전에는 성격이 무척 급해서
가족과 학생들을 힘들게 했었다.

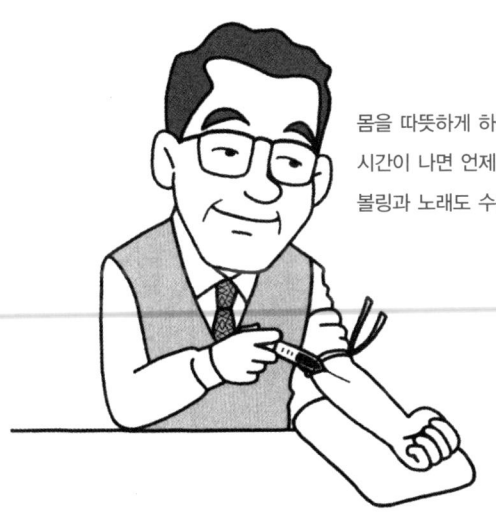

몸을 따뜻하게 하는 것이 가장 중요하다고 생각하여
시간이 나면 언제나 사우나로 직행한다.
볼링과 노래도 수준급이다.

| 프 로 필 |

1947년 일본 아오모리青森현 출생. 현재 니가타대학 대학원 종합연구과 교수로 재직 중이다. 1972년 도호쿠대학 의학부를 졸업하고 1980년 미국 앨라배마대학에서 유학하던 중에 '인간 NK세포 항원 CD57에 대한 단클론항체單clone抗體'를 찾아낸 것을 시작으로 많은 의학적 업적을 남겼다. 특히, 1996년에는 백혈구의 자율신경 지배 구조를 세계 최초로 밝혀내 스트레스와 질병의 연관성을 과학적으로 입증한 세계적인 면역학자이다.

> 저자 소개

이시하라 유미

집안의 전통을 따라 의학의 길로 들어서다

8대조부터 어의御醫 등을 지낸 한방의 집안에서 자란 터라 자연스레 의학을 공부하게 되었다. 나가사키대학 의학부를 졸업하고, 대학 혈액내과에 적을 두고 대학병원과 원폭 병원에서 중증 원폭 후유장애를 가진 환자를 돌보았다. 악성 세포를 죽이려고 항암제 여러 종을 조합해가며 약물을 투여했지만 치료한 보람도 없이 환자는 백혈구와 혈소판이 점점 줄어 결국 폐렴과 과다 출혈로 죽어갔다. 그 과정을 지켜보며 당시의 치료법과 의료 행위에 의문을 품게 되었다.

먹지 않는 것이 건강해지는 길이다

세계 최초의 자연요법 병원인 스위스 취리히에 있는 B. 벤너 병원에서 당근 주스로 난치병 환자를 치료한다는 이야기를 듣고 연수에 나섰다. 또 러시아 캅카스Kavkaz 지역의 장수촌에서는 최고의 건강 비결을 배웠다.

20여 년 전부터 이즈伊豆에 자신의 이론을 증명할 '히퍼크래틱 새너토리엄Hippocratic Sanatorium'이라는 보양 시설을 설립하고 단식으로 건강을 되찾는 당근 사과 주스 단식, 수독과 냉증을 해소하는 생강 홍차의 효능을 알리며 많은 사람의 건강을 되찾아주고 있다.

25년 넘게 당근 사과 주스와 생강 홍차를 마시며 병을 모르는 건강한 몸을 다져왔다. 흑설탕을 넣은 모과차를 좋아하고, 저녁에는 문어나 새우, 간 멸치, 낫토를 먹으며 반주도 즐기는 편이다.

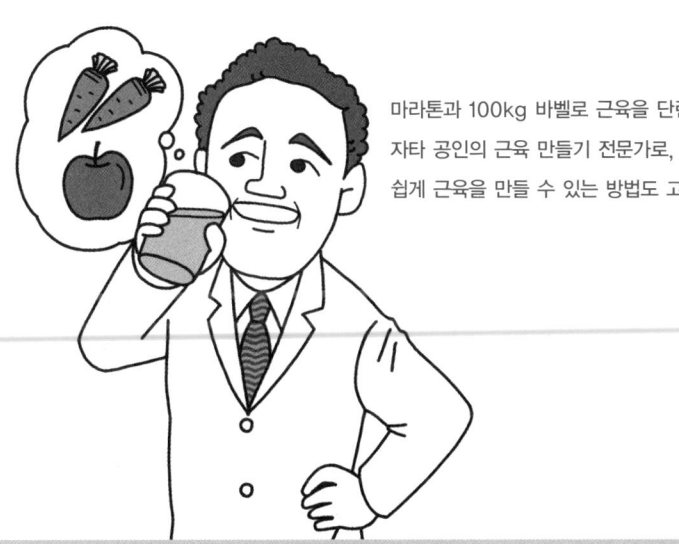

마라톤과 100kg 바벨로 근육을 단련한다.
자타 공인의 근육 만들기 전문가로,
쉽게 근육을 만들 수 있는 방법도 고안했다.

| 프로필 |

1948년 일본 나가사키長崎현 출생. 나가사키대학 의학부를 졸업하고 동 대학 대학원에서 혈액내과를 전공, 박사 과정을 수료했다. 이후 세계적인 장수 지역인 러시아 캅카스 지방과 스위스 등지에서 자연요법을 연구했다. 현재 '이시하라 클리닉' 원장으로 환자들을 치료하는 한편, 이즈伊豆에서 건강 증진을 돕는 보양 시설을 운영하고 있다. 이미 3만여 명이 이곳의 '당근 사과 주스 단식'을 체험했을 정도로 인기를 끌고 있다. 텔레비전이나 라디오 건강 프로그램의 알기 쉬운 의학 해설가로도 정평이 나 있다.

저자 소개

후쿠다 미노루

중요한 것은 환자를 잘 살펴보는 것

사람을 가만히 쳐다보기만 해도 그 사람의 미래를 정확하게 예측했다는 에도시대 관상학의 대가 미즈노 난보쿠水野南北를 존경한다. 미즈노 난보쿠에게 비할 수는 없겠지만, '진찰하고, 듣고, 만지고, 이야기한다'는 마음가짐으로 환자의 증상을 파악하려 애쓴다. 환자의 생김새와 얼굴빛을 관찰하고, 상태가 어떤지 듣고 나서, 몸을 만져 손발이 따뜻한지 살피고 생활 속 스트레스를 확인하는 것을 무엇보다 중요하게 여긴다.

늘 겸허한 자세로 병을 대한다

대학 의학부에서 소화기 질환을 전공하고 외과 의사로서 위암이나 대장암, 충수염 등을 치료해왔다. 병은 수술하면 고칠 수 있는 것이라 믿었지만, 수술하고 1, 2년이 지나면 수술한 환자의 반 이상이 재발하고 그중 80~90%가 사망에 이르며, 상당수가 후유증에 시달리는 현실에 의문을 품게 되었다.

병의 원인은 자율신경 난조와 혈행장애, 면역력 저하라는 사실을 깨닫고 외과 의사를 그만둔 후, 사혈瀉血 요법으로 환자를 치료하는 데 전념하고 있다. 과로로 생긴 큰 병과 우울증을 겪으면서도 자신의 몸을 임상실험 대상으로 삼아 효과적인 치료법을 찾아냈다.

의사가 병을 고칠 수 있다고 생각했던
교만함을 반성한다. 병을 극복하는 데
의사의 역할은 5%정도일 뿐이며,
나머지 95%는 환자의 의지에 달렸다는
생각으로 늘 겸손하려 노력한다.

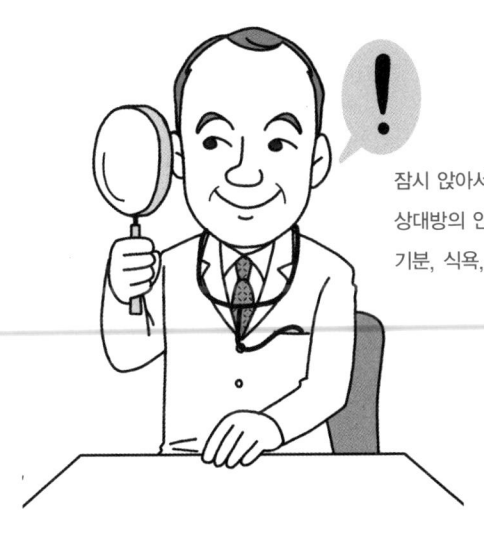

잠시 앉아서 서로 이야기를 나누며
상대방의 안색과 생김새를 살피면
기분, 식욕, 체온 따위를 바로 맞히곤 한다.

| 프로필 |

1939년 후쿠시마福島현 출생. 니가타대학 의학부를 졸업했다. '후쿠다 의원'을 운영하는 한편 일본자율신경면역치료연구회 이사장을 맡고 있다. 1996년 아보 도오루 박사와 공동으로 백혈구의 자율신경 지배 구조를 밝혀냈다. 그 밖에 자신의 체험을 바탕으로 독자적인 연구를 거듭해 정혈井穴, 두부頭部 사혈 요법을 개발, 자율신경 면역요법을 확립하고, 가마 누르기 요법이라는 효과적인 치료법을 개발했다.

차례

시작하며 자기 안에 있는 치유의 힘에 눈뜰 수 있기를 ⊙ 4

저자 소개 아보 도오루 ⊙ 6
　　　　　이시하라 유미 ⊙ 8
　　　　　후쿠다 미노루 ⊙ 10

제 1 장
상식을 배반하는 것이 슈퍼 처방전이다

| 슈퍼 처방전 1 | 성실하게 먹은 약이 병을 부른다 _아보 도오루 ⊙ 20
| 슈퍼 처방전 2 | 명의는 약이 아닌 치료법을 준다 _이시하라 유미 ⊙ 22
| 슈퍼 처방전 3 | 몸에서 배출되는 것은 모두 건강의 근원이다 _후쿠다 미노루 ⊙ 24
| 슈퍼 처방전 4 | 스트레스와 저체온이 모든 병의 원인이다 _아보 도오루 ⊙ 26
| 슈퍼 처방전 5 | 지나친 수분 섭취는 수독증을 일으킨다 _이시하라 유미 ⊙ 28
| 슈퍼 처방전 6 | 백혈구 분획 검사면 충분하다 _후쿠다 미노루 ⊙ 30
| 슈퍼 처방전 7 | 생명력 있는 음식은 자연이 주는 약이다 _아보 도오루 ⊙ 32
| 슈퍼 처방전 8 | 마법의 약 당근 사과 주스를 마셔라 _이시하라 유미 ⊙ 34
| 슈퍼 처방전 9 | 간단한 자극이 병을 고친다 _후쿠다 미노루 ⊙ 36
| 슈퍼 처방전 10 | 평균 수명보다 건강 수명이 중요하다 _아보 도오루 ⊙ 38
| 슈퍼 처방전 11 | 언제 어디서나 생강 홍차를 마셔라 _이시하라 유미 ⊙ 40
| 슈퍼 처방전 12 | 두한족열의 의미를 기억하라 _후쿠다 미노루 ⊙ 42

칼럼 1 백혈구의 역할 ⊙ 44

제 2 장
내 몸 안의 병을 발견하라

자율신경과 백혈구 _아보 도오루 ⊙ 46

체질과 병 _이시하라 유미 ⊙ 50

자율신경 면역요법 _후쿠다 미노루 ⊙ 54
    자율신경에는 리듬이 있다 _아보 도오루 ⊙ 58
    혈액의 오염이 만병의 근원이다 _이시하라 유미 ⊙ 60
    치료 과정에는 명현 반응이 따른다 _후쿠다 미노루 ⊙ 62

암 _아보 도오루 ⊙ 64
    암은 결코 두려운 병이 아니다 _아보 도오루 ⊙ 68
    암은 혈액의 정화 장치이다 _이시하라 유미 ⊙ 70
    발열과 전이는 암이 약해지는 증거이다 _후쿠다 미노루 ⊙ 72

아토피성 피부염 _후쿠다 미노루 ⊙ 74
    아이들의 생활습관을 바꿔야 한다 _아보 도오루 ⊙ 78
    오염 물질을 배출하는 생리현상이다 _이시하라 유미 ⊙ 80
    리바운드 현상은 긍정적인 치료 과정이다 _후쿠다 미노루 ⊙ 82

메타볼릭 증후군 _이시하라 유미 ⊙ 84

고혈압 _이시하라 유미 ⊙ 88

고지혈증 _이시하라 유미 ⊙ 90

당뇨병 _이시하라 유미 ⊙ 92
    저체온과 고혈당이 원인이다 _아보 도오루 ⊙ 94
    고혈압의 적은 염분이 아니라 수분이다 _이시하라 유미 ⊙ 96
    혈류의 이상 신호를 잡아라 _후쿠다 미노루 ⊙ 98
    약을 끊고 생활습관을 바꿔라 _아보 도오루 ⊙ 100
    혈액의 오염으로 병이 생긴다 _이시하라 유미 ⊙ 102
    진단과 치료는 문진에서 시작된다 _후쿠다 미노루 ⊙ 104

우울증 _후쿠다 미노루 ⊙ 106

몸이 차가우면 마음도 차가워진다 _아보 도오루 ⊙ 110
저체온이 원인이다 _이시하라 유미 ⊙ 112
면역의 질과 힘은 백혈구의 비율과 수에 달렸다 _후쿠다 미노루 ⊙ 114

교원병 _아보 도오루 ⊙ 116
소염진통제가 난치병을 부른다 _아보 도오루 ⊙ 120
냉증·수독·통증의 삼각관계 _이시하라 유미 ⊙ 122
관절 류머티즘은 불치병이 아니다 _후쿠다 미노루 ⊙ 124

파킨슨병 _아보 도오루 ⊙ 126
'고치는' 것이 아니라 '처음으로 돌아가는 것'이다 _아보 도오루 ⊙ 130
과식이 병을 부른다 _이시하라 유미 ⊙ 132
파킨슨병 치유의 열쇠는 선인혈이다 _후쿠다 미노루 ⊙ 134

궤양성 대장염 _후쿠다 미노루 ⊙ 136
체온이 낮을수록 스트레스에 약하다 _아보 도오루 ⊙ 140
내 몸에 맞는 음료로 체온을 높인다 _이시하라 유미 ⊙ 142
봄은 독소 배출에 좋은 계절이다 _후쿠다 미노루 ⊙ 144

칼럼 2 체질 진단 ⊙ 146

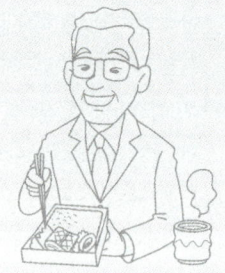

제 3 장
몸이 경고를 보내기 시작한다

부종 _아보 도오루 ⊙ 148

저림 _아보 도오루 ⊙ 150

냉증 _이시하라 유미 ⊙ 152

손과 얼굴의 홍조 _이시하라 유미 ⊙ 154

대소변 _이시하라 유미 ⊙ 156

입 _이시하라 유미 ⊙ 158

귀 _이시하라 유미_ ⊙ 160

맥박 _이시하라 유미_ ⊙ 162

기침과 가래 _이시하라 유미_ ⊙ 164

코 _이시하라 유미_ ⊙ 166

손발톱 _후쿠다 미노루_ ⊙ 168

눈 _후쿠다 미노루_ ⊙ 170

칼럼 3 **아이우에 체조** ⊙ 172

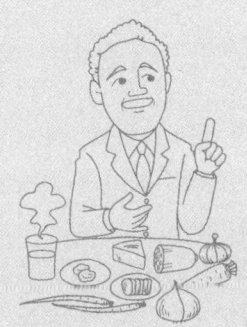

제 4 장
생명이 담긴 음식을 선택하라

장관 면역 _아보 도오루_ ⊙ 174

양성 음식 음성 음식 _이시하라 유미_ ⊙ 178

소박한 밥상과 감사하는 마음 _후쿠다 미노루_ ⊙ 182

   나에게 맞는 음식을 찾아라 _아보 도오루_ ⊙ 186

   피토케미컬이 면역을 활성화한다 _아보 도오루_ ⊙ 188

   아침 단식의 놀라운 효능이 몸을 살린다 _이시하라 유미_ ⊙ 190

   체질 개선을 위한 단식에 도전하자 _이시하라 유미_ ⊙ 192

   침도 약이 된다 _후쿠다 미노루_ ⊙ 196

칼럼 4 **디자이너 푸드** ⊙ 200

제 5 장

단순한 운동과 자극이 필요하다

균형을 찾는 호흡법 _아보 도오루 ⊙ 202

근육의 기능 _이시하라 유미 ⊙ 206

혈류의 구조 _후쿠다 미노루 ⊙ 210

    걸레질도 운동이다 _아보 도오루 ⊙ 214

    햇볕은 든든한 건강 지원군이다 _아보 도오루 ⊙ 216

    하반신을 튼튼하게! 체온 조절 체조면 충분하다 _이시하라 유미 ⊙ 218

    건포마찰로 면역력을 높인다 _후쿠다 미노루 ⊙ 228

    손끝 누르기 요법으로 부교감신경을 깨운다 _후쿠다 미노루 ⊙ 230

    가마 누르기 요법으로 기를 뚫는다 _후쿠다 미노루 ⊙ 232

    누구나 할 수 있는 해피 존 마사지로 젊어지자 _후쿠다 미노루 ⊙ 234

    장딴지 마사지로 혈류를 회복한다 _후쿠다 미노루 ⊙ 236

    칼럼 5 치아 형태와 식사 방법 ⊙ 240

제 6 장

체온이 바로 생명의 힘이다

호르메시스 효과 _아보 도오루 ⊙ 242

체온과 면역력 _이시하라 유미 ⊙ 246

목욕의 효과 _후쿠다 미노루 ⊙ 250

    샤워보다 입욕이 건강에 좋다 _아보 도오루 ⊙ 254

    몸도 마음도 건강해지는 약탕을 활용한다 _이시하라 유미 ⊙ 256

    다양한 온욕으로 건강한 땀을 내자 _후쿠다 미노루 ⊙ 258

    건강한 사람은 체온이 다르다 _아보 도오루 ⊙ 260

민간요법, 과학이 증명하다 _이시하라 유미 ⊙ 262
보온 상품을 잘 활용하자 _후쿠다 미노루 ⊙ 264

칼럼 6 삼림욕 효과 ⊙ 266

제 7 장
건강하게 장수하라

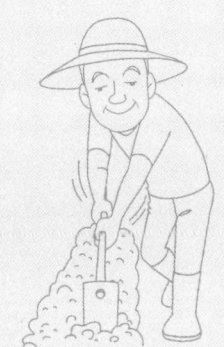

장수 면역력 _아보 도오루 ⊙ 268
장수의 열쇠 _이시하라 유미 ⊙ 272
웃으면 복이 온다 _후쿠다 미노루 ⊙ 276
　저체온 절약 모드가 필요하다 _아보 도오루 ⊙ 280
　음악에는 치유의 힘이 있다 _이시하라 유미 ⊙ 282
　스트레스를 깨닫다 _후쿠다 미노루 ⊙ 284

칼럼 7 기호품과 건강 ⊙ 286

부록
만약 내가 암에 걸렸다면

암은 일을 줄이라는 신호 _아보 도오루 ⊙ 288
암을 이기는 것은 건강한 백혈구 _이시하라 유미 ⊙ 290
환자들이 준 깨달음 _후쿠다 미노루 ⊙ 292

찾아보기 ⊙ 294

제 1 장
상식을 배반하는 것이 슈퍼 처방전이다

상식을 벗어나는 것이
건강으로 가는 지름길

> "상식이 아니어도 좋다!
> 병을 없애는 것만이
> 우리의 목표다."

> 슈퍼
> 처방전
> **1**

성실하게 먹은 약이 병을 부른다

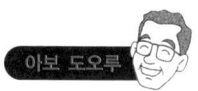
아보 도오루

병은 약으로 낫지 않는다

'진지한 사람일수록 병에 걸리기 쉽다.' 이 말이 무슨 뜻일까? 진지하지 않은 사람은 스스로 몸과 마음의 긴장을 풀어 조절할 줄 안다는 의미이다. 필요에 따라 긴장 상태로, 또 이완 상태로 몸 상태를 바꿔가며 스트레스를 푸는 방법을 알고 있기 때문이다.

진지한 사람은 사소한 일에도 신중하고, 몰두하며, 지나치게 성실하다. 그런 성격은 칭찬받을 만하지만, 내가 주장하는 자율신경 이론을 토대로 보자면 교감신경을 지나치게 긴장시켜 병에 걸리기 쉬운 사람이다. 게다가 병에 걸리면 병원에서 처방해준 약을 빠뜨리지 않고 살뜰하게 잘 챙겨 먹는다. 처방을 지켜야 한다는 생각에 상태가 좋아져도 약을 끊지 못하고, 한층 병을 부추기는 결과를 낳고 만다.

무엇보다 약의 본질을 아는 것이 중요하다. 지금처럼 의학이 발달하지 않았던 시대에는 약이라고 해봐야 뛰어난 효능을 가진 식물을 채취하여 달여 먹는 것이었다. 그러다 제2차 세계대전 이후 항생물질과 스테로이드 같은 화학적으로 합성한 약이 개발되면서 놀라울 정도로 강한 효능을 자랑하는 약들이 속속 등장했다. 예전과 전혀 다른 성질의 약이 생겨난 것이다.

이런 약의 등장은 '어떤 병이든 약으로 고칠 수 있다'는, '병은 의사에게 가면 낫는다'는 맹신을 낳는 계기가 되었다.

하지만 최근 들어 항생물질의 남용이 장내세균을 파괴하고, 스테로이드 제제가 노화를 촉진한다는 약의 위험성과 부작용이 조금씩 알려지고 있다.

결국 약은 증상을 가라앉히고 억눌러서 일시적으로 멎게 할 뿐이다. 상태가 좋아졌는데도 꼬박꼬박 약을 챙겨 먹는 것은 만성병을 일으키는 원인이 된다. 꼭 약을 써야 한다면 복용법에 주의해야 한다. 도저히 다른 방법이 없을 때 1~2주 정도 먹는 것은 어쩔 수 없지만, 그 이상 먹어서 좋은 약은 없다. 장기간 복용하면 몸에 부담을 주고 만성이 되어 자꾸 약을 찾고 병원만 드나들게 될 뿐이다. 아무쪼록 약은 성실하게 먹지 말아야 한다.

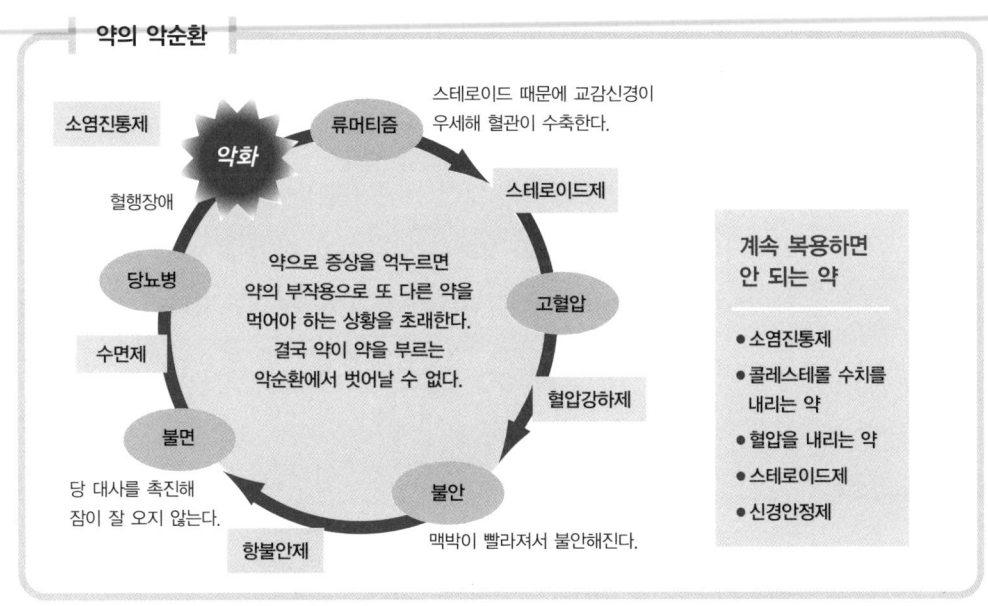

약의 악순환

슈퍼처방전 2

명의는 약이 아닌 치료법을 준다

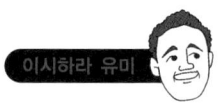
이시하라 유미

병이 걸리는 데에는 근본적인 이유가 있다

―― 병은 방금 먹은 음식 때문에 일어나는 식중독처럼 원인이 아주 단순한 경우도 많지만 대부분은 그 원인이 깊이 숨어 있다.

오래전부터 성인에게 많이 나타난다고 하여 성인병이라 불렸던 당뇨병과 고혈압은 오랜 기간 이어진 생활습관 때문에 생긴다는 것이 밝혀져 '생활습관병'으로 이름이 바뀌었다. 암도 '癌'이라는 한자에서 알 수 있듯이 돌처럼 딱딱한 것이 산처럼 쌓이고 쌓여 병이 되는 것이다. 의학적으로 발견될 정도의 암 1g이 생성되기까지는 약 10~30년이 걸린다.

병은 하루아침에 생기는 것이 아니기 때문에, 암 덩이를 수술로 잘라내거나 혈압을 약으로 강제로 낮춘다고 한번에 해결되지는 않는다. 병에 걸린 사람 자체에 원인이 있기 때문이다. 따라서 환자 스스로 자신의 식습관이나 운동, 생활습관에서 병을 일으킨 원인이나 계기를 찾아내어 제거해가면 증상이 줄어들곤 한다.

물론 환자가 병원에 가는 목적은 조금이라도 고통을 덜기 위한 것이므로, 일단 그 증상을 없애는 대증요법對症療法도 때에 따라서는 필요하다. 하지만 병이 생긴 근본 원인을 환자에게 설명해주고, 그 원인을 개선할 방법을 환자와 함께 찾아내 실천해가는 것이 진정한 치료 의학이다.

의사의 입장에서 보면 어깨가 결려 고생하는 환자에게는 파스를 처방하면 간단하다. 하지만 근본 원인이 혈행장애에 있다고 진단하고, 혈류를 좋게 하는 운동을 가르쳐주는 의사가 환자에게는 더 필요하다.

동물이든 사람이든 병이 들면 열이 나거나 식욕을 잃는다. 이는 병을 고치려면 체온을 높이고 음식 섭취량을 줄여야 한다는 것을 몸이 보여주는 것이다. 이렇게 병의 의미를 가르쳐주는 의사야말로 진정한 명의이다.

약보다 좋은 치료법

어깨 결림	혈류 개선을 위한 체조와 운동
부 정 맥	수분 섭취량 조절
변 비	장 마사지와 식습관 개선
고 혈 압	걷기 등의 운동으로 하체 근육 강화
우 울 증	몸을 따뜻하게 하는 것과 긍정적인 마음가짐
통 증	냉기를 없애는 온열요법

슈퍼처방전 3

몸에서 배출되는 것은 모두 건강의 근원이다

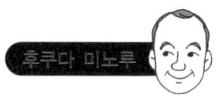

열, 통증, 떨림, 부기, 가려움, 습진, 설사, 땀 등을 꺼리면 병이 된다

─── 우리 몸에서는 여러 가지 분비물이 배출되는데, 사람들은 분비물을 보면 불쾌하게 여기고 그런 증상을 없애려고 한다. 보기에도 좋지 않고 성가셔서 그런지 배출 자체를 꺼리는데 실은 분비물은 많이 나올수록 몸에 좋다.

우리 몸에는 피부, 눈, 코, 입, 배꼽, 질, 항문 등 몸 안팎을 연결하는 구멍이 무수히 있다. 이 구멍을 통해 몸에 좋은 것이나 나쁜 것이 흡수되기도 하지만, 무엇보다 이 구멍들은 몸속의 해로운 물질이나 노폐물을 몸 밖으로 내보내는 통로가 되어준다. 이러한 배출 과정은 모든 생명체의 습성이며, 항상성恒常性이라는 조정 기능이기도 하다. 우리는 몸에 나쁜 것은 밖으로 내보내려는 기능, 스스로 자신의 몸을 회복하려는 자연 치유력을 가지고 있기 때문이다.

통증과 부기는 혈류를 회복해 피로한 근육을 원래대로 되돌리려는 치유 반응이다. 몸이 불편하니까 해로운 것이라 생각하기 쉽지만, 병이 악화된 것을 뜻하지는 않는다. 근육을 과하게 쓰면 젖산 등의 피로물질이 쌓여 혈류가 나빠지는데, 이때 우리 몸은 혈류를 개선하기 위해 지각신경에 과민하게 반응하는 아세틸콜린, 프로스타글란딘, 히스타민 등을 늘린다. 그 때문에 통증이 생기고 몸이 붓는 것이다.

과호흡에 따른 떨림도, 파킨슨병의 떨림도, 간질 발작에 따른 근경련도 모두 뇌와 몸속의 혈류를 좋게 하여 병을 낫게 하려는 치유 반응이다. 감기로 열이 38, 39°C까지 오르는 것도 어떻게든 체온을 높여 줄어든 림프구를 최대한 늘려 바이러스와 싸우게 하기 위한 반응이다. 설사나 땀, 습진도 몸에 불필요한 수분이 몸 밖으로 배출되는 것이다. 이렇듯 불필요한 것이 피부로 배출되는 것이 피부염이고, 호흡기로 배출되는 것이 재채기와 콧물이며, 천식 역시 몸속에 쌓인 독소를 몸이 스스로 씻어내기 위한 반응이라 할 수 있다.

옛말에 취할 것은 취하고 버릴 것은 버리라고 했다. 나쁜 것은 몸 밖으로 자꾸 버려야 몸속이 좋은 것으로 채워지는 법이다.

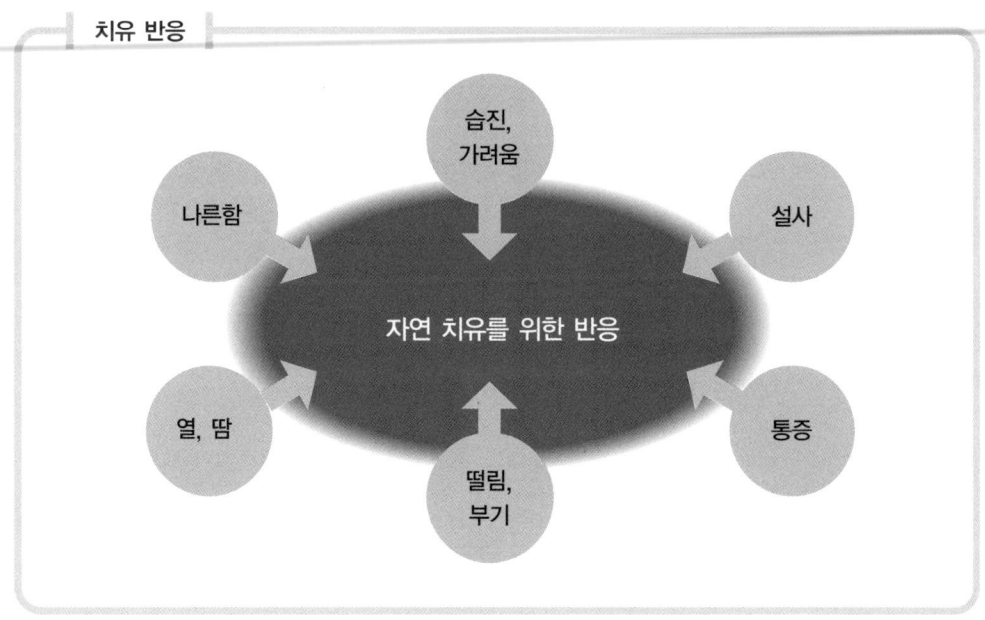

치유 반응

슈퍼처방전 4

스트레스와 저체온이 모든 병의 원인이다

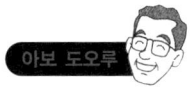

———— 현대의학이 눈부신 진전을 보이고 있지만, 안타깝게도 인류를 괴롭히는 병은 조금도 줄어들지 않았다. 오히려 원인 불명의 난치병이 늘어만 갈 뿐이다.

결국 해답은 면역 시스템에서 찾아야 한다. 무엇보다 사람의 면역 시스템에 영향을 끼치는 것은 자율신경이다. 자율신경이란 뇌의 지령을 받지 않고 자율적으로 심장이나 혈관, 위, 땀샘 등의 활동을 조정하는 신경이다.

자율신경에는 교감신경과 부교감신경 두 가지가 있는데, 일상생활을 하거나 업무를 보는 등 활동 중에는 교감신경이 우세하고, 음식을 먹거나 휴식을 취하는 동안에는 부교감신경이 활발하다. 결국 이 두 신경이 적절히 균형을 이루도록 하는 것이 중요한 건강의 비결이다.

병이 생기는 원인은 자율신경의 균형을 깨뜨리는 스트레스이다. 과로와 걱정은 물론, 약도 교감신경을 긴장시키는 스트레스로 작용한다. 교감신경이 지나치게 긴장하면 아드레날린이라는 호르몬이 분비되어 혈관이 수축하고, 혈류가 원활하게 흐르지 못해 온몸에 혈행장애가 일어난다. 또 백혈구 중 아드레날린 수용체를 가진 과립구顆粒球가 늘면서 대량의 활성산소를 방출하고, 이때 과립구는 제 기능을 다하기 위해 조직을 공격하여 염증을 일으킨다.

반대로 지나치게 편안한 생활은 부교감신경을 우세하게 해 아세틸콜린이라는 호르몬의 분비를 촉진하고 이 호르몬의 영향으로 혈관이 확장된다. 이렇게 되면 혈류가 빨라져 더 많은 혈액이 필요하므로 순환장애가 일어난다.

둘 중 어느 쪽이든 혈액의 흐름이 나빠지면 체온이 내려가고 자연히 면역력도 떨어진다. 체온이 1°C 내려가면 대사 기능은 12%, 면역력은 30%나 떨어진다. 냉증은 만병의 근원으로, 의욕을 앗아가 마음까지 차갑게 만들어 부정적 사고에 빠지게 한다. 게다가 또 다른 병을 초래하는 원인이 되기도 한다.

달리 말하면 체온만 올리면 건강한 몸을 만들 수 있다는 이야기이다. 그렇다면 건강한 몸을 유지하는 최적 온도는 어느 정도일까. 사람의 정상적인 체온은 36.5°C 전후이다. 이때 심부 체온(뇌를 포함한 오장육부의 온도)은 37.2°C 정도에서 활발히 활동한다. 체온이 낮은 사람은 몸속부터 따뜻하게 해야 더욱 건강해질 수 있다.

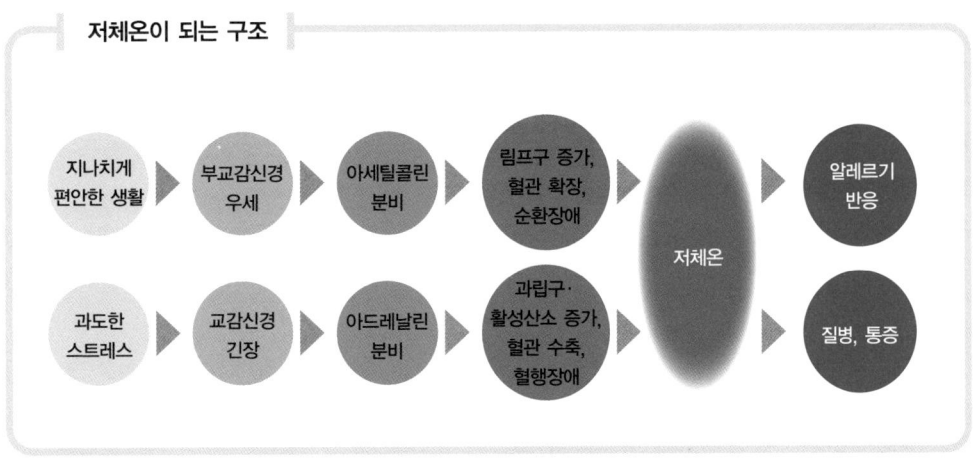

슈퍼처방전 5
지나친 수분 섭취는 수독증을 일으킨다

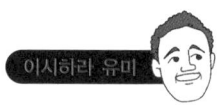

물을 마셔라? 혈류는 좋아지지만 남은 수분이 문제다

하루 2L의 물을 마시면 건강해진다는 말을 많이 듣는다. 그 덕에 어딜 가든 생수병을 들고 다니는 사람들을 쉽게 볼 수 있다. 마치 물을 만병통치약이라고 여기는 듯하다.

체내 수분을 조절하는 장기인 신장은 물을 많이 마시면 그만큼 소변으로 많이 배설하고, 마시지 않으면 소변의 양을 줄이는 식으로 체내 수분을 적정 수준으로 유지한다. 그래서 신장이 제 기능을 다하는 한, 체내 수분량은 거의 변하지 않는다.

물이 몸에 이로운 것은 분명하지만, 섭취한 물을 몸 밖으로 내보내는 것은 더욱 중요하다. 오히려 물을 지나치게 많이 마시면 배설 활동이 나빠져 병이 생긴다. 배설되지 못한 수분이 몸에 쌓여 나쁜 영향을 끼치기 때문이다. 이 상태를 동양의학에서는 수독水毒이라고 한다.

혈액에 수분이 많아지면 혈액의 양이 늘어나지만, 그것을 내보내기 위해 혈압도 높아져 뇌내출혈을 일으키기도 한다.

수분이 제때 배출되지 않으면 몸이 차가워져 재채기와 콧물, 설사, 편두통, 구토 등의 증상이 일어나고, 아토피성 피부염 같은 피부 습진의 형태로 남은 수분이 배출되기 시작한다. 혈전血栓이나 담석膽石도 몸이 차가워져 생기는 것이다.

또 수분에는 부교감신경을 활성화하는 작용이 있어서 물을 마시면 이완 효과를 얻을 수 있지만, 지나치게 많이 마시면 위산이 옅어져 소화에 문제가 생길 수도 있다. 그러므로 적당한 양을 섭취하는 것이 중요하다.

현대인은 예전에 비해 염분 섭취량이 줄고, 수분을 과다 섭취하는 경향이 있어서 수독이 있는 사람이 많다. 수독이 있는 사람은 몸을 항상 따뜻하게 하고, 평상시 수분 배출을 돕는 식품을 적극적으로 섭취해야 한다.

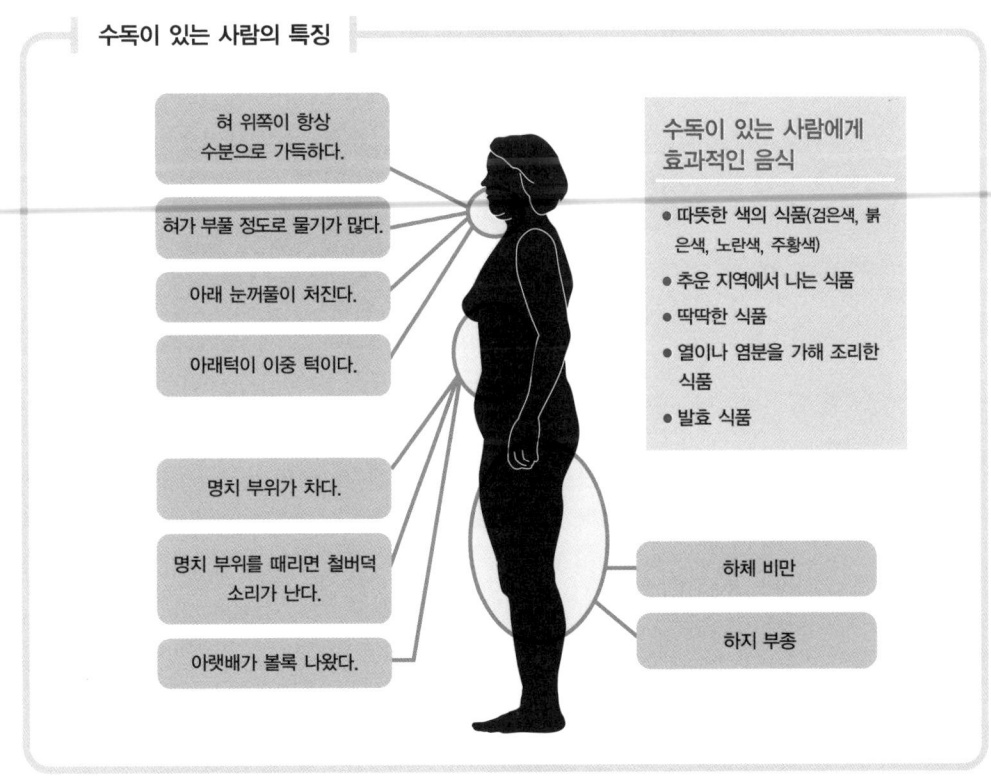

슈퍼처방전 6

백혈구 분획 검사면 충분하다

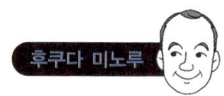

없던 병을 찾아내기보다는 면역력 상태를 파악하자

예전에는 어느 병원에서건 정밀한 검사가 필요할 때는 백혈구 분획 검사부터 했다. 그러던 것이 현대의학이 발전하여 더 정밀한 검사가 가능하고 상세한 데이터를 수집할 수 있게 되면서 백혈구 분획 검사는 점점 홀대받게 되었다. 하지만 면역력을 진단하는 데 이 검사만큼 중요한 지표는 없다.

이 검사는 혈액을 채취하여 백혈구 분류 기구를 갖춘 자동 혈구 분석기로 측정하는 것이다. 혈구血球는 호중구好中球, 림프구lymph球, 단핵구單核球, 호산구好酸球, 호염기구好鹽基球의 다섯 종류로 나눌 수 있는데, 이 검사에서는 호중구를 다시 간상핵구杆狀核球와 분엽핵구分葉核球로 분류하여 측정한다.

중요한 것은 림프구와 호중구, 호산구, 호염기구를 아울러 이르는 과립구의 비율이다.

자율신경이 균형을 이루었을 때는 혈액 $1mm^3$에 5,000~8,000개의 백혈구가 포함되어 있다. 과립구와 림프구의 비율은 과립구 54~60% 대 림프구 35~41%이다. 이 비율이 유지되면 면역력이 충분한 상태이기 때문에 자신의 힘으로 병을 고칠 수 있다.

병은 대부분 자율신경의 불균형으로 생긴다. 최근에는 교감신경이 우세해 오는 병이 40%, 부교감신경이 우세해 오는 병이 40%이며, 나머지 20%는 미병未病이다. 미병은 겉으로 보기에 특별한 질환이 없는 것 같지만 건강하지는 않은 상태로, 건강과 질병의 중간 단계이다. 병의 증상을 완화하는 데 필요한 림프구의 비율은 35~41%, 수치로는 $1mm^3$당 1,800~2,000개 이상이다. $1mm^3$당 2,000개를 넘으면 증상이 눈에 띄게 개선되고, 1,800개 정도를 유지하면 상태가 호전되어 암세포와 공존할 수 있다. 그 이하이면 매우 불안정한 상태이다.

암 환자도 림프구가 일정량 이상이면 자신의 면역력만으로도 암과 싸워낼 수 있다. 몸을 괴롭히는 다른 식의 생체 검사를 하는 것보다 훨씬 안전한 방법이다.

백혈구 분획 검사는 어느 병원에서든 할 수 있다. 금전적 부담도 적고, 몸에 부담을 주지 않는다. 3개월에 한 번 정도 하면, 의사는 앞으로의 치료 방향을 정할 수 있고, 환자도 자신의 자율신경이 균형을 이루는지, 면역력은 정상인지 파악할 수 있다.

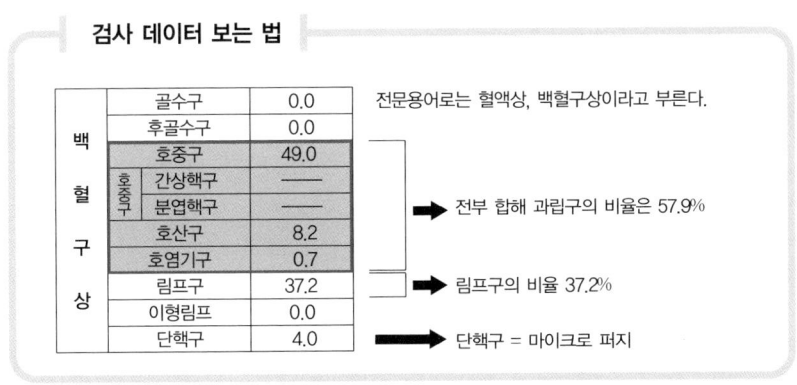

검사 데이터 보는 법

슈퍼처방전 7
생명력 있는 음식은 자연이 주는 약이다

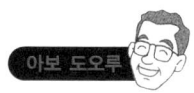

씨를 뿌리면 싹이 트는 것이 생명 에너지를 가진 음식이다

——— 우리의 생명은 엄마 배 속에 든 하나의 수정란에서 비롯된다. 단 하나의 세포에서 시작해 60조 개의 세포를 가진 인간이 되는 것이다. 매일 먹는 음식을 분해하여 필요한 영양분을 흡수하고 세포 분열을 하면서 성장을 거듭해간다. 사람이 살아가면서 먹는 음식의 질과 양은 그 사람의 몸과 마음에 큰 영향을 끼친다.

범죄자와 비행 청소년의 음식 섭취 실태를 조사한 외국의 한 보고서에서는 일탈 행동을 일으키는 원인의 하나로 지나친 당분 섭취와 정크 푸드junk food 중심의 식생활을 든다. 이러한 식생활이 영양 결핍을 불러와 뇌의 활동을 위축시킨다는 것이다. 또 방화범의 46%가 저혈당성 장애가 있는 것으로 나타나, 저혈당 상태에서는 약한 스트레스도 잘 통제하지 못하고 극단적인 행동으로 치닫는다는 것을 짐작할 수 있다.

집단 따돌림이나 비행, 학교 폭력, 가정 폭력 등의 문제도 분명 음식과 연관이 있을 것이다. 청량음료 등 단 음식을 많이 먹으면 저혈당증으로 혈당이 떨어지고 몸속의 칼슘이 빠져나가 사소한 일에도 짜증을 내고 툭하면 화를 낸다.

가장 호사스러운 식사는 생명이 있는 음식을 먹는 것이다. 동물이

든 식물이든 음식의 재료가 되는 모든 것이 생명이며, 그 속에는 영양학으로는 측정할 수 없는 에너지가 담겨 있다.

그런데 우리의 현실은 어떤가. 청량음료나 인스턴트식품 등 장기 보존이 가능한 '생명이 없는 식품'이 주변에 넘친다. 과연 이런 음식을 먹고 생명 에너지를 얻을 수 있을까.

감기 기운이 있다 싶을 때 몸을 데워주는 도라지나 생강, 더부룩한 속을 가라앉혀주는 무, 부기를 내리는 팥, 속을 달래주고 피로를 풀어주는 감자나 꿀 등 일찍이 우리 부엌에 있던 재료들은 자연이 준 치료약이었다. 물론 모두 살아 있는 생명의 힘을 듬뿍 담은 것이다.

오늘날 과학과 영양학의 발달로 이러한 민간요법의 효능이 밝혀지고 있다. 이렇듯 자연의 치유력을 믿고 그를 통해 건강을 지켜온 동양의학과 옛 선인들의 지혜가 놀라울 따름이다.

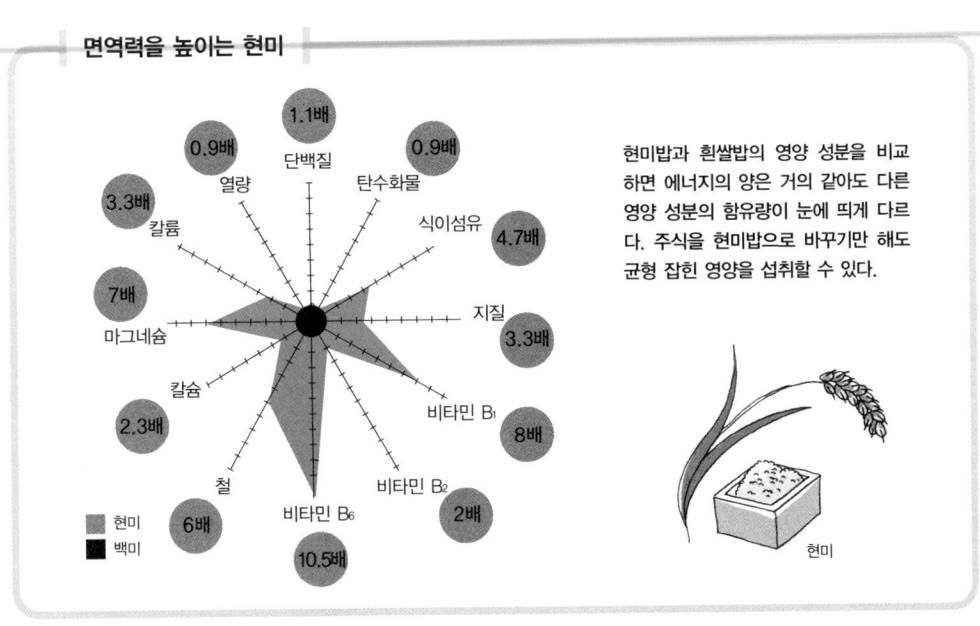

슈퍼
처방전
8

마법의 약
당근 사과 주스를 마셔라

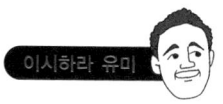
이시하라 유미

아침밥 대신 당근 사과 주스 세 잔으로 미니 단식

———— 내가 당근 사과 주스를 접한 것은 1979년 스위스 취리히에 있는 B. 벤너 병원에 자연요법을 배우러 갔을 때였다. B. 벤너 병원에서는 날마다 당근 사과 주스를 아침으로 내어 난치병 환자를 치료하고 있었다.

내 연구에서도 당근 사과 주스가 호중구나 마이크로 퍼지 등 백혈구의 뭐든 먹어 치우는 탐식 기능을 50%나 높여 면역력을 비약적으로 강화하는 것으로 나타났다. 특히 공복일 때나 단식 중에는 백혈구의 탐식 기능과 살균 기능이 더욱 강해지는 것을 확인할 수 있었다.

백혈구는 체내의 노폐물을 먹어 치우기 때문에 백혈구의 특성을 살리면 몸속의 병원균은 물론 혈액 속 노폐물도 쉽게 배출되어 건강해질 수 있다. 소식하거나 단식을 하면 영양을 흡수하느라 위에 혈류가 집중되는 것을 막아 다른 부분의 혈류가 좋아진다. 배설을 촉진하려면 먹지 않는 편이 낫다는 말이다.

당근 사과 주스에는 유효한 성분이 많이 들어 있다. 당근은 주황색의 단단한 뿌리채소이고, 사과는 추운 지역에서 나는 대표적인 빨간색 과일이며, 둘 다 몸을 따뜻하게 하는 양성陽性 식품이다.

당근은 미국 과학 아카데미에서도 암을 예방하는 대표적인 음식으로 꼽는다. 항산화 작용이 있는 베타카로틴이 풍부하여 시력을 강화하며, 각종 피부병을 예방하고 비뇨기 기능을 높이는 데도 효과가 있다. 또 정화 기능이 뛰어난 유황, 인, 칼슘 등의 미네랄도 풍부하여 위와 간을 정화하고 뼈와 이를 튼튼하게 해준다.

서양에서는 하루에 사과 한 개만 먹으면 의사가 필요 없다고 할 정도로 사과의 효능을 인정해왔다. 항산화 작용이 우수한 비타민류와 폴리페놀이 풍부하며, 피로를 풀고 염증을 억제하는 유기산과 미네랄, 효소도 다량 함유되어 있다. 그 밖에 정장 작용을 도와 배변을 좋게 하고, 혈중 콜레스테롤 수치를 내리는 펙틴, 장내 효모균을 늘리는 올리고당, 체내 염분 배출을 돕는 칼륨도 균형 있게 들어 있다.

당근 사과 주스로 아침을 대신하는 미니 단식은 면역력 증강과 노폐물 배설에 매우 효과적이다.

당근 사과 주스

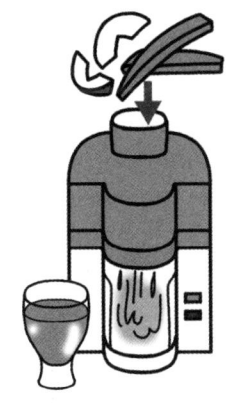
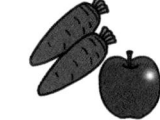

[재료]
당근 두 개(약 400g)
사과 한 개(약 300g)

[만드는 법]
당근과 사과는 각각 수세미로 문질러 잘 씻는다. 껍질째로 적당한 크기로 잘라 주서에 간다. 이 정도 재료면 두 컵 반 분량의 당근 사과 주스를 얻을 수 있다.

＊주서에 갈면 믹서에 갈았을 때와 달리 식이섬유가 남지 않기 때문에 다른 영양소의 흡수를 방해하지 않고 먹을 수 있다.

슈퍼처방전 9

간단한 자극이 병을 고친다

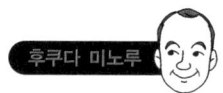
후쿠다 미노루

부교감신경을 자극하여 건강을 얻는다

내가 맨 처음 '손끝 누르기 요법'을 알리기 시작했을 때, 그런 걸로 병을 고칠 수 있다면 의사가 왜 있겠느냐는 비아냥거림을 들었다. 나는 자율신경 면역요법을 처음 제창하던 때부터 의사로서 고민이 많았는데 오히려 환자를 직접 대하면서 그 고민에 대한 해법을 얻었다. 그리고 모든 병은 자율신경의 불균형이 원인이 되어 생기는 만큼, 림프구와 과립구가 균형을 이루게 할 수만 있다면 어떤 병이든 고칠 수 있다는 확신을 갖게 되었다.

손톱 뿌리 부분을 눌러 자극을 주는 손끝 누르기 요법을 꾸준히 실천하면 자율신경이 균형을 이루어 면역력이 좋아진다. 손톱 뿌리 부분에는 신경섬유가 모여 있어 그 부분에 아플 정도로 자극을 주면 그 자극이 기폭제가 되어 부교감신경을 자극해 몸이 흐트러진 균형을 되찾아 건강해지도록 돕기 때문이다. 즉 시소처럼 한쪽으로 기울었던 것이 다시 수평으로 되돌아오는 것이다.

방법은 아주 간단하다. 엄지손가락부터 차례로 손톱 뿌리 부분을 반대쪽 엄지손가락과 집게손가락으로 눌러주기만 하면 된다. 오른손부터 하든 왼손부터 하든 상관없으며 위치에 지나치게 얽매이지 않아도 된다. 아플 정도로 꾹꾹 눌러도 상관없다. 이렇게 다섯 손가락을 각각 10초씩 누르되, 자신의 증상과 연관이 있는 손가락은 좀 더 신경을 써 20초씩 자극한다. 2분이면 충분하며, 하루에 두세 번씩 매일 해야 효과를 볼 수 있다. 반드시 모든 손가락을 함께 자극한다.

손끝 누르기 요법을 시작하면 먼저 손발이 후끈후끈하고 몸이 가벼워지는 변화를 느낄 수 있다. 실제로 증상이 극적으로 좋아졌다는 사람도 있지만, 작은 변화를 느끼면서 몸 상태를 서서히 좋아지게 만들고 백혈구가 균형을 유지하기 쉽도록 하는 것이 중요하다.

이 정도로 무슨 효과를 볼까 미심쩍어 하는 사람도 있겠지만, 자신 있게 추천하니 꼭 실천해보기 바란다.

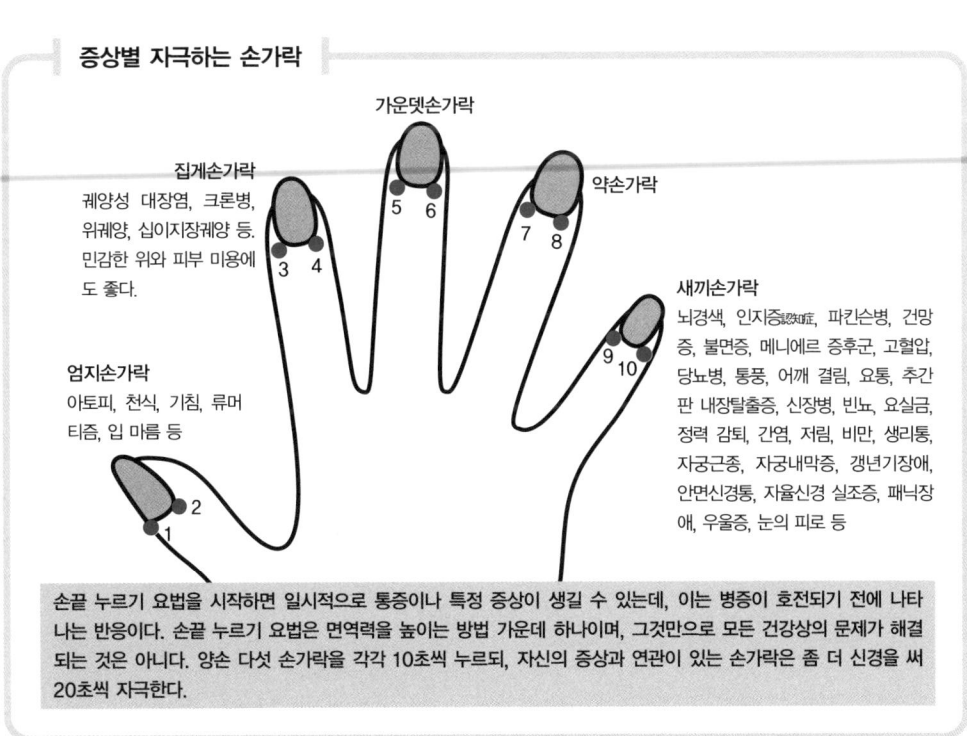

증상별 자극하는 손가락

집게손가락
궤양성 대장염, 크론병, 위궤양, 십이지장궤양 등. 민감한 위와 피부 미용에도 좋다.

가운뎃손가락

약손가락

새끼손가락
뇌경색, 인지증(痴呆症), 파킨슨병, 건망증, 불면증, 메니에르 증후군, 고혈압, 당뇨병, 통풍, 어깨 결림, 요통, 추간판 내장탈출증, 신장병, 빈뇨, 요실금, 정력 감퇴, 간염, 저림, 비만, 생리통, 자궁근종, 자궁내막증, 갱년기장애, 안면신경통, 자율신경 실조증, 패닉장애, 우울증, 눈의 피로 등

엄지손가락
아토피, 천식, 기침, 류머티즘, 입 마름 등

손끝 누르기 요법을 시작하면 일시적으로 통증이나 특정 증상이 생길 수 있는데, 이는 병증이 호전되기 전에 나타나는 반응이다. 손끝 누르기 요법은 면역력을 높이는 방법 가운데 하나이며, 그것만으로 모든 건강상의 문제가 해결되는 것은 아니다. 양손 다섯 손가락을 각각 10초씩 누르되, 자신의 증상과 연관이 있는 손가락은 좀 더 신경을 써 20초씩 자극한다.

슈퍼처방전 10
평균 수명보다 건강 수명이 중요하다

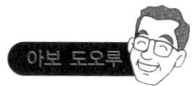
아보 도오루

꾸준한 운동으로 건강하게 장수하자

―― 중·장년기에 주의를 기울여야 하는 것이 메타볼릭 증후군 metabolic syndrome, 즉 대사증후군이라면, 노년기에는 로코모티브 증후군locomotive syndrome에 신경을 써야 한다. 사람의 운동 기능을 담당하는 뼈, 근육, 관절, 신경, 힘줄 등의 운동기관을 뜻하는 로코모티브란 이름처럼 로코모티브 증후군은 운동기관이 불안정해져 생기는 운동기능저하증후군이다.

나이가 많아지면 뼈, 관절, 근육, 힘줄, 신경 등 운동기관의 기능이 떨어져 골다공증이나 류머티즘, 변형성 관절염이나 척추의 변형 등이 오기 쉽다. 이런 병에 걸리면 운동 기능이 약해져 균형을 잡거나 움직이는 능력이 떨어진다. 내장 기관은 정상적으로 활동한다고 해도 운동 신경이 좋지 않다 보니 다쳐서 꼼짝 못하거나 몸져눕기 일쑤다.

태어나서 죽을 때까지 평균 수명은 분명 늘어났다. 하지만 운동기관이 불안정한 상태에서 혼자서는 몸을 가눌 수 없는 지경에 이른다면 장수는 결코 축복이 될 수 없다.

중요한 것은 수명 자체가 아니라 수명의 질이다. 수명이 긴 것은 기본이고, 중요한 것은 얼마만큼 건강하게 만족스러운 생활을 할 수 있는지, 얼마만큼 자립적으로 건강하게 살아갈 수 있는지의 잣대가 되는 건강 수명을 늘리는 것이다. 그러려면 일단 운동을 담당하는 뼈나 관절 등의 '운동기관'이 튼튼해야 한다.

평균 수명과 건강 수명 사이의 폭을 줄여야 더욱 의미 있는 여생을 누릴 수 있다.

가령, 병이나 장애가 있어도 밝고 긍정적인 사고방식으로 살아간다면 건강한 것이다. 건강 수명을 결코 몸의 기능만으로 따질 수는 없다. 하지만 꾸준한 운동으로 운동기관을 건강하게 유지하는 것은 생활습관병이나 뇌의 노화를 막는 데 중요하다.

나 역시 맨손체조, 팔굽혀펴기나 고무를 이용한 근육운동, 발차기 등으로 몸을 움직여 근육을 단련한다. 그 덕분에 눈의 피로가 가시고 뇌의 혈류가 좋아진 것을 실감하고 있다. 무리하지 않고 매일 할 수 있는 운동을 찾아 꾸준히 하자.

운동기능저하증후군의 판단 기준

운동기능저하증후군이 의심된다면 스스로 진단해보자.

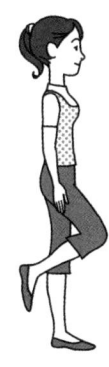

① 눈을 뜨고 한쪽 다리로 서 있는 시간
좌우 2회씩 각각 눈을 뜨고 한쪽 다리로 서서 시간을 잰다.
한쪽 다리로 15초 이상 서 있을 수 없는 경우 운동기능저하증후군으로 본다.

② 의자에 앉았다가 3m 앞까지 갔다 오는 시간
의자에 앉은 자세에서 일어나 3m 앞까지 갔다가 뒤돌아서서, 다시 의자로 돌아와 앉기까지 걸리는 시간을 재서 11초가 넘는 경우 운동기능저하증후군으로 본다.

슈퍼처방전 11
언제 어디서나 생강 홍차를 마셔라

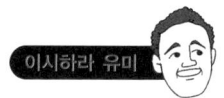
이시하라 유미

생강에는 한방의 원리가 응축돼 있다

생강만큼 몸에 좋은 것도 없다. 2,000년이 넘는 역사를 가진 한약 200여 종 가운데 150여 종에 생강이 쓰일 정도이다. 동양의학에서는 병이 '기氣, 혈血, 수水'의 흐름이 나빠져서 생긴다고 보는데, 생강에는 이 기와 혈과 수의 흐름을 돕는 효능이 있기 때문이다.

생강은 우리 몸의 체온을 올리고 부신수질副腎髓質을 자극하고 아드레날린을 분비해 에너지를 만들어내는 효과가 있어, 생강을 먹으면 힘이 솟고 기분이 밝고 상쾌해진다.

이뿐이 아니다. 혈관을 확장하여 혈류를 좋게 하고, 담의 분비를 촉진해 피를 맑게 한다. 혈소판 응고를 막고 혈전을 녹여 몸을 따뜻하게 하며, 콜레스테롤 수치를 내려 간 기능을 강화하고 백혈구의 기능을 촉진한다.

내가 생강 홍차를 권하는 이유는 기, 혈, 수의 균형 회복이 필요한 환자에게 매우 좋기 때문이다. 이는 모든 병에 특효라는 의미이다. 게다가 특히 현대인에게 많은 수독이나 저체온증을 개선하는 효능까지 갖추고 있으니 가히 놀라운 식품이라 할 만하다.

생강은 400여 종에 이르는 성분이 함유된 만능 허브로, 특히 울퉁불퉁 혹처럼 생긴 묵은 생강이 몸에 좋다.

양성 식품인 생강은 몸을 차게 하는 녹차가 아닌, 찻잎을 발효시킨 양성 식품인 홍차와 함께 먹으면 몸을 따뜻하게 하고 수분 배출 효능이 배가된다. 생강에 들어 있는 진저롤gingerol과 쇼가올shogaol이라는 성분에는 심장 기능을 강화하는 효과가 있어 혈행을 한층 좋게 하며, 신장의 혈류량을 늘리고 이뇨 작용을 촉진한다. 무엇보다 진저롤은 발한 작용과 보온 효과가 뛰어나 체온을 올려준다.

특히 흑설탕을 넣어 생강 홍차로 마시면 홍차에 함유된 카페인 성분이 이뇨 작용을 하고, 흑설탕의 흑당 올리고가 혈당을 떨어뜨려 지방을 태워주므로 다이어트 효과까지 기대할 수 있다. 여기에 칡가루를 더하면 자양 강장 효과가 높아지고 위를 건강하게 하며 보온, 발한 작용도 활발해진다.

생강 홍차를 매일 꾸준히 마시면 몸이 따뜻해지고 소변이 잘 나오며 체온이 오르는 것을 느낄 수 있다.

생강 홍차

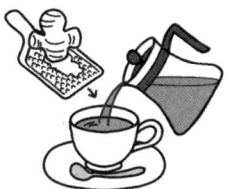

[재료]
홍차, 생강, 벌꿀이나 흑설탕

[만드는 법]
홍차 한 잔에 생강즙 두 술을 넣고 벌꿀이나 흑설탕을 넣으면 완성된다.

생강 껍질에는 건강에 유효한 성분이 많으므로 생강은 되도록 껍질을 벗기지 말고 깨끗이 씻어 쓴다. 매번 생강을 손질하는 것이 번거롭다면 생강을 한꺼번에 갈아 냉동 보관해도 되고 시중에 갈아져 나온 것을 이용해도 된다. 하지만 진저롤과 쇼가올 모두 간 직후부터 유효 성분이 줄어들기 시작하므로, 가장 좋은 방법은 바로 갈아 마시는 것이다.

슈퍼처방전 12

두한족열의 의미를 기억하라

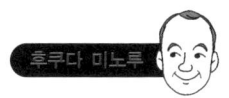

'기·혈·수' 3요소의 균형을 유지하면 건강해진다

─── 한방에서 말하는 두한족열頭寒足熱은 단순히 '머리를 차게 하고 발을 따뜻하게 한다'는 의미가 아니다.

나는 한때 우울증으로 고생한 적이 있는데, 이때 침술사의 치료를 받으면서 두한족열이 '머리 쪽에 혈행장애로 혈액이 뭉쳐 생긴 울혈을 풀어 혈액을 아래로 내려보내는 것'이라는 걸 몸소 실감했다.

울혈(혈류가 원활하지 못해 몸속 장기나 조직에 정맥의 피가 몰려 뭉치는 병적인 상태) 상태의 머리 쪽 혈류를 정상으로 되돌려놓으면, 온몸의 혈류가 좋아져 차가워진 발이 따뜻해진다는 것이 두한족열의 이치이다. 직접 치료를 해보니 울혈을 푸는 것이 생각보다 간단하여 적잖이 놀랐다.

머리를 더듬어보면 지름 약 1cm 정도의 약간 파인 곳이 만져지는데 여기가 머리 가마로 우리 몸 전체의 기를 통하게 하는 곳이다. 치료의 거점을 정수리의 숨구멍인 백회百會에서 이곳 머리 가마로 바꾸자, 환자의 얼굴과 피부에 놀랄 만큼 윤기가 돌고 눈의 총기가 달라졌다. 환자들도 치료하고 나서 온몸이 훈훈해지고 땀이 많이 나서 마치 목욕을 한 듯 개운하다며 놀라워했다.

동양의학에서는 몸에 병이 들거나 몸 상태가 나빠지는 것은 근본적으로 몸속을 순환하는 기, 혈, 수 3요소가 균형을 이루지 못하기 때문이라고 파악한다. 건강할 때는 이 3요소가 서로 영향을 주고받으면서 균형을 유지한다. 눈에 보이지 않는 '기'는 이를테면, '혈'과 '수'의 엔진으로 혈액과 수분을 순환시키며 영양을 공급해 몸을 건강하게 한다.

돌이켜보면 나도 암 환자가 밀어닥치던 무렵부터 몸이 차가워지고 신경이 날카로워졌다. 내가 병을 다 고쳐주겠다고 자만하던 때였다.

건강한 몸은 상반신으로 올라가려는 열기를 끌어 내리고 하반신으로 내려가려는 냉기를 밀어 올리는, 즉 두한족열의 모습이다.

마찬가지로 건강한 마음이란 차가운 머리로 자만심과 교만함을 경계하는 이성의 모습이다. 두한족열은 몸뿐 아니라 마음까지 통하는 이치이다.

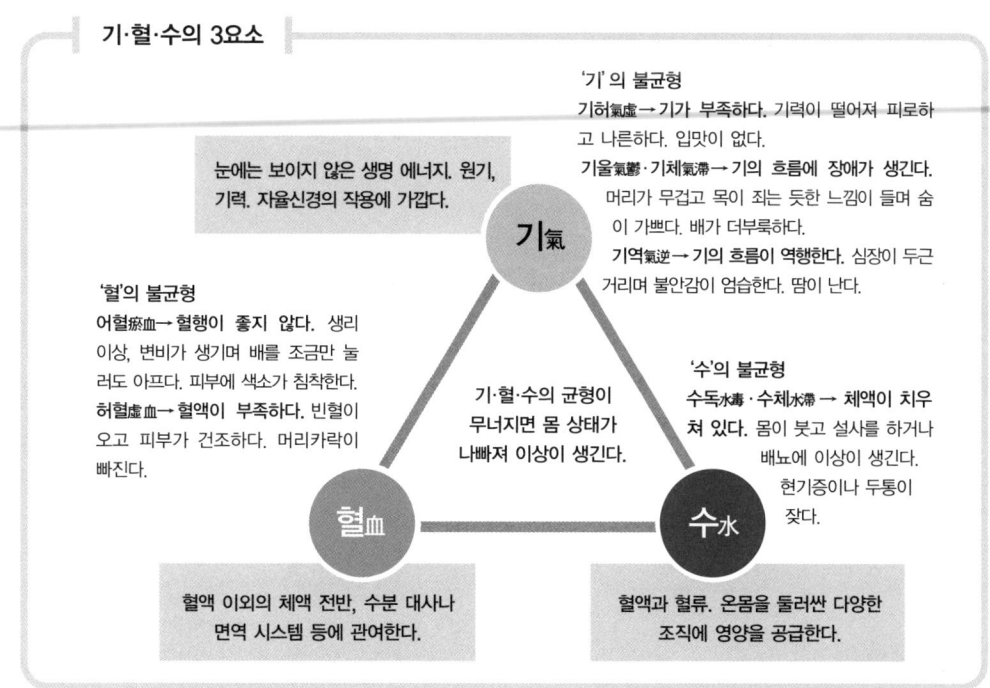

기·혈·수의 3요소

눈에는 보이지 않은 생명 에너지. 원기, 기력. 자율신경의 작용에 가깝다.

기氣

'기'의 불균형
기허氣虛→ 기가 부족하다. 기력이 떨어져 피로하고 나른하다. 입맛이 없다.
기울氣鬱·기체氣滯→ 기의 흐름에 장애가 생긴다. 머리가 무겁고 목이 죄는 듯한 느낌이 들며 숨이 가쁘다. 배가 더부룩하다.
기역氣逆→ 기의 흐름이 역행한다. 심장이 두근거리며 불안감이 엄습한다. 땀이 난다.

'혈'의 불균형
어혈瘀血→ 혈행이 좋지 않다. 생리이상, 변비가 생기며 배를 조금만 눌러도 아프다. 피부에 색소가 침착한다.
허혈虛血→ 혈액이 부족하다. 빈혈이 오고 피부가 건조하다. 머리카락이 빠진다.

기·혈·수의 균형이 무너지면 몸 상태가 나빠져 이상이 생긴다.

'수'의 불균형
수독水毒·수체水滯 → 체액이 치우쳐 있다. 몸이 붓고 설사를 하거나 배뇨에 이상이 생긴다. 현기증이나 두통이 잦다.

혈血

혈액 이외의 체액 전반, 수분 대사나 면역 시스템 등에 관여한다.

수水

혈액과 혈류. 온몸을 둘러싼 다양한 조직에 영양을 공급한다.

칼럼 1 아보 도오루

백혈구의 역할
백혈구는 과립구, 림프구, 마이크로 퍼지의 총칭

각기 다른 형태와 성질을 가진 백혈구의 구성 물질들은 몸이 정상일 때는 일정 범위 내에서 그 비율이 적절하게 유지되지만, 몸에 이상이 생기면 비율에 변화가 일어난다. 백혈구 분획 검사로 그 증감을 확인할 수 있다. 가장 중요한 것은 과립구와 림프구의 비율이다.

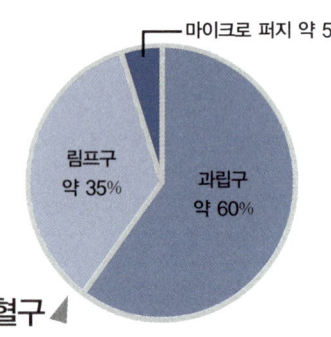

백혈구
- 마이크로 퍼지 약 5%
- 림프구 약 35%
- 과립구 약 60%

림프구

T세포 가슴샘에서 만들어진다.

● **헬퍼T세포** [획득면역]
공격 대상인 적을 인식하는 사령관. 동료에게 적의 정보를 전달하는 물질인 사이토카인을 분비하여 B세포와 킬러인 T세포에 지령을 내린다. Th1, Th2가 있다.

● **킬러T세포**
적을 분해하는 효소 퍼포린perforin을 발사하여 세포마다 상해를 입힌다.

● **B세포** [획득면역] [항원 제시]
헬퍼T세포의 지령을 받아 IgM, IgG, IgA, IgE 등 항체, 면역글로불린을 만든다.

● **세포외분화 T세포** [자연면역]
가슴샘 이외의 곳에서 만들어져 체내의 세포를 감시하며 이상 변이한 세포에 상해를 입힌다.

● **NK세포** [자연면역]
암 세포를 공격하는 대형 세포. 적을 통째로 퇴치할 때도 있다. 그란자임grangyme이라는 효소를 발사한다.

림프구는 바이러스 감염증, 갑상샘 기능 항진증, 부신병에 걸리면 늘어나고, 악성림프종, 암, 백혈병에 걸리면 줄어든다.

마이크로 퍼지(단핵구)

[자연면역] [항원 제시]

아메바처럼 움직이며 돌아다니고 뭐든지 먹어 치우는 탐식 기능이 있다. 과립구와 림프구에 적의 침입을 알려 림프구가 작용한 다음 사체를 정리하기도 한다. 적의 정보를 헬퍼T세포에 전달한다. 마이크로 퍼지는 결핵, 매독, 홍역 등에 걸리면 늘어난다.

과립구

[자연면역]

호중구, 호산구, 호염기구 세 종류가 있다.
마이크로 퍼지가 진화한 물질로 호중구가 80%를 차지한다. 탐식 기능과 활성탄소를 방출하는 살균 기능이 있다. 대형 세포를 삼켜 화농성 염증을 일으키며 사체는 농이 된다.
호중구는 감염이나 급성 염증에 가장 빨리 반응하고, 감염증, 외상, 만성 골수성 백혈병, 심근경색에 노출되었을 때 늘어나며 급성백혈병이나 장티푸스, 패혈증 등에 걸리면 줄어든다.
호산구는 기관지 천식, 꽃가루 알레르기, 두드러기 등 알레르기성 질환, 기생충병, 악성림프종 등에 걸렸을 때 늘어나며 쿠싱 증후군 등을 보일 때 줄어든다.
호염기구는 가장 수가 적으며 갑상샘 기능 저하증, 만성 골수성 백혈병 등에 걸리면 늘어난다.

* 쿠싱 증후군 : 부신피질에 종양이 생기거나 부신피질 자체가 과다하게 증식하는 경우에 생기는 질환.

* 획득면역 : 감염이나 예방접종 등에 의해 몸이 후천적으로 습득한 면역
* 자연면역 : 특정 병원체에 대해 선천적으로 가지고 있는 저항력

제 2 장

내 몸 안의 병을 발견하라

―

원인을 아는 것이 개선의 첫걸음

> " 치료법은 오랜 경험의 끝에서 발견된다.
> 벽에 부딪혔다고 절망하는 순간,
> 언제나 답이 나타났다. "

자율신경과 백혈구

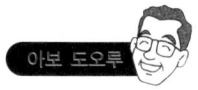

백혈구의 자율신경 지배 법칙

――― 우리 몸에는 스스로 병을 예방하고 치료하는 면역이라는 장치가 갖추어져 있다. 면역은 자신의 몸을 지킬 뿐 아니라 침입자에게 공격을 가하기도 하는 우리 몸이 갖춘 자연 치유력이다.

우리 몸을 지키고 병을 치료하는 데 가장 중요한 것이 바로 이 면역력을 높이는 것이다. 그리고 누누이 말해왔듯이, 면역력에 큰 영향을 끼치는 것은 자율신경이다.

자율신경이란 자신의 의사와 상관없이 몸을 조정하는 신경으로 교감신경과 부교감신경으로 나뉜다. 교감신경은 낮에 활동할 때나 흥분할 때 작용하는 신경이며, 부교감신경은 밥을 먹거나 밤에 휴식을 취할 때 작용하는 신경이다. 양쪽 중 어느 한쪽의 작용이 우세하면 다른 한쪽은 약해지는, 마치 시소 같은 형태로 균형을 유지한다.

자율신경의 작용과 면역력은 서로 연동한다. 교감신경이 우세하면 세균 등의 미생물이 침입하기 쉬우므로, 아드레날린을 방출하여 그 수용체를 가진 과립구를 늘린다. 부교감신경이 우세하면 소화 과정에서 생기는 해로운 물질을 처리하기 위해 아세틸콜린이 분비되어 그 수용체를 가진 림프구가 증가한다.

양쪽 신경이 균형 있게 작용하여 과립구와 림프구가 적절히 증감을 반복할 때는 아무 문제가 없다. 어느 쪽이든 균형이 무너진 상태가 지속되는 것이 문제이다.

교감신경이 긴장 상태가 되면 지나치게 증가한 과립구가 활성산소를 방출하여 주변의 정상 세포를 산화시키고 염증을 일으켜 파괴한다. 동시에 림프구가 감소하기 때문에 작은 적에도 대응하는 능력이

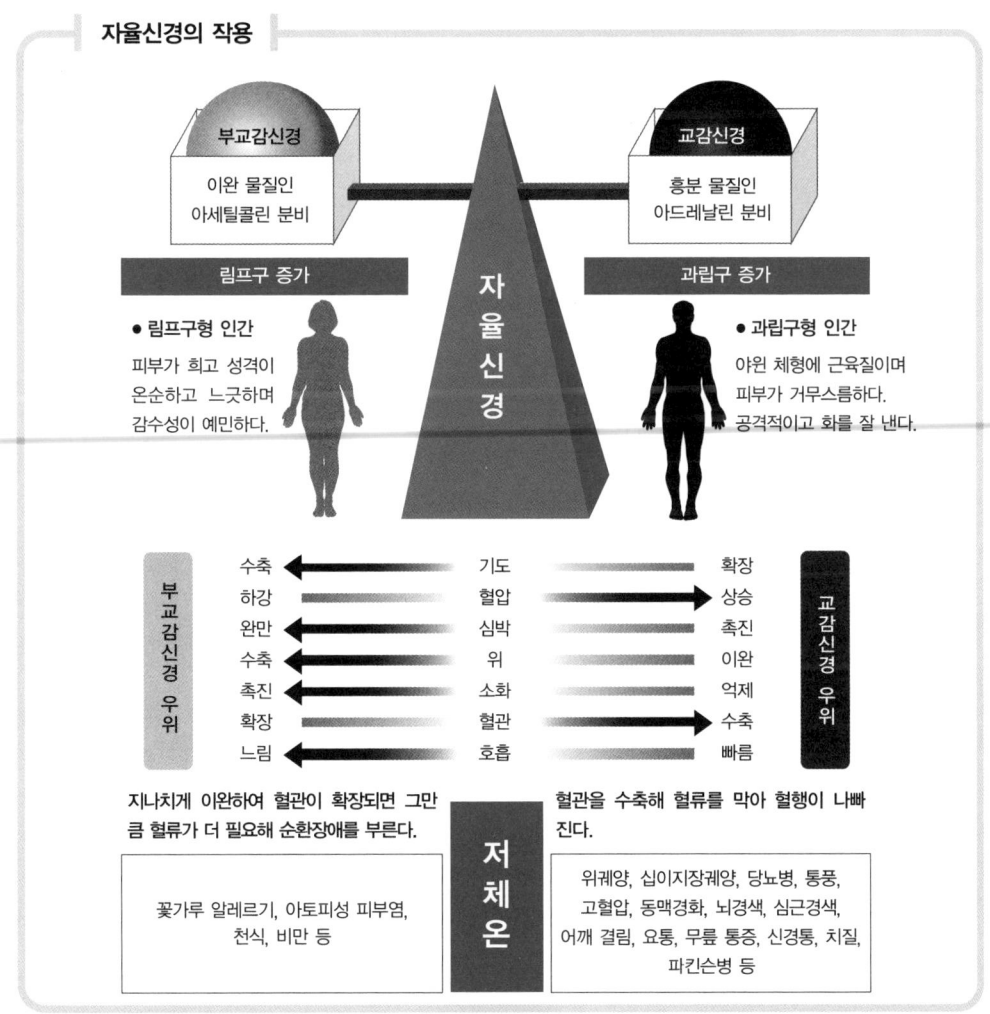

떨어져 면역력이 약해진다. 과립구는 체내에 상주하는 정상 세균과 반응하는 성질이 있기 때문에 점막이 있는 곳에서 염증을 일으켜 간염, 췌장염, 급성폐렴 등의 화농성 염증을 일으킨다. 위궤양이나 십이지장궤양과 같은 염증성 병이나 통증성 병은 심하면 자기 면역 질환이나 암으로 발전할 위험이 있으므로 충분히 주의를 기울여야 한다.

이때는 배설, 분비 기능을 조절하는 부교감신경이 억제되기 때문에 각종 호르몬이 제대로 분비되지 않거나 배변 활동이 원활하지 못하다. 단지 암을 공격하는 림프구 수가 적어지는 것뿐만 아니라 제대로 싸워보지도 못하고 암세포에 패하고 만다.

또 교감신경이 활발해져 아드레날린이 분비되고, 심신이 흥분하면 혈관이 수축되면서 혈행장애를 일으켜 혈액 본래의 기능인 산소와 영양을 공급하고, 이산화탄소와 노폐물을 회수하는 작용을 방해한다. 혈행장애는 어깨 결림, 두통, 요통 등 질병의 원인이 되고, 배설과 분비 기능의 저하는 변비나 배뇨장애, 담석, 신장 혈석 등을 일으킨다.

반면 부교감신경이 과도하게 우세하면, 지나치게 증가한 림프구가 꽃가루나 집먼지 진드기 등의 항원에 과민하게 반응하여 꽃가루 알레르기나 아토피성 피부염, 천식 등의 알레르기 반응을 일으킨다. 또 부교감신경의 작용이 활발해지면서 아세틸콜린의 분비, 과도한 이완 상태, 혈관의 확장으로 울혈이 생겨 순환장애가 온다.

이처럼 어떤 형태로든 자율신경의 균형이 무너지면 체온이 떨어지고 면역력에 필요한 열이 부족해진다. 이는 곧 면역력의 저하를 의미하므로 어느 쪽이 우세하든 병의 종류만 다를 뿐 병을 일으키는 구조는 똑같다.

스트레스가 병을 부르는 구조(교감신경 우세)

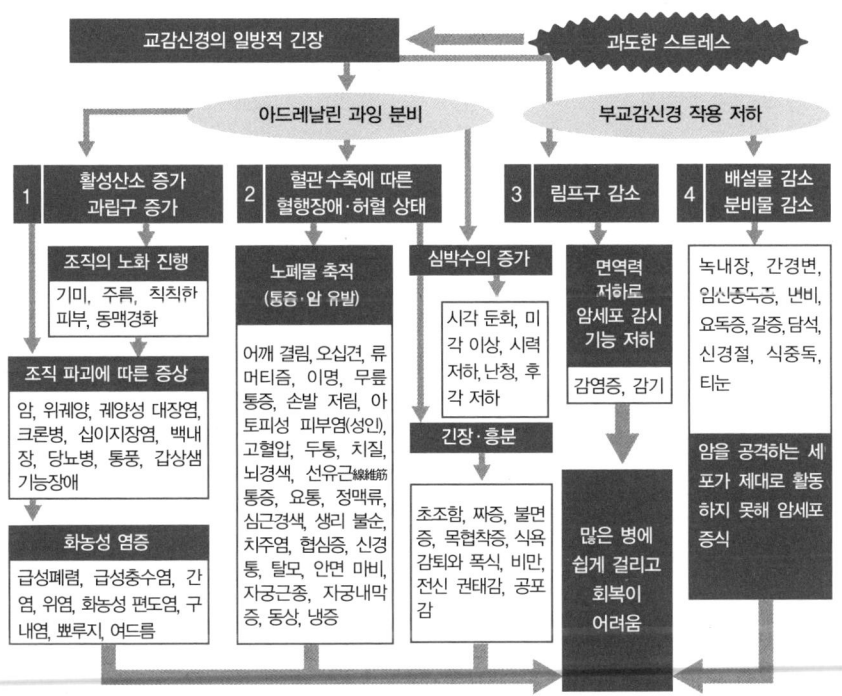

과보호나 운동 부족이 병을 부르는 구조(부교감신경 우세)

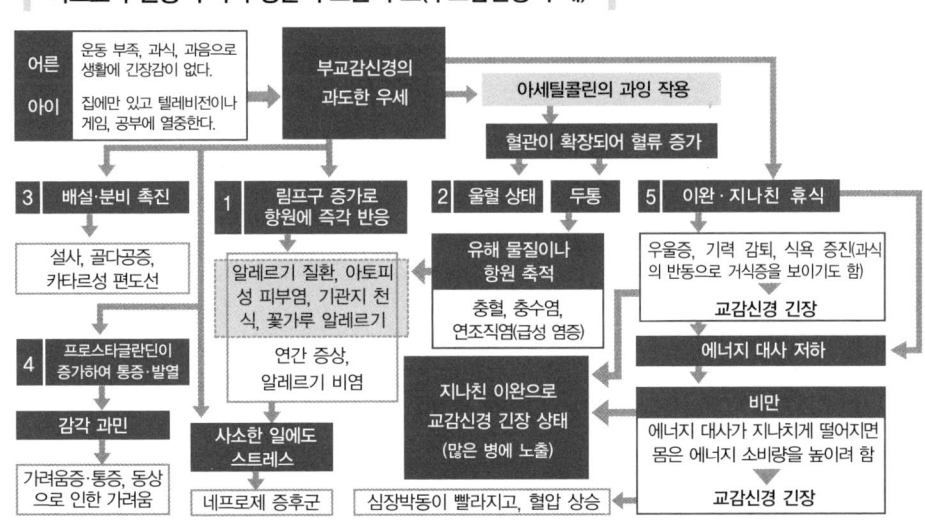

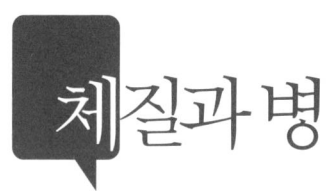
체질과 병

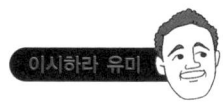

양성 체질, 음성 체질

——— 병에 걸리면 서양의학에서는 병의 증상만을 치료하려는 데 반해, 동양의학에서는 몸 전체를 보고 그 증상을 파악하고 체질 자체를 바꿔서 병을 근본적으로 치료하려 한다.

동양의학에서는 우주의 모든 것은 '양陽'과 '음陰'이 조화를 이루고 있다고 본다.

이를테면 태양·여름·낮·남쪽 등은 '양'이고, 달·겨울·밤·북쪽 등은 '음'이다. '양'은 건조하고, 따뜻하며, 밝고, 수축하는 성질이 있고, '음'은 습하고, 차가우며, 어둡고, 확장하는 성질이 있다. 체질과 음식도 똑같이 나눌 수 있다. 사람의 체질은 더위를 타는 양성 체질과 추위를 타는 음성 체질로 나누며 각기 걸리기 쉬운 병도 다르다.

일반적으로 남성은 양의 기운이, 여성은 음의 기운이 강한 경향이 있다. 단 남성이라도 흰 피부에 키가 크고 머리가 잘 세는 사람은 음성 체질, 여성이라도 목소리가 우렁차고 활기차게 활동하는 사람은 양성 체질이 많다.

양성 체질인 사람은 얼굴이 검고 더위를 타며 머리가 벗겨졌거나 머리숱이 적다. 또 낙천적이며 목소리가 크고 잘 떠들며 부산스러운 특징이 있다. 불그스레한 얼굴에 땅딸막하고 머리가 벗겨진 흥분 잘

하는 중년의 아저씨와 늘 분주하고 목소리도 크고 활기찬 아줌마가 생각하면 쉽다. 이들은 혈기가 왕성하고 체온이 높은 사람들이다.

더위를 잘 타며, 젊은 시절에는 근육이 발달하고 체온이 따뜻한 건강 체질로 식욕도 왕성했을 것이다. 그러나 나이가 들면서 과식과 영양 과잉으로 메타볼릭 증후군이 생겨 고혈압, 뇌경색, 당뇨병, 통풍, 심근경색, 비만, 암 등에 걸리기 쉽다.

음성 체질인 사람은 이와 반대로 얼굴이 희고 추위를 타며, 흰머리가 많고, 섬세하고 신경질적이다. 마음이 여려 남의 이목에 신경을 많이 쓰고, 체온이 낮아 얼굴빛이 창백하고 혈기가 부족한 사람이 많

	양성 체질(건·열·수축)	중성 체질	음성 체질(냉·온·확장)
특징	남성에게 많다. 피부가 검고 더위를 타며 머리가 벗겨지거나 숱이 적다. 목소리가 크고 잘 떠든다. 낙천적이고 부산스럽다. 불그스레한 얼굴에 땅딸막하고 머리가 벗겨진 중년 남성, 늘 분주하게 움직이며 목소리가 크고 활발한 중년 여성, 혈기가 왕성하고 체온이 높은 사람이 많다. 더위를 많이 타고 혈압이 높으며 근육질에 활발한 사람, 대머리이거나 변비로 고생하는 사람 등이다.	긴장과 이완이 균형을 이루는 생활습관을 갖고 있다. 배변 기능이 원활하고, 지방 등으로 내장이 압박을 받지 않는 체형이라 병에 잘 걸리지 않으며 대체로 장수한다.	여성에게 많다. 피부가 희고 추위를 많이 타며, 생리 불순으로 고생하는 사람이 많다. 흰머리가 많고 섬세하며 신경질적이다. 마음이 여려 남의 이목에 신경 쓰는 사람, 체온이 낮아서 얼굴이 창백하고 혈색이 좋지 않은 사람, 혈압이 낮고 체력이 약한 사람, 몸에 지방이나 수분이 많으며 밤과 낮이 뒤바뀐 생활을 하는 사람이 많다. 설사나 변비가 잦다.
걸리기 쉬운 병	고혈압, 뇌졸중, 심근경색, 당뇨병, 치조농루, 지방간, 통풍, 과대망상, 변비, 폐암, 대장암, 췌장암, 전립선암 등의 서구형 암		저혈압, 빈혈, 위염, 부종, 감기, 충치, 폐렴, 결핵, 위암, 궤양성 대장염, 알레르기, 류머티즘, 머리·목·어깨·허리·무릎 등의 통증, 우울증, 정신병, 교원병, 바제도병, 유방암, 난소암, 자궁암, 백혈병 등

다. 특히 음성 체질인 여성은 생리 불순으로 고생한다.

추위를 타는 냉한 체질이라 몸에 근육이 적은 대신 지방과 수분이 많다. 체열과 에너지가 부족해서 몸이 차고 늘 현기증에 시달리며, 어깨가 자주 결리고 심장이 두근거리며 숨이 막히는 증상으로 고생하는 경우가 많다. 따라서 저혈압, 빈혈, 알레르기, 류머티즘, 교원병膠原病, 위염, 위암, 궤장성 대장염, 우울증 등에 걸리기 쉽다.

그렇다면 음성과 양성이 균형을 이룬 건강한 중성 체질을 만들려면 어떻게 해야 할까. 답은 역시 음식이다. 양성 체질인 사람은 몸을 식히는 음성 식품을, 음성 체질인 사람은 몸을 데워 혈류를 좋게 하는 양성 식품을 먹으면 좋다. 양성 체질인 사람이 양성 식품을 먹으면 몸에서 열이 더 많이 나고, 음성 체질인 사람이 음성 식품을 섭취하면 몸이 더 차가워져 병증을 악화시킨다.

모든 병의 근원은 혈액의 오염

―――― 자율신경 면역 이론에 따르면, 과립구 체질은 양성 체질, 림프구 체질은 음성 체질에 해당한다.

동양의학에서는 면역력이라는 말을 사용하지는 않았지만, 수천 년 전부터 모든 병은 혈액의 오염에서 비롯된다고 보았다. 혈액의 흐름이 나쁜 상태를 어혈(瘀血, 한의학에서 몸속에 노폐물이 쌓여 혈액이 일정한 자리에 고여 막힌 병증을 가리킨다.)이라고 하는데, 이는 혈액이 더러워져 끈적끈적한 상태를 뜻한다.

혈액은 모든 세포에 영양과 산소를 공급하고 동시에 이산화탄소와 노폐물을 신장과 폐를 통해 배출하게 한다. 따라서 어혈이 생기면 혈액 중에 요산이나 요소질소, 젖산, 피루브산 등의 노폐물이 증가한다. 그러면 혈액이 더러워져 혈류가 나빠지고 몸이 차가워져 혈액이 더 더러워지는 악순환이 반복된다.

혈액, 특히 백혈구의 힘은 면역력 자체이므로 혈류가 나빠지면 백혈구의 활동도 위축되어 면역력이 떨어진다.

그러면 우리 몸은 원래의 자연 치유력으로 그동안 쌓인 노폐물을 몸 밖으로 배출하기 위해 습진이 생기거나, 바이러스의 힘을 빌려 혈액 속 노폐물을 연소시키려고 염증을 일으키거나, 혈액의 오염 물질을 굳혀 독소를 배출하려고 암세포를 만들거나 한다.

혈액이 오염되는 가장 큰 원인은 냉증이다. 체온이 낮아지면 대사가 나빠져 당과 지방, 단백질 등이 불완전연소하고 중간 대사 물질이 늘어나 혈액 속에 남게 된다.

냉증의 원인은 단 과자나 정제 식품같이 몸을 차게 하는 음성 식품의 과다 섭취, 지나친 수분 섭취, 운동 부족, 과식, 냉방 등과 지나치게 편리한 생활환경이다. 중요한 것은 혈액을 맑게 정화하는 일이며, 그러기 위해 과식은 금물이다.

위가 소화, 흡수 활동을 하는 동안에는 체내에서 영양소나 노폐물을 충분히 연소하지 못하기 때문에, 몸속의 노폐물이나 오염이 배출되지 못하고 쌓인다. 이러한 불완전연소를 막는 가장 효과적인 방법이 바로 단식이다. 배가 고프면 백혈구 중에서 가장 큰 탐식 세포인 마이크로 퍼지도 똑같이 공복 상태가 되어 병원체와 혈액 속 노폐물이나 불순물, 유독 물질 등을 게걸스럽게 먹어 치우기 때문이다.

몸을 데워 혈류를 좋게 하는 것 또한 건강을 되찾고 병에 걸리지 않는 방법이다.

자율신경 면역요법

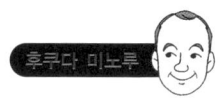

자극으로 면역력을 높인다

──── 자율신경 면역요법은 자기침과 주사침으로 온몸에 퍼져 있는 치료점을 자극하는 것이다. 자극을 통해 자율신경이 스스로 균형을 잡게 하여 면역을 높이는 치료 방법이다.

이 이론은 도호쿠대학 사이토 아키라齊藤章 선생의 생물학적 이진법을 토대로, 1995년 니가타대학 아보 도오루 선생과 내가 공동 연구를 통해 구축한 법칙에서 출발했다.

치료의 시작은 1996년 아사미 데쓰오浅見鐵男 선생에게 배운 정혈·두부 사혈 요법, 즉 손발톱 뿌리 부분과 두정부頭頂部의 경혈을 침으로 자극하는 방법이었다. 마침 노인 병원에 근무하던 때여서, 희망자에게 시험적으로 시술했는데 관절통과 이명耳鳴에도 놀랄 만한 치료 효과가 있었다.

그 뒤, 소켄메디컬Soken Medical 사의 고 이시와타리 고조石渡弘三 사장이 자기침을 개발하면서부터 더 안전하고 효과적으로 치료할 수 있게 되었고, 2000년에는 장딴지 마사지 요법을 고안한 이시카와 요이치石川洋一 선생 덕분에 치료에 큰 진전이 있었다.

지금은 사혈 요법, 손톱 누르기 요법, 가마와 선인혈仙人穴 자극하기 등 새로 고안한 치료법에 전자침 요법과 자기 치료법을 더하여 확실한 효과를 보고 있다.

이러한 치료법은 많은 환자들을 직접 치료하며 터득한 것이다. 그리고 환자를 살피면서 배운 많은 것을 다시 치료에 적용해나가고 있다. 나는 이것이야말로 어떤 의학에서도 하지 못한, 선인들의 경험에서 나온 지혜의 집대성이라고 생각한다. 그렇기에 자율신경 면역요법으로 치료하는 의사나 침술사는 언제나 자신을 낮추는 자세로 환자를 대해야 한다.

외과 전문의였던 나는 예전에 '병이란 환부를 제거하면 낫는 것'이라고 생각했다. 그러다 보니 은연중에 의사가 병을 고칠 수 있다는 거만한 생각을 가지고 있었던 것 같다. 하지만 자율신경 면역요법을 터득하고, 내 급한 성격을 다스리며 매일 겸손한 마음으로 환자들을 접하다 보니 병은 의사가 고치는 것이 아니라 환자 자신의 의지 95%, 거기에 의사의 도움 5%가 더해져 낫게 된다는 사실을 깨달았다.

인간의 몸 안에 내재된 힘을 알면 알수록 진심으로 인간이라는 존재에 경외의 마음을 갖게 된다.

세 가지 특징

—— 자율신경 면역요법의 특징은 크게 세 가지이다.

첫째는 다양한 병에 전반적으로 좋은 효과를 나타낸다는 점이다.

지금까지 현대의학을 바탕으로 한 치료로는 별 성과를 거두지 못했던 파킨슨병이나 암, 류머티즘, 교원병(피부, 힘줄, 관절 등을 잇는 결합조직에 변화가 일어나는 질병의 통칭) 같은 난치병에서도 눈에 띄는 치료 효과가 나타나고 있다.

둘째는 백혈구 분획 검사를 통해 의사뿐 아니라 환자 자신도 치료 효과를 객관적으로 판단할 수 있다는 점이다. 검사 결과 나타난 림프구와 과립구의 비율과 수치로 자신의 몸 상태와 면역력을 보며 치료 효과를 측정할 수 있다. 이는 환자 스스로 자기 몸의 주체임을 확인하고 치료 의지를 다지는 좋은 계기가 된다.

셋째는 몸 전체를 살피고 근본적인 치료를 한다는 점이다. 분야별, 장기臟器별로 나누어 국소적으로 치료하는 서양의학과 달리 온몸에 연결되어 있는 자율신경이라는 시스템을 파악하여 치료한다.

말 그대로 나무만 보고 숲을 보지 못하는 서양의학의 한계는 장기를 하나씩 들여다보고 특정 장기의 상태만으로 진단하기 때문에 몸 전체의 이상을 파악할 수 없다는 것이다. 나무 한 그루만 보기 때문에 토양이나 물, 환경오염의 상태를 깨닫지 못한 채 섣불리 치료하다가 오히려 숲 전체를 파괴해버릴 수도 있다.

병은 우리 몸의 기氣가 흐트러지면서 시작된다. 몸과 마음은 떼려야 뗄 수 없는 관계이다. 병의 본질을 알고 뿌리부터 치료하려면 하나의 장기가 아니라 그 사람 전체를 봐야 하는 것이다.

자율신경 면역요법이 고안된 배경에는 나와 아보 도오루 선생의 공동 연구로 확립된 백혈구 자율신경 지배 법칙이 있다. 자율신경과 백혈구의 관계가 명확해지면서 병이 생기고, 치료되는 메커니즘을 밝힐 수 있었기 때문이다.

지금까지 많은 환자들의 백혈구 분획 검사 결과를 바탕으로, 병이 어떤 증상을 거쳐 진행되는지, 병이 낫기까지는 얼마나 걸리는지, 병이 잘 낫는 사람들은 어떤 경향이 있는지 파악하게 되었다.

그 결과, 질병이 혈액형과도 관계가 있어서 A형과 B형이 비교적 건강하다는 점, AB형과 O형은 상대적으로 병에 걸리기 쉽다는 점, 같은 암에 걸렸더라도 림프구가 많은 사람은 상대적으로 쉽게 낫는다는 점 등 지금껏 아무도 주목하지 않았던 놀라운 사실을 밝혀낼 수 있었다. 이제 병에 걸렸다고 해서 성급하게 수술을 생각하지 말자. 환자의 특성에 맞는 방안을 세우고, 꾸준히 치료할 수 있는 방법을 찾았으니까 말이다.

| 기후와 자율신경과 면역의 관계 |

		교감신경 영역				부교감신경 영역	
충수염의 종류		괴저성 충수염 (중증)				카타르성 충수염 (경증)	화농성 충수염 (중간 정도)
기후		겨울					여름
	기압(hPa)	1018				1011	1013
	온도(℃)	11				15	16
백혈구	총수(mm³)	7000	6900	5900	3200	5400	5700
	과립구(%)	66	01	59	58	56	48
	림프구(%)	32	35	37	39	41	51
혈액형			AB	A	B	O	

● **사다리의 법칙**
사다리 모양처럼 아래위로 뻗은 표의 어두운 영역을 보자. 왼쪽의 교감신경, 오른쪽의 부교감신경에 치우치지 않은 부분, 백혈구가 한쪽으로 치우치지 않은 부분에 있다면 건강하다고 생각해도 무방하다. 신기하게도 혈액형에 따라서도 차이가 있어서 A형과 B형이 이 위치에 있다.
카타르성 충수염: 충수가 약간 둥그스름하고 붉어지지만, 수술을 할 필요는 없고 대부분 일주일 정도면 자연히 치유된다. 4~6월의 화창한 시기에 주로 발병하며, 과립구와 림프구의 비율은 정상에 가깝다.
화농성 충수염: 충수 전체가 새빨개지고 부풀어 올라 충수 벽에서 고름이 배어 나온다. 수술이 필요한 경우도 있다. 초여름 맑고 기온이 높은 날에 주로 발병하며 기압이 낮을 때 림프구의 비율이 높다.
괴저성 충수염: 충수가 상해 검은색으로 변해 무르거나 터지기 쉽다. 터지면 복막염으로 이어져 생명이 위태로울 수도 있다. 겨울철 맑고 기온이 낮은 날에 주로 발병하며, 기압이 높을 때 과립구의 비율이 높다.

자율신경에는 리듬이 있다

아보 도오루

질병의 수수께끼가 풀리다

———— "이상하게 맑은 날에 충수염 환자가 많더군요." 후쿠다 미노루 선생이 무심코 던진 이 한마디에서 연구가 시작되었다. 그리고 그 결과 많은 질병의 수수께끼를 풀 수 있었다.

맑은 날에는 과립구가 늘어나기 때문에 충수염이 일어날 확률이 높고, 비 오는 날에는 림프구가 증가하기 때문에 통증을 느끼거나 결려서 몸이 찌뿌듯한 증상이 나타나기 쉬웠던 것이다.

한밤중이나 새벽에 많이 일어나는 천식 증상은 밤사이에 부교감신경이 우세해지면서 늘어난 림프구의 소행이다. 관절이 굳는 증상이 새벽에 잘 나타나는 것도 밤사이에 늘어난 림프구가 염증을 일으킨 탓이다.

하지만 낮 동안에는 교감신경이 우세해 과립구가 늘어나기 때문에 이러한 증상은 저절로 사라진다. 우리가 새벽에 화장실에 가는 것도 부교감신경이 우세해 배설을 촉진하기 때문이다.

봄부터 여름에 걸쳐 알레르기 환자가 많은 것은 부교감신경이 우세해 림프구가 많아지기 때문이다. 자율신경의 균형이 깨진 사람일수록 환절기에 질병에 잘 걸린다. 자율신경이 계절의 변화를 예리하게 감지하여 몸 상태가 나빠지는 것이다.

겨울에는 추위가 스트레스로 작용해 교감신경이 긴장하기 때문에 몸이 쉽게 피로하고 과립구가 방출한 활성산소가 쌓이기도 쉬워 잠도 많아진다. 이와 반대로 여름에는 부교감신경이 활발해 피로가 덜 쌓이기 때문에 겨울보다 수면 시간이 짧아도 자율신경의 균형을 이루는 데 문제가 없다.

이러한 자율신경의 균형 법칙만 알고 있어도 건강에 대해 지나치게 걱정하거나 예민해지지 않는다.

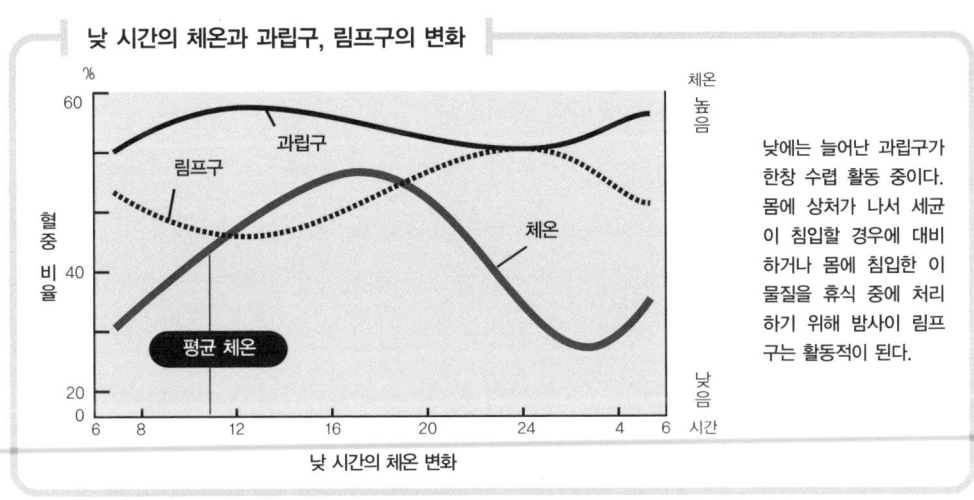

낮에는 늘어난 과립구가 한창 수렵 활동 중이다. 몸에 상처가 나서 세균이 침입할 경우에 대비하거나 몸에 침입한 이물질을 휴식 중에 처리하기 위해 밤사이 림프구는 활동적이 된다.

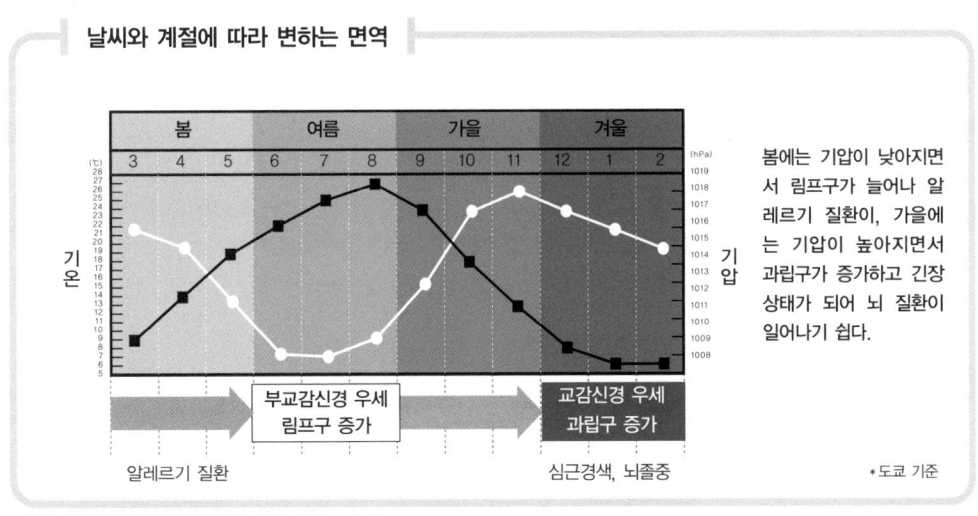

봄에는 기압이 낮아지면서 림프구가 늘어나 알레르기 질환이, 가을에는 기압이 높아지면서 과립구가 증가하고 긴장 상태가 되어 뇌 질환이 일어나기 쉽다.

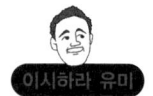 혈액의 오염이 만병의 근원이다

어혈의 자각 증상과 타각 증상

——— 한의학에서 말하는 어혈瘀血의 '어瘀'는 '막힌다'는 뜻으로 혈류가 좋지 않은 상태를 뜻한다. 이러한 증상의 직접적인 원인 가운데 하나가 바로 혈액의 오염이다.

혈액 오염의 원인은 우리 몸속에 생긴 노폐물과 대사 과정에서 쓰이고 남은 물질, 그리고 외부에서 침입한 이물질이다. 정상적인 상태라면 배설되어야 할 물질이 냉증으로 배설이 원활하지 않거나 배설보다 축적이 빨라 몸 밖으로 배출되지 못하면서 피가 점점 더러워진다.

어혈에 이르면 그 증상이 몸 곳곳에서 나타나기 시작한다.

우선 몸이 차가워져 혈류가 나빠지면 혈액이 정체되어 피부 표면의 모세혈관을 확장시킨다. 그 결과 얼굴이 홍조를 띠고, 눈 밑에 다크 서클이 생기며, 하지정맥류 등이 일어난다. 혈액의 오염이 더욱 심해지면 우리 몸은 오염된 혈액을 체외로 뱉어내 몸을 정화하려 하는데 그때 나타나는 증상이 코피, 잇몸 출혈, 치질, 부정출혈 등이다.

이러한 어혈 증상은 서양의학의 정밀 검사로도 원인을 알기 어렵다.

돌연사한 사람의 80%가 처음엔 어혈로 시작되어 심근경색이나 뇌졸중 등의 순환계 질환으로 이어진 경우였다. 또 돌연사한 사람의 90%가 가족이나 동료 등 주변 사람들이 보기에도 어혈의 신호가 있었다는 보고가 있다.

그러니 어혈이 큰 병으로 발전하기 전에, 없던 증상을 보이지는 않는지, 충분히 휴식을 취하고 있는지, 혹시 냉증이 있지는 않은지 스스로 몸의 변화를 살펴야 한다.

여성은 13~50세 정도까지 약 35년에 걸쳐 생리를 하는데, 이는 자연적 사혈로 오염된 혈액을 빼내는 역할을 한다. 28일을 주기로 1년에 13회, 기간을 6일로 가정하면 연간 약 80일, 35년이니까 2,800일, 약 7년의 기간 동안 오염된 혈액이 정화되는 셈이다.

현재 남성 평균 수명이 79세인데 반해 여성의 평균 수명은 86세로(일본 기준), 여성이 7년 정도 장수하는데, 신기하게도 이는 여성이 평생 생리를 하는 기간과 맞아떨어진다. 흡연, 음주 등 혈액을 오염시키기 쉬운 환경에 있는 남성들은 더욱 적극적으로 어혈이 생기지 않도록 노력해야 한다.

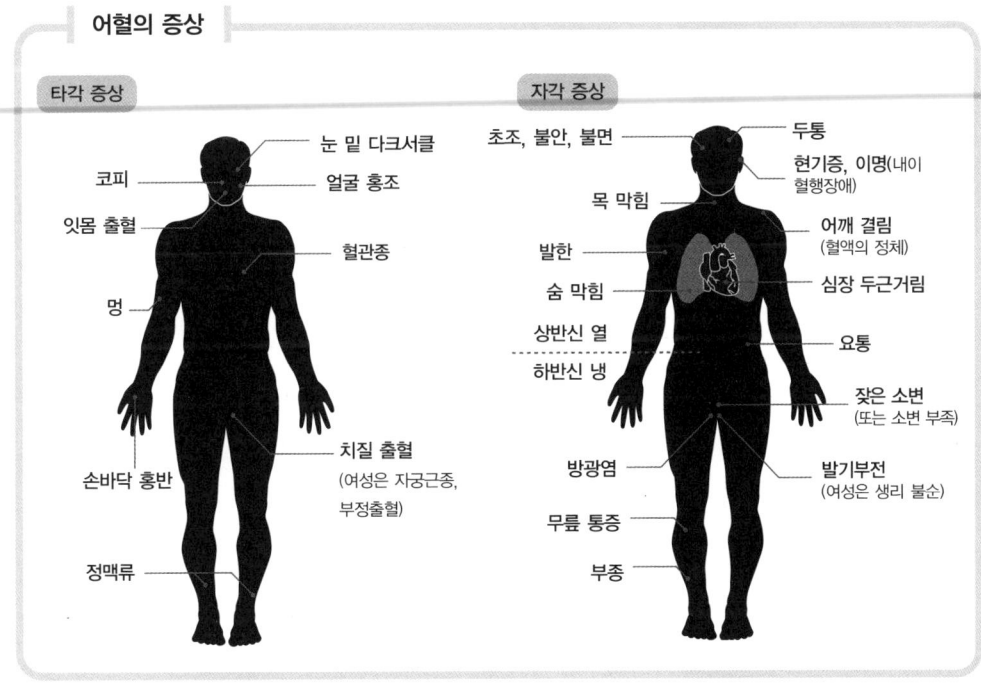

어혈의 증상

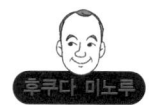 # 치료 과정에는 명현 반응이 따른다

명현 반응은 두려워할 것이 아니다

―― 자율신경 면역요법은 싫은 것에 대한 반사, 즉 거부 반사를 일으키는 치료 방법이라고도 할 수 있다. 부교감신경을 자극해 싫은 것, 불쾌한 것을 물리치려는 작용을 이끌어내 한쪽으로 기울어진 균형을 원래 상태로 되돌리는 것이다. 환자의 허혈이나 울혈이 있는 곳에 시술하기 때문에 치료 시 통증이 심한 편이다. 사람에 따라서는 혈관이 약한 부위에 푸른 멍이 생기기도 한다. 그러나 피부밑 출혈로 푸르게 멍이 든 부위에는 자연 치유력으로 새로운 모세혈관이 만들어지기 때문에 결과적으로는 오히려 건강해지고 혈류도 회복된다. 부교감신경을 자극하는 효과가 침 치료보다도 강력한 것 같다.

'명현瞑眩'이라 불리는 호전 반응은 만성질환으로 둔해진 세포가 정상으로 되돌아가려 노력하는 과정에서 일어나는 몸의 변화이다. 만성적으로 피로한 근육이 풀리고 노폐물이 혈액 속으로 흐르면서 나른하거나 졸리기도 하고, 얼굴이 달아오르거나 통증을 느끼기도 한다. 소변의 색이 짙어지기도 한다. 특히 암과 아토피성 피부염, 난치병이나 큰 병에 걸린 환자는 치료하는 과정에서 자율신경이 극심한 난조를 보인다.

인공투석을 받아야 하는 환자를 치료할 때도 반드시 호전 반응이 나타나는데, 일시적인 명현 반응이 나타난 뒤로는 인공투석을 받지 않아도 될 만큼 몸 상태가 좋아진다.

호전 반응이 나타나면 처음에는 림프구의 비율이 내려가는데, 몇 차례 줄어드는 과정을 거치면서 나쁜 물질이 몸 밖으로 배출된다. 그리고 몸이 그 변화에 충분히 적응하면 림프구는 다시 늘어나기 시작한다. 림프구와 과립구의 균형은 생명력의 반응 그 자체이다.

림프구 수가 $1mm^3$당 500을 밑돌면 죽음이 가까워졌다는 신호이다. 마음 아프지만 나 역시도 이런 환자들을 만난 적이 있다. 하지만 림프구가 심각하게 줄어 시한부 삶을 선고받은 암 환자라도 자율신경 면역요법으로 여생을 고통 없이 보낼 수 있다.

의사는 환자를 치료할 때 단순한 검사 데이터를 보고도 환자의 몸속에서 어떤 일이 일어나고 있는지 파악할 수 있어야 한다. 그 다음 의사가 할 수 있는 일은 환자의 생활 방식에서 병의 원인을 찾아내어 그 습관을 없애도록 권하는 것이다. 병의 완치는 환자 자신의 의지와 노력이 95% 정도 좌우한다. 의사가 도와줄 수 있는 부분은 5%밖에 되지 않는다. 의사와 환자 모두 이를 충분히 이해하고, 환자는 병을 이겨내겠다는 의지로 의사의 지시를 따라야 한다. 병은 의사에게만 치료를 맡겨두어서는 절대 낫지 않는다.

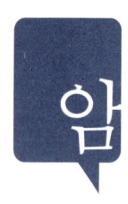

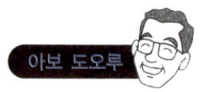

원인

    —— 암의 구체적인 명칭은 '악성 신생물惡性新生物'이다. 서양의학에서는 암의 원인이 정상 세포를 돌연 암세포로 변이시키는 발암성 물질에 있다고 본다. 배기가스나 흡연, 식품 첨가물 등의 외적 요인이 발암 유전자에 작용하여 일어난다고 하는데 나는 이 이론에 동의하지 않는다.

  암은 스트레스로 교감신경의 긴장 상태가 오랫동안 지속되어, 정상 세포가 돌연 암세포로 변이를 일으키면서 그 수가 한없이 늘어나 종양이 되는 병이다. 외적인 요인을 완전히 부정할 수는 없지만 가장 큰 원인은 스트레스에 따른 교감신경의 긴장이다.

  교감신경이 긴장하면 아드레날린의 작용으로 혈관이 수축해 혈류가 정체된다. 혈류가 정체되면 산소와 영양의 운반도 어려워지고, 이산화탄소와 노폐물도 제때 몸 밖으로 나가지 못해 대사 기능이 떨어진다. 에너지 생성도 어려워져 36°C 이하의 저체온 상태가 된다.

  백혈구의 주체는 과립구이다. 체온이 낮아지면 몸속은 과립구가 만들어내는 활성산소에 의해 상처를 입고, 암세포를 공격하는 림프구, 즉 NK세포는 줄어든다. 림프구는 체온이 38~39°C일 때 공격력이 가장 커지므로 저체온 상태에서는 결국 암세포가 늘어만 간다.

징후

───── 암 환자들은 대부분 암에 걸리기 전에 극도의 육체적 피로나 정신적 스트레스를 안고 있었다. 이것이 암세포를 증식시킨 화근이 되었을 것이다.

진단 기술이 발달하면서 특별한 증상이 나타나기 전에 검사 과정에서 쉽게 암을 발견하기도 한다. 하지만 너무 일찍 발견하고 잘못된 치료를 하는 바람에 오히려 사망률이 높아지는 실정이다.

우리 몸속에서는 매일 수십, 수백 개의 세포가 암세포로 변이되고 있다. 따라서 40세를 넘으면 몸에 암세포가 없는 사람이 거의 없다. 조기에 발견된 1g의 암세포가 암이 되기까지는 최소한 30회 이상 분열을 거쳐야 하는데, 여기까지는 엄청나게 오랜 시간이 걸린다.

증상

───── 암의 대표적인 자각 증상은 응어리, 통증, 출혈이다. 자주 속이 메슥거리고 명치 주변에 통증이 느껴지면 위암, 혈변을 보거나 대변에 혈액이 섞여 나온다면 대장암, 목과 폐에 잠혈潛血이 있다면 폐암을, 성기에서 부정출혈 있거나 생리혈이 분홍빛을 띤다면 자궁암을, 가슴에 응어리가 만져진다면 유방암을 의심할 수 있다.

치료법

───── 암을 치료하는 방법에는 수술로 암을 제거하는 외과적 요법, 방사선을 암에 직접 조사照射하는 방사선요법, 항암제로 암을 공격하는 화학요법 등이 있다.

암이 초기 단계이거나 최초로 생긴 암이라면, 외과적인 처치로 비교적 간단하게 없앨 수 있다. 그러나 전이를 막는다는 이유로 림프샘까지 제거하는 수술을 해버리면 면역력이 떨어진다. 오히려 수술 때문에 조직이 파괴되고, 교감신경이 극도의 긴장 상태가 되면서 과립구가 늘어나 전이가 빨라지기도 한다.

방사선 치료로는 정확히 암세포만을 제거할 수 있지만 이 또한 면역이 억제되고 세포가 파괴되어 교감신경을 한층 더 긴장 상태로 만들 수 있다.

대부분의 항암제는 정상 세포는 물론 골수조혈세포에까지 영향을 끼쳐 체온을 34°C까지 떨어뜨린다. 그 때문에 림프구의 수가 줄어드는 것은 물론 활성도 떨어져 면역력이 저하된다.

한 연구에 따르면 결핵이나 병원균에 감염되어 몸에서 열이 날 때 암이 자연스럽게 퇴숙된다고 한다. 이 연구 결과를 바탕으로 결핵균의 독성을 약화시켜 만든 백신이 개발되기도 했다. 그러나 의학 기술이 발달하면서 더욱 적극적으로 치료할 수 있는 항암제가 개발되기 시작했다.

항암제와 방사선 치료는 암세포보다 증식이 빠른 골수와 장, 피부와 머리카락 세포에 큰 타격을 준다. 음식을 제대로 못 먹거나 머리카락이 빠지는 것은 그 때문이다. 골수에서 백혈구를 만들어내지 못하기 때문에 몸이 수척해진다.

결국 몸에 상처를 내는 치료 방법으로는 병을 고칠 수가 없다. 암을 근본적으로 치료하는 길은 부교감신경을 우세하게 만드는 방법을 찾아내고 실천하는 것뿐이다. 면역력을 높이는 음식을 먹고, 호흡, 목욕 등 할 수 있는 것은 전부 해봐야 한다. 체온을 올리면 림프구도 활기를 띠어 면역력이 되살아난다. 암을 극복한 사람들은 대부분 병을 계기로 자신의 생활 방식을 되돌아보고, 나쁜 습관을 바로잡고 긍정적인 마음으로 생활한 사람들이다.

암의 3대 치료법과 면역요법

수술 | 수술 때문에 오히려 암이 커질 수 있다

수술은 암세포를 제거하는 가장 확실한 방법처럼 보이지만, 면역학에서 보면 수술 자체가 면역을 강하게 억제하기 때문에 가장 위험한 치료법이다. 면역이 억제된 상태에서 발생한 암에 수술을 해서 조직을 파괴하면, 그중 강한 산화물이 교감신경을 자극하여 과립구가 늘어난다. 과립구가 늘어나 암이 생겼는데 또다시 과립구를 늘려 암을 온몸에 퍼지게 하는 것이다. 전이를 막기 위해 림프샘을 제거하는 것만큼 위험한 일도 없다. 림프구가 모이는 림프샘을 없애면 면역이 더욱 약해질 수밖에 없다.

항암제 | 암을 완치하는 만능 약이 아니다

항암제로 완치를 기대할 수 있는 병은 급성백혈병, 악성림프종, 고환종양 정도다. 항암제는 암의 진행을 늦춰 증상을 줄여줄 수는 있어도 완치하지는 못한다. 게다가 정상 세포까지 부작용을 일으킨다. 백혈구 감소, 발열, 혈소판 감소와 출혈, 혈색소 감소에 따른 빈혈, 구토, 저림, 심한 기침, 피부 변색, 침 분비 감소, 탈모, 설사 등 부작용의 범위도 넓다. 몸 전체의 신진대사를 억제하기 때문에 환자는 점점 야위고, 원래 몸이 가지고 있던 치유력도 잃어간다.

항암제 중에는 암 조직에 직접 주입하여 분열을 멈추게 하는 것도 있지만, 이렇게 치료가 된다 해도 안심할 수는 없다. 오히려 완전히 암을 없애지 않고, 최소한의 항암제를 사용하여 림프구의 수를 늘려 면역력을 높여주는 치료가 효과적이다.

방사선 | 면역력을 떨어뜨린다

방사선 치료는 암과 그 주위에 방사선을 쏘여 암 조직을 공격하는 방법이다. 그러나 이러한 방사선 치료는 온몸을 면역 억제 상태로 만들어 몸이 매우 피곤하다. 림프구를 만들어내는 골수에 방사선을 쏜 것도 아닌데 피곤한 증상이 나타나는 것은, 암 조직의 경계에 있는 정상 세포가 함께 파괴되면서 세포의 내용물이 나와 교감신경을 긴장 상태로 만들기 때문이다.

면역요법 | 아직은 연구 단계이다

면역요법은 유전자 조작으로 암 항체를 만들어 체내에 투여하거나, 면역세포 사이의 사이토카인cytokine이라는 생리 활성 물질을 인공적으로 증식시키거나, 살생세포나 NK세포, T세포를 활성화해 배양하거나, 수상세포를 추출하여 암 항원을 결합한 것을 몸속에 넣는 치료이다. 다른 치료 방법에 비해 안전하지만, 면역세포는 예민하기 때문에 세포를 배양하는 데 엄청난 노력과 비용이 들어 환자의 경제적 부담이 크다. 부작용은 적지만 아직 확실한 방법이라고 말하기엔 이르다.

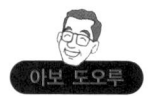 암은 결코 두려운 병이 아니다

누구라도 암에 걸릴 수 있다

───── 암은 세 명 가운데 두 명이 걸릴 정도로 현대인에게 흔한 병이다. 서양의학계에서는 암을 퇴치하려고 수술, 방사선 조사, 항암 요법이라는 3대 치료법을 연구하고 있지만, 오히려 암 환자가 늘고 있는 실정이다.

나는 이 3대 치료법에 찬성하지 않는다. 이 치료법은 모두 체온을 떨어뜨려 림프구를 줄어들게 한다. 그러면 몸은 암세포에 대항할 힘을 잃고 치료하기 전보다 오히려 나빠진다. 면역을 억제하는 치료법으로는 결코 암을 퇴치할 수 없다. 만약 지금 이런 치료를 받고 있다면 차라리 그만두는 편이 낫다.

단적인 예를 하나 들어보자. 많은 의사들이 담배가 폐암의 가장 중요한 요인인 것처럼 말한다. 하지만 흡연율은 줄어드는데 폐암에 따른 사망률은 점점 늘어나는 추세이다. 담배를 피우지 않아도 폐암에 걸린다면 결국 암은 원인 불명인 것이다.

그러나 백혈구와 자율신경의 관계에서 생각해보면 많은 것이 분명해진다. 암 환자의 혈액을 보면 대부분 과립구는 증가하고 림프구가 감소하여 교감신경이 긴장 상태에 있는 것을 알 수 있다. 그리고 대부분의 환자들이 육체적·정신적 스트레스를 안고 있다. 무리하게 일했거나, 깊은 고민을 안고 있거나, 평상시 감정을 꾹꾹 눌러온 것이 화근이 되어 알게 모르게 스트레스가 쌓인 상태이다.

이때 중요한 것은 스트레스를 주는 생활 방식을 점검하는 일이다. 매사에 완벽하려고 긴장하고 있다면, 목표의 70% 정도만 이루어도 만족하는 습관을 들이자. 그러면 정신적인 스트레스도 육체적 피로도 쌓일 일이 없다. 어떤 의미에서는 속 편한 삶이 시작되는 셈이다.

마음가짐도 매우 중요하다. 암은 두려운 불치병이라는 생각을 버리고, 고칠 수 있다고 믿고 스스로 고치겠다는 자세로 치료에 임해보자.

검사를 자주 받는 것도 바람직하지 않다. 검사 결과를 걱정하다 보면 극도로 긴장하게 되어 교감신경이 우세해지고 몸에 악영향을 미친다. 이것이 내가 건강진단을 꺼리는 이유이다. 한마디로 건강진단은 필요할 때만 받는 것이 좋다. 나는 현재 대학에서 의무적으로 받게 하는 건강진단도 받지 않는다.

암 덩이가 커져서 주변 장기를 압박하고 있다면 제거할 필요가 있다. 하지만 전이를 두려워하여 수술이 꼭 필요하지 않은 부위의 암 조직이나 림프샘을 제거해버리면 암 조직만이 아니라 정상 세포까지 타격을 입는다. 견디기 힘든 통증이 있다면 약을 먹거나 방사선 치료를 해서 고통을 덜 수도 있다. 하지만 그런다고 암이 나을 리 없다.

종양이 완전히 없어질 때까지 항암제를 투여하면 림프구의 수가 줄어 오히려 종양이 재발할 수 있다. 하지만 소량의 항암제만을 사용하면 암세포를 중화시키기 위해 림프구가 증가한다. 자연 치유의 원리와 현대 의학을 잘 조합하면 암 치료는 비약적인 성과를 이룰 것이다. 암은 결코 두려운 병이 아니다.

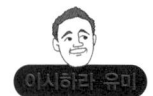 ## 암은 혈액의 정화 장치이다

혈액의 오염과 냉증이 암을 부른다

─── 암은 한자로 '癌'이라고 쓰는데, 짐작할 수 있듯이 바위巖처럼 단단한 병病이라는 뜻이다. 실제로 피부암이나 간암, 유방암을 촉진해보면 딱딱한 것이 느껴진다. 나는 모든 물체가 식으면 딱딱해지듯, 암 역시 냉증에서 시작되는 게 아닐까 의심하기 시작했다.

우리 몸에는 암이 생기지 않는 곳과 암이 잘 생기는 곳이 있는데, 암이 생기지 않는 곳은 심장과 비장, 소장과 같이 스스로 상당한 열을 내는 장기이다. 심장은 우리 몸무게의 약 200분의 1에 불과한 무게로 체열의 11%를 만들어낸다. 비장은 적혈구가 모여 있어 빨갛고 체열이 높다. 소장은 음식의 소화, 흡수를 위해 연동운동을 하기 때문에 에너지 소비량이 많다.

이와 반대로 암이 생기기 쉬운 장기는 중심부가 비어 있는 관 형태로 바깥쪽에만 세포가 있는 폐, 식도, 위, 대장, 자궁 등의 장기다. 이 장기들은 체온보다 낮은 외기外氣와 연결되어 있어 차가워지기 쉽다.

또 몸에서 돌출되어 있는 유방도 체온이 낮기 때문에 냉기에 약한 여성은 유방암에 걸리기 쉽다. 유방의 크기에 상관없이 영양을 운반하는 혈관 수는 같기 때문에 유방이 클수록 암에 걸릴 확률도 높다.

암세포는 체온이 35°C일 때 분열과 증식이 가장 왕성하고, 체온이 39.3°C 이상일 때는 사멸한다. 이 같은 사실은 갑상샘 질환 환자를 살펴보면 확연히 알 수 있다. 갑상샘은 신진대사를 담당하는 호르몬을 분비하는 곳인데, 갑상샘의 작용이 지나치게 활발해 발열과 발한 증상이 계속되는 갑상샘 질환 환자는 암에 걸릴 확률이 일반인의 1,000분의 1밖에 되지 않는다고 한다. 여기에서도 열이 암세포를 없애는 데 효과적이라는 사실을 알 수 있다.

동양의학에서는 암을 혈액의 오염을 책임지는 극단적인 정화 장치로 본다. 그런 만큼 암 조직을 무리하게 제거하는 것은 근본적인 해결책이 아니다.

더러워진 혈액의 일부를 몸 밖으로 내보내 혈액을 깨끗하게 유지하려고, 암이 '출혈'이라는 증상을 나타내는 것이다. 혈담血痰, 토혈吐血, 하혈下血, 부정출혈不定出血, 혈뇨血尿 등은 모두 종양이 오염된 혈액을 배출하기 위해 움직이는 결과이다.

의사들을 대상으로 한 한 설문 조사에서 자신이 암에 걸렸다면 항암제 치료를 거부하겠다고 대답한 사람이 90%에 이르렀다고 한다.

백혈구와 암세포는 많이 닮았다. 혈액과 세포 속을 자유로이 이동할 수 있다는 점, 세포막에서 활성산소를 다량으로 배출하여 바실루스(간균) 등의 이물질을 약화시킨 다음 먹어 치운다는 점, 혈액 정화 작용이 있다는 점 등이다. 암세포도 이유가 있어 생기고 증식하는 것이다.

서양의학에서도 암 치료에는 온열요법hyperthermia(따뜻한 열을 이용하여 혈행과 신진대사를 좋게 하고, 신경과 근육의 피로를 풀어 치료를 돕는 방법)을 시행한다. 암을 예방하는 데는 몸을 따뜻하게 하고 더러워진 혈액을 정화하고 적극적으로 배출하는 것이 그만큼 중요하다.

발열과 전이는 암이 약해지는 증거이다

후쿠다 미노루

암을 제압하는 것은 열熱

―― 암은 세포 하나가 이상증식하면서 시작된다. 세포핵 내에서 세포 증식을 조절하는 유전자에 이상이 생기면 세포는 암세포로 변이하여 기하급수적으로 커진다. 이 이상 반응에 자율신경 난조가 더해지면 교감신경의 긴장 상태가 지속되어 과립구가 증가한다. 암은 이때 증가한 과립구가 방출하는 대량의 활성산소 때문에 조직이 파괴되어 생기는 병이다. 부교감신경의 작용이 억제되어 암세포를 파괴하는 림프구가 줄어들기 때문에 암에 대항하는 공격력이 약해져 암세포는 계속 커진다.

지금까지 100명이 넘는 암 환자를 치료해본 결과, 암을 치료하기 위해 필요한 림프구의 수는 1mm³당 1,800~2,000개 이상이다. 1,800개 이하로 떨어지면 환자의 증상이 악화된다.

이 결과로 알 수 있는 놀라운 사실은 전이야말로 암을 고칠 기회라는 점이다. 암세포가 전이된 암 환자의 대부분은 림프구가 2,000개를 넘었으며, 전이될 당시 환자는 반드시 며칠간 열이 올랐다. 물론 전이 이후에는 증상이 호전된다.

이러한 현상으로 파악해보건대, '전이'란 림프구의 공격을 받은 암세포가 패배를 직감하고 뿔뿔이 흩어져 다른 조직으로 이동해가는 상황이 아닐까?

암이 전이되면서 열이 날 때, 열을 내리려 애쓰지 않고 오히려 이를 자극하여 부교감신경을 우세하게 하자 암세포가 줄어들기 시작한 사례가 많았다. 림프구가 증가하여 혈류가 좋아지고 고열이 지속되면 열에 약한 암세포는 림프구의 공격을 당해낼 수가 없는 것이다.

암세포가 열에 약하다는 사실은 이미 100여 년 전에 한 미국 외과의사에 의해 학계에 보고되었다. 천연두나 말라리아 따위에 걸려 고열에 시달리던 암 환자가 자연 치유된 사례가 알려진 것이다.

열과 전이는 몸이 암에 맞서 반격을 시작했다는 증거이므로 해열제나 항암제, 방사선 치료로 전이 층을 공격하지 말아야 한다. 굳이 열을 내리고 항암제나 방사선 치료를 받고 싶다면 면역력을 떨어뜨리지 않도록 주의해야 한다. 나의 경험상 림프구가 $1mm^3$당 1,000개대의 환자라면 항암제, 방사선, 해열제로는 치료하지 않는 편이 낫다.

자율신경 면역요법으로 모든 암을 치료할 수 있다고 말할 수는 없지만, 면역력만 유지해도 암이 더 진행되지 않는다.

대부분의 사람들이 암은 곧 죽음이라고 생각하지만, 원인을 알고 나면 암도 고칠 수 있는 병이라는 사실을 알게 된다. 누누이 강조하지만 암을 고치는 것은 환자 자신이고 의사는 보조에 지나지 않는다. 환자 스스로 병을 고치겠다고 마음먹는 것이 무엇보다 중요하다. 암은 곧 죽음이라는 생각을 버리고 스트레스는 그때그때 풀고, 병을 부르는 생활습관을 고치고, 약을 끊고, 부교감신경을 우세하게 하는 습관을 엄격하게 지켜보자. 치료하기 위해 이것저것 실천하다 보면 괴로워하고 있을 겨를도 없는 법이다.

아토피성 피부염

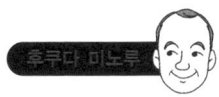

원인

―――― 아토피atopy는 '이상한', '기묘한'이라는 뜻을 가진 그리스어 'atopos'에서 따온 이름으로 이상 반응에 가깝게 만성적인 습진 병변病變이 나타나는 피부병이다.

알레르기의 악순환을 낳는 요인은 유전이나 체질, 집먼지 진드기, 해충, 먼지 등의 알레르겐이나 스트레스, 가공식품, 오염 물질 등 천차만별이다.

알레르겐이 몸속으로 들어오면 림프구는 그것을 배출하려고 마이크로 퍼지의 명령을 받아 이물질을 항원으로 인식한다. 그리고 T세포에서 B세포로 명령을 내려 알레르겐을 공격하는 항체 면역글로불린IgE을 만든다. 그 다음 피부나 점막에 있는 IgE 수용체를 지닌 비만세포에서 히스타민 등의 화학물질이 방출된다. 일반적으로 이런 과정이 반복되면서 면역글로불린이 체내에 축적되다 일정량을 넘어가면 알레르기 질환을 일으키는 것이라고 본다.

그러나 가장 직접적인 원인은 자율신경 난조에 따른 혈행장애다. 부교감신경이 우세해 혈관이 지나치게 확장되어 수축되지 않기 때문에 혈액이 고여 울혈이 된다. 혈류가 느려지니 밖에서 침입한 꽃가루나 진드기 등의 이물질도 체내에 쌓인다. 아토피성 피부염은 그런 이

물질을 어떻게든 배출하려고 몸이 나타내는 반응이다. 그러한 반응이 피부로 나타나면 피부염이고, 호흡기로 나타나면 천식이나 콧물, 재채기이다.

운동 부족이나 냉난방으로 과보호된 생활환경, 달고 부드러운 음식의 과다 섭취도 부교감신경을 우세하게 만드는 원인이 된다.

증상

―――― 보통 유·소아기에 증상이 나타나기 시작해 연령에 따라 변한다. 유아기에는 얼굴과 머리 쪽에 진물이 나는 습진이, 학령기 아동에게서는 팔꿈치나 무릎마디 뒤쪽을 중심으로 버석한 습진이 나타난다. 가려움증이 심하다 보니 긁어서 상처가 나는 일이 많다.

면역글로불린 항체가 기관지 천식, 알레르기성 비염 등을 차례차례 일으키는 '알레르기 행진'이 이어지기도 한다. 피부의 방어 기능이 떨어지기 때문에 가볍게는 고름딱지, 물사마귀, 단순 포진 등의 피부 감염증부터 심각하게는 눈 주위에 생긴 습진을 문지르는 등의 자극에 의해 망막박리나 백내장이 생기는 경우도 있다.

고령자와 허약 체질인 사람은 발진이나 염증 반응을 일으킬 체력이 없기 때문에 노인에게서는 아토피성 피부염을 거의 볼 수 없다.

치료법

―――― 서양의학에서는 가장 먼저 스테로이드를 처방한다. 스테로이드는 근본적으로 병을 고치는 약이 아니라 증상을 억제하는 약이다. 일시적으로는 증상이 멎어도 바로 재발하므로 바르고 또 발라야 하는 악순환이 반복된다.

스테로이드는 원래 부신피질 호르몬이지만 약은 콜레스테롤에서 합성하여 만든다. 열심히 바를수록 피부에 콜레스테롤이 침착하여 산화할 뿐이다. 이렇게 산화, 변성하면 좀처럼 몸 밖으로 배출되지 않고 피부에 쌓여간다.

그러다 보면 부작용으로 인해 피부는 얇아지고 혈관 벽이 약해져 면역력도 떨어진다. 또 쉽게 살이 찌고 얼굴이 부어서 달덩이처럼 되며, 잠을 잘 못 자고 감염성 질환에 걸리기 쉬워 노화가 촉진된다. 녹내장, 백내장, 대퇴골두 무혈성 괴사大腿骨頭無血性壞死, 골수 성장 저해 등 많은 부작용이 나타나며 암을 유발하기도 한다. 임신부가 장기적으로 사용하면 태아에 악영향을 끼칠 위험이 있다.

스테로이드는 교감신경을 자극하기 때문에 오래 사용한 성인 환자일수록 교감신경이 심한 긴장 상태에 있다. 그 결과 부교감신경이 조절하는 몸의 배설 기능이 떨어지기 때문에 병은 점점 낫지 않는다.

혈류를 개선해 과민 반응을 유발하는 물질을 몸 밖으로 내보내는 것이 중요하다. 피부에 나타나는 염증은 스스로 몸속에 쌓인 독소를 씻어내려는 몸의 반응이다. 스테로이드를 끊으면 피부가 붉게 붓거나 누런 고름이 잡히는 등 병세가 악화되는 듯 보이는데 이는 산화, 변성한 콜레스테롤을 체외로 배출하려는 치유 반응으로 일시적인 것이다. 되도록 약을 끊고 몸을 따뜻하게 해 배설을 도와야 한다.

이처럼 약물을 급격히 줄이거나 끊으면 몸의 이상 증상이 약을 사용하기 전보다 악화되는 경우가 있다. 이것을 리바운드 현상rebound phenomenon이라고 한다. 약을 줄이거나 끊으면 이러한 리바운드 현상이 반드시 일어나는데, 이 현상이 나타나는 동안에는 과립구가 증가하여 아토피가 악화되었다가 증상이 가라앉으면 림프구가 늘어난다. 이러한 과정을 한 차례씩 극복할 때마다 백혈구가 점점 균형을 이루어간다.

이럴 때는 건강한 음식을 잘 먹고 꾸준히 운동을 하며 몸을 돌본다. 마른 수건으로 온몸을 문지르는 건포마찰乾布磨擦, 손끝 누르기 요법, 반신욕 등으로 적극적으로 혈액순환을 촉진하고 땀을 내는 것도 좋다. 몸이 많이 차가운 사람은 현미에 한천 가루를 한 숟가락 넣어 밥을 지어 먹으면 몸이 따뜻해져 소변이 잘 나온다.

언뜻 보기에 특별할 것 없는 처방이라 못 미더워하는 사람도 있겠지만, 실제로 많은 사람이 효과를 보고 있는 방법이므로 꾸준히 실천해보기 바란다.

약을 끊을 때 나타나는 리바운드 현상

Step 1 극도의 한기를 느끼며, 따뜻한 물에 목욕을 하고 이불을 덮어도 덜덜 떨릴 정도로 춥다.

Step 2 피부에서 누런 고름같이 심한 냄새가 나는 액체가 나온다. 조금 불편하더라도 환부에 거즈를 대고 그 위에 붕대를 감아두면 고름이 흡수되어 감염증에 걸릴 위험도 없고 상처를 보호할 수 있다.

Step 3 검은 피부가 붉어지고 버석버석한 상태가 된다. 머리카락이나 속눈썹이 빠지기도 한다. 버석버석한 피부에서 흰 부스러기가 떨어지기 시작한다. 사람에 따라 조울증 상태가 되기도 한다.

Step 4 눈꺼풀이 붓고 피부가 가려우며 혈압이 떨어진다. 어깨가 결리고 현기증이 난다. 잠을 잘 못 자고 여성은 생리가 멎기도 한다.

리바운드 현상이 한 번씩 나타날 때마다 체질은 서서히 변해간다. 나오지 않던 땀이 나오고 피부도 원래의 색을 찾아간다.

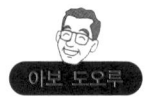 아이들의 생활습관을 바꿔야 한다

스테로이드제를 버리고 생활습관을 바꾼다

────── 최근 15년 사이에 폭발적으로 환자 수가 늘어난 아토피성 피부염은 아이들의 생활습관에 그 원인이 있다. 요즘은 혼자 자라는 아이가 많다 보니 대부분의 아이들이 과보호를 받는다. 아기들이 우는 게 당연한데 부모는 아기가 울면 바로 안고 얼러서 울음을 멎게 한다. 깨끗한 것만 찾다 보니 공원에서 물을 뒤집어쓰거나 진흙 범벅이 되어 노는 아이들도 없어졌다.

실내에서 즐길 수 있는 비디오 게임이나 애니메이션에, 손만 뻗으면 단 과자를 먹을 수 있는 등 절제를 모르는 환경에서 살고 있다. 이것이 과연 혜택받은 삶일까? 이런 생활에서는 교감신경이 긴장할 틈이 없다.

예전의 아이들은 아침 일찍 일어나서 집안일을 돕고 간식도 정해진 시간에만 먹었다. 학원을 몇개씩 다니지도 않아 뛰어놀 시간은 충분했다. 바깥에서 마음껏 뛰어놀며 외부 환경에 자연스레 노출되는, 면역을 단련하기에는 최고의 환경에서 자라났다.

아이는 원래 어른보다 림프구가 많다. 따라서 과보호 아래 자란 아이가 진드기나 먼지가 날리는 밀폐된 집이나 배기가스로 가득한 거리 등 알레르겐이 가득한 환경에 노출되었을 때, 과잉 증가한 림프구가 반응을 보이는 것은 당연하다.

부교감신경이 우세한 상태에서는 몸의 대사가 억제되어 체온이 낮아지기 때문에 활력을 잃는다. 스트레스에 대응하는 능력도 약해져 사소한 일에도 민감하게 반응한다.

나른한 여름방학을 보낸 뒤 갑자기 학교에 가지 않으려 한다거나, 친구 관계를 잘 맺지 못해 따돌림을 당하거나 외톨이가 되는 일도 자주 일어난다.

최근 들어 문제가 되고 있는 주의력 결핍 과잉행동장애ADHD 등 마음이 불안정한 아이들의 행동도 몸을 움직임으로써 체온을 높여 몸을 지키고자 하는 것으로 이해할 수 있다.

아토피성 피부염은 부교감신경이 우세하여 생긴 것이기 때문에 스테로이드제를 사용할 필요가 없다. 스테로이드제를 장기간 쓰면 피부 조직에 산화, 변성한 콜레스테롤이 축적된다. 이것이 자극이 되어 교감신경이 긴장하여 과립구가 늘고 피부에 염증이 생긴다. 이를 억제하려고 더욱 강한 스테로이드제를 쓴다면 악순환은 절대 멈추지 않는다.

스테로이드제 장기 사용의 위험성을 깨닫고 약을 끊었다가, 리바운드 현상에 놀라 고민하는 사람도 많다. 피부가 벌겋게 붓고 누런 고름이 질퍽하게 나오니까 아토피성 피부염이 더 심해진 것으로 착각하기 쉬운데, 이는 위에서도 말했듯이 피부에 침착하여 산화한 콜레스테롤을 체외로 배출하려는 몸의 반응이다. 주위 사람들도 몸에서 독소가 배출되는 지극히 정상적인 반응이라는 것을 알고 환자를 대해야 한다. 집 안을 말끔하게 청소하고 찬 음식이나 음료는 피하며 석회 성분을 뺀 물로 목욕을 하는 등 생활환경을 정비하는 것도 중요하다.

단 음식을 많이 먹으면 교감신경과 부교감신경의 균형이 깨어지기 쉽다.

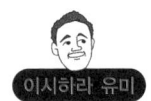 # 오염 물질을 배출하는 생리현상이다

피부를 통해 노폐물이 배출되는 과정

―― 서양의학에서는 우리 몸에 수천수만 가지 병이 있다고 여기며, 원인을 알 수 없을 때는 병명에 본태성本態性이니 특발성特發性이니 하는 말을 자주 붙인다.

반면 동양의학에서는 원인을 알 수 없어도 모든 병은 혈액의 오염에서 비롯된다고 파악한다. 아토피성 피부염도 혈액의 오염이 원인이 될 수 있다. 육류나 유제품 등 고지방 식품의 과다 섭취, 운동 부족, 스트레스로 인해 몸이 차가워져 생기는 것이다.

습진도, 두드러기도, 아토피성 피부염도 모두 몸속에 있는 불필요한 수분이나 혈액 속 오염 물질을 밖으로 배출하려는 생리현상이다.

이 발진을 약으로 막는 것은 밖으로 나가려는 노폐물을 몸속에 가두어버리는 것이다. 마치 소변과 대변을 참는 것과 마찬가지이다. 배설을 억제하는 것이 얼마나 몸에 좋지 않은지는 누구나 다 알 것이다.

피부는 훌륭한 배설기관 중 하나이다. 습진이나 두드러기, 아토피성 피부염의 증상은 노폐물이나 유독성 물질을 간이나 신장이 해독할 수 없거나 백혈구의 탐식 기능으로 완전히 없앨 수 없을 때, 피부를 통해 그것들을 배출하는 현상이다.

서양의학에서는 피부로 나타난 증상을 병으로 파악하여 스테로이드제나 항히스타민제 등을 처방한다. 그러나 치료해야 할 대상은 피부가 아니라 몸속의 오염이다.

수술이나 약으로 이를 억제하면 일시적으로 좋아진 것처럼 보일 뿐, 증상은 계속 반복된다.

피부에 홍반紅斑이 생기거나 심하게 가려울 때, 스테로이드제를 사용하여 일시적으로 증상을 억제하는 것은 좋지만 치료를 목적으로 이를 장기간 사용하는 것은 바람직하지 않다.

근본적인 개선 방법은 소식을 하고 운동이나 목욕 등으로 몸을 데워 몸속의 불필요한 수분과 노폐물을 배출하는 것이다.

아토피성 피부염에 걸리면 햇볕을 쬐지 않는 것이 좋다고 하는데, 이는 햇볕을 쬐면 피부가 뜨거워지고 바로 수분과 노폐물이 밖으로 나와 증상이 악화되는 것처럼 보이기 때문이다. 하지만 대부분 일정 기간이 지나면 좋아진다. 해수욕을 하면 처음 2, 3일은 바닷물이 스며들어 피부가 짓무르는 듯한 느낌이 들지만 그 다음부터는 증상이 급속도로 개선되는 경우도 많다.

아토피성 피부염은 수독, 즉 음성陰性 병이다. 그런데 햇볕이나 바닷물의 소금은 양陽의 기운에 해당하기 때문에 아토피 피부염에 여름철 해수욕은 효과 만점의 치료법이다.

운동을 해서 몸을 따뜻하게 하고 혈액 속 노폐물을 태워 혈액을 정화하는 방법도 좋다. 정화하는 중에는 배설을 촉진하기 위해 불필요한 음식 섭취를 자제하고, 면역력을 높이는 당근 사과 주스를 마신다. 소화, 흡수 과정은 배설 기능을 방해하므로 되도록 먹지 않는 것이 배설을 촉진하는 방법이다. 아침을 굶어 위장을 쉬게 하고 운동이나 목욕을 통해 배설 활동을 촉진한다. 익숙해지면 반나절 단식이나 본격적인 단식으로 체질을 개선하는 것이 좋다.

리바운드 현상은 긍정적인 치료 과정이다

과보호하지 말고 자립심을 키워라

───── 아이에게 나타나는 알레르기 질환은 림프구 과잉이 원인이다. 백혈구 비율을 보면 4세까지는 과립구보다 림프구가 많고, 4~15세가 되면 양쪽의 비율이 비슷해진다. 그 이후 15~20세 사이에 과립구가 증가하기 시작해 과립구 54~60%, 림프구 35~41%로 어른과 같은 비율로 자리 잡는다.

이론대로라면 성장하면서 자율신경이 균형을 이루어, 림프구가 줄어들면 알레르기 질환은 저절로 나아야 한다. 하지만 좀처럼 증상은 낫지 않고 사춘기가 되면 더 심해지는 경향도 있다.

가장 큰 원인은 면역을 억제하는 스테로이드제를 사용하는 서양의학의 처방과 아이를 과보호하는 부모에게 있다.

알레르기 환자를 보면 하나같이 자세가 구부정하다. 그리고 스테로이드제 부작용으로 얼굴과 머리를 중심으로 피부가 검은빛을 띤다. 처음에는 붉은빛이지만 팔꿈치와 무릎마디 부분의 상태가 악화되면서 점점 검어져 피부가 딱딱한 갑각류 같은 상태가 된다. 피부가 투명함을 잃은 것이다.

이 병은 부교감신경이 우세하여 일어나기 때문에 교감신경을 자극하여 균형을 이루는 것이 중요하다. 그리고 환자 자신이 스스로 병과 맞서야 한다. 부모가 아이의 증상에 일희일비하며 과보호하면 오히려 병을 오래 끌 뿐이다.

치료 기간은 나이가 어릴수록 짧고, 스테로이드의 영향으로 나이가 많아질수록 오래 걸린다. 입시 공부 등으로 스트레스가 많은 상태라면 교감신경의 긴장이 만성화하여 오래갈 수도 있다.

치료하는 데 오래 걸리는 환자들을 보면, 대부분 다 큰 고등학생이 어머니와 함께 병원을 찾는다. 어머니는 아이가 치료를 거부해도 야단치지 않는다. 진료 시간 전에 일찌감치 와서 적극적으로 치료에 임하는 환자들은 치료도 빠르다.

몸에 쌓인 약 성분을 밖으로 빼내려면 몸을 데워 혈행을 좋게 하여 배출을 촉진하는 방법밖에 없다. 너무 가려울 때는 그 부위를 따뜻하게 해 혈행이 좋아지게 한다.

과보호는 결코 아이에게 도움이 되지 않는다. 자립심을 키우고 아이 스스로 병에 맞설 수 있도록 해야 한다.

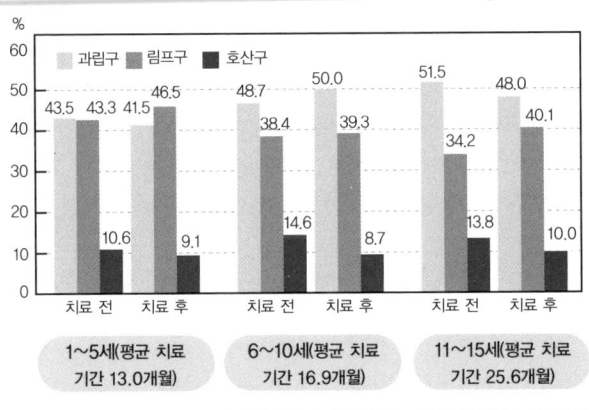

아토피성 피부염의 연령별 치료 전, 치료 후의 백혈구 변화

공통점은 치료 후에 림프구가 늘고 알레르기 지표인 호산구가 줄어든 것이다. 치료 후에 림프구 수가 늘어난 것은 치료 전에 교감신경의 우세로 배설 기능이 떨어진 혈행장애 상태였음을 뜻한다. 치료를 계속하면 나이에 맞는 비율로 균형을 찾아간다.

메타볼릭 증후군

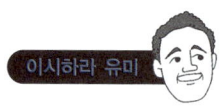

공포의 메타볼릭 증후군

── 메타볼릭 증후군이란 '대사증후군'이라고도 부르며, 내장지방 증후군을 말한다. 내장지방형 비만에 고혈압, 고혈당, 지질 이상 등의 동맥경화 위험 인자를 두 개 이상 가지고 있는 상태를 가리킨다.

또 메타볼릭 증후군은 내장지방형 비만에 의해 고혈압, 고혈당, 고지혈증 등의 생활습관병이 생기기 쉬운 예비군임을 의미한다. 이런 병들은 지금까지 따로따로 치료해왔는데, 최근 이 모든 병의 근본적 원인은 배 주위 내장에 지방이 쌓인 내장지방형 비만에 있다는 것이 밝혀졌다.

내장지방은 아디포사이토카인adipocytokine이라는 활성 물질을 분비하지만, 지나치게 쌓이면 혈당치를 조절하거나 동맥경화를 억제하는 좋은 생리 활성 물질의 분비가 줄어든다. 게다가 당뇨병이나 고혈압, 고지혈증을 일으키는 나쁜 생리 활성 물질은 오히려 많이 분비되어 혈관 염증이나 혈전이 생기기 쉽다.

이렇다 할 자각 증상이 없어 지나치기 쉽지만 메타볼릭 증후군이 발병하면, 혈당치나 혈압이 약간만 높아도 내장지방형 비만을 기점으로 여러 질병이 한꺼번에 나타나 급속히 동맥경화로 진행되곤 한다.

메타볼릭 증후군 때문에 다른 병이 생길 위험성은 비만, 고혈당,

메타볼릭 증후군의 진단 기준

필수 항목	내장지방 축적
	허리둘레 – 남성 90cm / 여성 85cm 이상 (내장지방 면적 남녀 모두 100cm² 상당)

위 필수 항목에서 '내장지방 축적'의 조건을 채우고, 이하 선택 항목 중 '두 항목 이상'에 해당하면 메타볼릭 증후군으로 진단한다.

	지질 이상	고혈압	고혈당
선택 항목	중성지방(TG) 150mg/dL 이상 또는 HDL 콜레스테롤 40mg/dL 미만 중성지방의 과잉 증가와 HDL 콜레스테롤의 감소가 문제	수축기 혈압 130mmHg 이상 또는 확장기 혈압 85mmHg 이상 '최고(수축기)' 혈압 140mg/dL 이상 최저(확장기) 혈압 90mg/dL 이상보다 낮은 수치가 기준	공복 시 혈당치 110mg/dL 이상 당뇨병의 '공복 시 혈당치 126mg/dL 이상' 보다 낮은 수치에서 '경계형'으로 분리되는 당뇨병에 약간 못 미치는 지점이 기준

선 자세로 숨을 내쉬고, 배꼽 둘레에 줄자를 감아 측정한다. 배꼽의 위치가 아래로 내려가 있을 때는 늑골 아래 선과 전상장골극의 중간 높이로 측정한다.

A: 늑골 아래 선
A와 B를 잇는 선 중앙의 높이
B: 전상장골극

특정 검진에서의 BMI 기준

BMI가 25 이상. BMI(Body Mass Index)란 체질량지수로 몸무게(kg)÷키(m)²로 계산한다. 예를 들어 키 170cm에 몸무게 90kg이라면

$$90 \div (1.7 \times 1.7) = 31.14$$

31.14로 이 사람은 사람은 고도비만이다.

BMI	
18.5 미만	마름
18.5~25 미만	표준
25~30 미만	비만
30 이상	고도비만

BMI 수치가 22 이하면 비만 관련 질병에 걸릴 위험이 낮다. 25 이상이면 비만으로 본다.

■ 내장형 비만
배 내장 주위에 지방이 쌓인 유형의 비만. 사과처럼 상반신에 불룩하게 지방이 붙기 때문에 사과형 비만이라고도 부른다.

혈당치 기준

공복 시 혈당치 100mg/dL 이하

고혈압, 고지혈증 이 네 개의 위험 인자 수와 연관이 있기 때문에 위험 인자 수가 많을수록 위험도가 높다.

예를 들어, 심장병 위험 인자가 전혀 없는 사람의 위험성을 1이라고 했을 때, 위험 인자가 하나 있는 사람은 5.1배, 두 개 있는 사람은 5.8배, 서너 개를 동시에 가지고 있는 사람은 위험도가 35.8배나 되는 식이다.

우리나라의 '국민건강영양조사'에 따르면 메타볼릭 증후군 환자가 1998년에는 전 국민의 19.6%였는데 2007년에는 32.4%로 급증했다. 이에 따라 여러 단체에서 메타볼릭 증후군의 위험성을 알리는 활동을 하고 있다. 일본에서는 2008년 4월부터 40세 이상 국민의 메타볼릭 증후군 조기 발견을 위한 검진을 의무화하고 있다.

원인

───── 이러한 대사 이상에서 오는 병은 자연의학의 관점에서 보면 모두 저체온이 원인이다.

혈액 중의 혈당과 중성지방, 콜레스테롤은 살아가는 데 중요한 에너지를 만들어내는 에너지원이다. 생명을 유지하여 건강하게 활동하기 위해 필요한 원천, 쉽게 말하면 석유난로의 석유와 같다. 석유난로가 연소하는 도중에 물을 끼얹으면 불은 꺼지고 석유는 남아 불연소 상태가 된다. 연소되어야 할 석유는 그대로 남아버린다.

이렇듯 우리 몸에도 연소되지 않는 혈당이나 중성지방, 콜레스테롤이 남아 있다.

평소 차나 물, 커피, 청량음료 등을 많이 마시는 사람이나 몸이 찬 사람은, 원래라면 연소되어야 할 혈당이나 중성지방, 콜레스테롤이 몸속에 남아 고혈당이나 고중성지방, 고콜레스테롤 상태가 되기 시작한다.

체온이 1°C 내려가면 기초대사량은 약 12% 떨어진다. 체온이 낮으면 지방이나 당분이 제대로 연소되지 않아 고지혈증이나 당뇨병을 일으키는 동시에 혈관을 수축해 혈액의 흐름을 나쁘게 하여 고혈압을 유발한다. 무엇보다 수분 배출과 체온 상승이 중요하다.

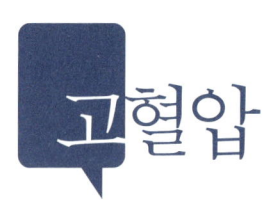

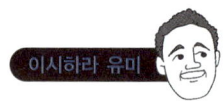

원인

——— 고혈압은 동맥에 가해지는 혈액의 압력 수치가 어떤 원인에 의해 정상보다 높아진 병이다. 수축기 혈압이 140mmHg 이상이거나 확장기 혈압이 90mmHg 이상인 경우를 고혈압으로 본다. 고혈압은 '침묵의 살인자'라고 불릴 정도로 방치하면 뇌졸중, 심장병, 신장병 등의 위험 인자가 되어 합병증을 일으키는 위험한 질병이다.

대부분의 고혈압은 원인을 규명할 수 없다. 유전, 비만, 흡연, 염분이나 알코올의 과다 섭취, 운동 부족, 스트레스 등을 원인으로 보는 것을 본태성 고혈압이라 부른다. 이차성 고혈압은 신장병 등으로 일어나는 신장성 고혈압이나 부신병, 갑상샘 기능 항진증 등이 원인이 되어 일어나는 고혈압이다. 신장이 나빠지면 레닌rennin이라는 효소가 신장에서 분비되어 만들어진 호르몬, 안지오텐신angiotensin이 혈관을 강하게 수축시켜 혈압이 높아진다.

과다한 염분 섭취가 고혈압을 부르는 경우도 있다.

증상

——— 고혈압 자체는 자각 증상이 거의 없다. 단 수축기 혈압이 180mmHg, 확장기 혈압이 110mmHg 이상인 중증 고혈압이 되면

두통, 권태감, 이명, 어깨 결림 등의 증상이 나타나기도 한다.

치료법

1980년 실시한 국민영양조사 대상자 1만 명을 14년 뒤에 추적 조사(일본 기준)했더니, 혈압강하제를 먹지 않는 사람이 먹고 있는 사람보다 자립도(다른 사람의 도움 없이 생활할 수 있는 정도)가 높다는 결과가 나왔다. 혈압강하제를 복용하면서 수축기 혈압이 정상치를 유지하는 사람보다, 160~179mmHg 정도의 혈압강하제를 먹지 않는 사람의 자립도가 높다는 결과였다. 혈압은 그냥 가만히 두는 편이 낫다는 얘기이다. 혈압은 몸 구석구석에 영양과 산소, 면역 물질을 운반하기 때문에 약을 써서 무리하게 낮추지 않는 것이 좋다.

혈류가 나빠지면 활력이 떨어지고 감기나 우울증에 걸리기 쉽다. 근본 원인으로는 염분 섭취나 동맥경화 외에 냉증이나 하반신 근육 기능 저하를 생각할 수 있다. 따라서 평소 규칙적인 운동이나 노동으로 몸을 따뜻하게 하여 혈류를 좋게 하는 생활습관을 들이는 것이 중요하다.

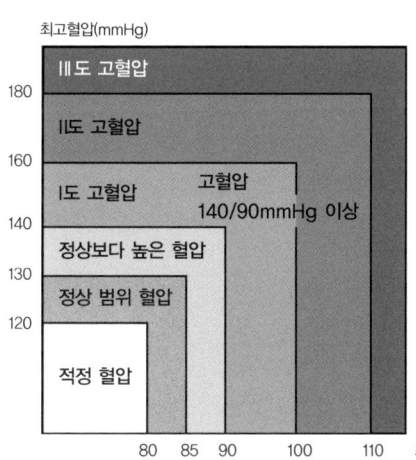

● 최고혈압 = 수축기 혈압
● 최저혈압 = 확장기 혈압
수축기 혈압이 140mmHg 이상이거나 확장기 혈압이 90mmHg 이상인 경우는 고혈압.
단, 병원에서 측정하거나 건강검진 시에는 긴장한 탓에 평소 혈압보다 10~20mmHg 정도 높게 나올 수 있다.

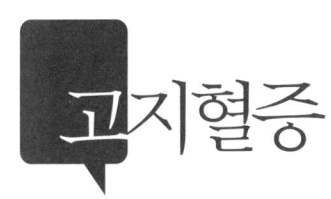

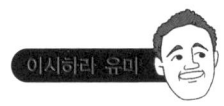

원인

─── 고지혈증은 혈액 중에 지질(혈청지질)이 비정상적으로 많이 녹아 있는 상태를 말한다. 콜레스테롤, 중성지방(트라이글리세라이드), 인지질, 유리지방산 등 네 가지 지방이 지나치게 증가하는 병이다.

육류와 달걀, 유제품 같은 동물성 지방의 과다 섭취와 운동 부족으로 연소되지 못하고 체내에 남은 지방 때문에 생긴 혈액 오염이 병의 원인이다. 콜레스테롤 과다 섭취로 인해 혈관 내벽에 지질이 달라붙어 내강(內腔)이 좁아지면서 동맥벽이 두껍고 딱딱하게 굳어간다. 그 결과 혈관이 막히는 것이다. 저체온이 원인인 경우도 가끔 있는데, 콜레스테롤은 지방이기 때문에 몸을 따뜻하게 하면 연소되어 없어진다.

몸이 말랐거나 당분과 지방을 피하는데도 콜레스테롤 수치가 높다면 음성 체질에 체온이 낮은 사람이다. 수분을 과다 섭취하여 몸이 차가워지면 지방과 콜레스테롤, 당분이 연소되지 않는다. 수분의 과다 섭취나 냉증이 원인인 고지혈증도 많다.

증상

─── 고지혈증만으로는 자각 증상이 거의 없지만, 그대로 두면 동맥경화를 일으켜 심근경색이나 뇌경색이 올 수 있다.

치료법

콜레스테롤이 무조건 나쁜 것만은 아니다. 몸속에서 세포막의 성분으로 호르몬이나 담즙산의 원료가 되어 소화 작용을 돕기도 한다. 콜레스테롤 수치는 기력이나 체력의 지표가 되며 스트레스에 대한 방어 반응으로 높아지기도 한다.

미국 노스캐롤라이나대학의 한 연구에서는 소방관 중 콜레스테롤 수치가 높은 사람일수록 책임감이 강하고 사교성이 뛰어나다는 결과가 나왔다. 수치가 낮으면 세로토닌serotonin을 뇌세포로 활용하지 못해 정서가 불안하거나 반항적, 폭력적이 되기 쉽다는 사실도 알려져 있다. 콜레스테롤 수치를 무리하게 낮추면, 스트레스에 약해져 면역력이 떨어질 수 있다. 콜레스테롤 수치가 높을수록 오래 산다는 역학 연구도 있다. 억지로 콜레스테롤을 낮추려 약을 먹는 것보다 산책 등의 운동이나 목욕으로 몸을 데우고, 된장국, 명란, 멸치 등 몸을 따뜻하게 하는 양성 음식을 먹는 것이 좋다.

혈액 덩어리, 즉 혈전이 관동맥이나 뇌동맥에 막혀 일어나는 혈전병을 예방하려면 혈전을 용해하는 생강 홍차를 꾸준히 마시는 것도 효과가 있다.

고지혈증 진단 기준

총 콜레스테롤	220mg/cL 이상
LDL 콜레스테롤(해로운 역할)	140mg/cL 이상
중성지방(트라이글리세라이드)	150mg/cL 이상
HDL 콜레스테롤(이로운 역할)	40mg/cL 미만

불필요한 콜레스테롤을 간으로 되돌려주는 HDL이 감소하면 동맥경화의 위험이 높다.

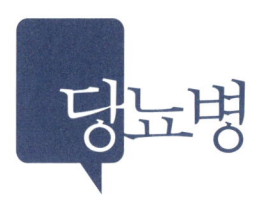
당뇨병

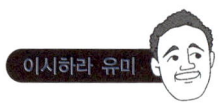

원인

───── 당뇨병은 췌장의 랑게르한스섬(췌장 내분비샘 조직)의 베타 세포에서 분비되는 인슐린이 만성적으로 부족하여 생기는 병이다. 인슐린은 혈중 당분을 세포로 보내 에너지원으로 활용하게 한다. 인슐린이 부족하면 혈중 당분이 세포로 흡수되지 않고 남아 고혈당 상태가 된다. 세포 내에서는 에너지가 부족해지고, 남은 혈당이 소변과 함께 배설되므로 당뇨병이라 부른다. 또 포도당 등의 당질만이 아니라 단백질이나 지질의 이용까지 방해받는다. 인슐린 분비량을 떨어뜨리는 원인으로는 과식, 비만, 운동 부족 등의 생활습관을 들 수 있다.

증상

───── 초기에는 자각 증상이 거의 없다. 체내의 혈당을 수분으로 묽게 만들어 소변과 함께 배설하려고 한다. 따라서 몹시 목이 마르거나 소변량이 증가하는 증상 외에 공복감, 야윔, 권태감, 눈이 흐릿한 증상 등이 나타나기 시작한다. 세균은 당분을 아주 좋아하기 때문에 당뇨병 환자의 몸속에 증식하며 가려움증, 폐렴, 방광염 등을 일으킨다. 게다가 혈당이 높은 상태가 지속되면 백혈구의 힘이 약해지면서 면역력이 떨어져 여러 가지 병에 걸리기 쉽다.

치료법

───── 엄격한 식이요법과 격렬한 운동 치료는 오히려 인슐린 생성을 방해하므로 병이 악화될 수도 있다. 당뇨병 환자는 대부분 상체가 뚱뚱하고 하체는 가늘고 약하다. 동양의학에서는 이것을 '신허腎虛'라고 하는데 신腎이란 하반신에 있는 신장, 비뇨기, 생식기 그리고 인간이 지니고 있는 생명력을 의미한다. 하체 근육이 약해져 근육에서 소비하는 당이 적으면 혈액 중의 당이 남아서 고혈당이 된다. 신허 증상으로는 다리 저림, 부종, 정력 감퇴 등이 있다. 걷기나 스쿼트(227쪽 참조) 등 하반신을 단련하는 운동을 하거나 당근, 연근 등 뿌리채소를 많이 먹는다. 당분 흡수를 막는 식이섬유가 풍부한 음식이나 혈당치를 내리는 양파를 많이 먹으면 좋다.

당뇨병의 3대 합병증

아래 세 가지 질병은 당뇨병 특유의 합병증으로 혈당을 조절하지 않으면 당뇨병 발병 후 10~15년 사이에 나타난다.

당뇨성 신경장애

가장 먼저 나타난다. 말초신경장애 증상은 다양하다. 손발이 저리거나 상처나 화상을 입어도 통증을 느끼지 못한다. 근육 위축, 근력 저하, 위장의 불균형, 현기증, 발한 이상, 발기부전 등 다양한 자율신경장애 증상이 나타난다.

당뇨병신증

신장 계구체의 모세혈관에 상처가 나서 소변을 만들어낼 수 없게 된다. 그럴 경우, 인공투석을 통해 혈액의 불필요한 성분을 여과하여 소변을 만들어내야 한다. 주 2~3회 병원에서 투석을 받아야 하므로 일상생활에 큰 지장을 준다. 인공투석을 해야 하는 가장 큰 원인이다.

당뇨성 망막증

눈 밑에 있는 망막의 혈관이 상해 시력이 떨어진다. 시야가 흐릿해지거나 통증 같은 자각 증상이 없어 이상을 깨달았을 때는 이미 늦은 상태라 실명하는 수도 있다.

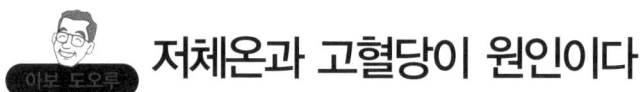
저체온과 고혈당이 원인이다

과식을 하지 않았는데도 당뇨가 생긴다

─── 당뇨병이라고 하면 바로 과식이나 과음이 연상된다. 하지만 그런 습관이 없는데도 당뇨병에 걸리는 사람들이 있다. 그 사람들 중에는 매사에 전력투구하는 일벌레형이 많다. 무리하게 참으면서 과로를 하니까 혈당치가 올라가는 것이다. 의사들은 보통 식생활을 개선하라고 충고할 뿐 스트레스를 해소하라고 하지는 않는다. 아무리 중요한 일이라 하더라도 자신의 몸을 망쳐가면서까지 무리할 필요는 없다.

많은 당뇨병 환자들이 먹는 것으로 스트레스를 해소하는데, 병에 걸린 진짜 이유는 만성적인 교감신경의 긴장 때문이라는 사실을 알아야 한다. 또 좋은 음식을 너무 많이 먹어서 당뇨병에 걸렸는지, 스트레스 때문인지도 잘 생각해봐야 한다.

당뇨병의 근본적인 원인은 스트레스로 인한 교감신경의 긴장이다. 교감신경이 긴장하면 체온이 낮아지고 에너지 원료인 포도당이 혈액 중에 남아돌게 된다. 사람의 에너지원은 포도당을 원료로 합성되는 아데노신삼인산ATP이다. 아데노신삼인산은 세포 내에 기생하는 미토콘드리아(세포 소기관의 하나로 세포호흡에 관여한다. 호흡이 활발한 세포일수록 많은 미토콘드리아를 가지고 있다.)가 혈액과 함께 세포 내로 운반된 산소를 사용하여 호흡하면서 만들어낸다. 이것을 세포가 활용하는 것이다. 미토콘드리아가 활약할 수 있는 최적의 온도는 건강 체온인

36~37°C인데 혈류가 억제되어 저체온, 저산소 상태가 되면 미토콘드리아의 호흡도 억제된다. 그러면 세포는 에너지가 부족해 피로하고 체온도 유지할 수 없다. 세포가 아데노신삼인산을 활용할 수 없기 때문에 체내에는 에너지 원료인 포도당이 남아돌아 그 수치가 상승한다.

물론 우리 몸에는 미토콘드리아가 산소를 사용하여 에너지를 생산하는 것 외에도 젖산 시스템이라는, 포도당에서 직접 에너지를 얻는 방법이 있다. 그러나 미토콘드리아가 포도당 한 개에서 서른여섯 개의 아데노신삼인산을 만드는 데 비해 젖산 시스템은 겨우 두 개를 만들어낸다. 병을 고치는 에너지를 얻기가 매우 어려워지는 셈이다. 그래서 몸은 스스로 열을 내어 저체온으로 정체된 혈류를 좋게 하고 미토콘드리아를 움직이려고 노력한다. 그러나 몸이 스스로 발열할 때까지 기다리지 않고 산소와 온열을 몸에 불어넣어 미토콘드리아를 움직이게 할 수 있다. 심호흡, 반신욕, 적절한 일광욕, 걷기 등으로 체온을 상승시키면 미토콘드리아가 활발하게 움직일 수 있는 환경이 된다. 미토콘드리아가 활성화되면 우리 몸은 치유력을 되찾는다.

또 뇌의 미토콘드리아에 산소를 보내려면 상체를 단련해야 한다. 단, 미토콘드리아가 과잉 작용하면 돌연사할 위험도 있다. 열사병이나 일사병, 방사선장애, 과도한 목욕 등에 의해 심근이나 뇌, 골격근에 많이 존재하는 미토콘드리아가 심정지나 의식장애, 경련을 유발하기도 한다.

당뇨병뿐 아니라 심근경색, 뇌경색, 신부전, 암 등의 조직장애는 저체온, 고혈당이 원인인 경우가 많다.

고혈압의 적은 염분이 아니라 수분이다

고혈압의 세 가지 유형

동양의학에서는 고혈압을 진성 고혈압, 가면 고혈압, 아침 고혈압으로 나눈다.

진성 고혈압은 땅딸막하고 홍조 띤 얼굴의 양성 체질인 사람의 혈압이다. 양성 체질이면서 고혈압인 사람은 몸속에 지방이나 염분이 축적되어 있으므로 몸을 따뜻하게 할 필요도, 양성 식품인 염분을 섭취할 필요도 없다.

가면 고혈압은 몸이 마르고 창백한 얼굴의 음성 체질인 사람의 혈압이다. 젊은 시절에는 저혈압이다가 갱년기에 접어들어 하체가 차가워지고 현기증이나 어깨 결림, 두통, 시력 저하 등이 나타나며 혈압이 올라가는 유형이다. 염분을 섭취하여 몸을 따뜻하게 하는 것이 좋다.

아침 고혈압은 확장기 혈압이 높아 오후보다 오전에 혈압이 높아졌다가 운동하면 내려가는 사람의 혈압이다. 이런 사람은 혈압강하제를 먹어도 잘 듣지 않고 거꾸로 상태가 나빠진다. 아침 고혈압인 사람에게는 오전 6~8시경에 뇌졸중이나 심장 발작이 집중적으로 일어난다. 새벽부터 오전에 걸쳐 신장에서 동맥경화나 심장 비대를 촉진하는 레닌, 안지오텐신계 호르몬이 많이 분비되는 것도 하나의 원인이다. 게다가 아침은 체온과 기온이 모두 매우 낮아서 냉증에 의해 혈관이 수축되어 혈압이 상승한다. 일어나 몸을 움직여 체온이 올라가기 시작하면 혈관이 확장되어 혈류가 좋아지고 혈압도 낮아진다.

예전에는 혈압은 추운 겨울에 올라가고 여름에는 내려간다거나, 오전에는 낮아지고 오후에는 높아진다거나 하는 것이 일반적인 견해였고, 운동이나 목욕을 해도 높아진다고 했지만 지금은 이런 상식이 통하지 않는다.

소금을 너무 적게 섭취하거나 수분을 지나치게 많이 섭취하는 것도 원인이 된다. 소금은 양성 식품으로 몸을 따뜻하게 하는데, 지나치게 제한하면 체온 저하로 이어진다. 음식이 맛있다고 느껴질 정도의 양이라면 오히려 몸에 좋다.

과다한 수분 섭취도 혈압을 높이는 원인이다. 더운 여름일수록 수분을 많이 섭취해 몸속의 혈액 양이 많아지는데, 인체는 이 혈액을 어떻게든 몸 구석구석으로 보내려 하기 때문에 심장에 평소보다 많은 부하가 걸려 혈압이 높아진다. 또 몸이 차가워 노폐물을 연소할 수 없게 되어 오히려 혈액을 오염시키는 결과를 낳는다. 수분을 지나치게 섭취하지 않고 자주 소변을 보아 몸속에 불필요한 수분이 남아돌지 않도록 해야 한다.

하반신 근육의 저하도 고혈압에 영향을 끼친다. 연령이 높아질수록 고혈압 환자가 느는 것은 하반신 근육이 약해져 상체로 혈류가 모이기 때문이다. 이 혈액이 뇌에 모여 넘치면 뇌내출혈을 일으킨다. 고혈압인 사람은 걷기나 스쿼트 운동을 하여 하반신 근육을 단련하여, 혈액을 아래로 끌어 내리는 것이 좋다. 하반신을 움직이면 심장이 부담을 덜 받고, 근육이 발달하여 모세혈관이 늘면 혈류가 흐르는 부위도 늘어나 혈압이 안정적이 된다. 규칙적으로 운동을 하는 것이 중요하다.

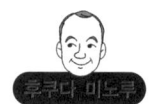 # 혈류의 이상 신호를 잡아라

손으로 만져보면 몸 상태를 알 수 있다

―― 옛날에는 의사가 환자를 진찰할 때 맨 먼저 몸에 손을 대보았다. 환자의 손발을 만져 체온을 확인하고 머리를 만져 그 감촉이 어떤지 확인하며 환자의 상태를 살폈다.

나는 이 촉진이 매우 중요하다고 생각한다. 특히 내가 가장 세심하게 살피는 곳은 두부頭部, 머리 부분이다. 이곳의 피부를 세심하게 관찰하면 피부 표면에 선이 지나고 있는 것이 보인다. 환자가 아프다고 호소하는 부위에는 독특한 모양의 선이 흐르고, 특히 통증을 심하게 느끼는 부위는 약간 패어 있는 경우도 있다. 머리의 선은 개인마다 다르지만, 어느 정도 공통점이 있다. 후두부, 측두부에서 귀를 통하여 목의 경정맥으로 내려와 쇄골 안쪽에서 상반신과 하반신으로 이어진다는 것이다. 이러한 선을 보면 혈행장애 여부를 알 수 있다. 고혈압, 당뇨병, 고지혈증 등의 병은 혈행장애 때문에 일어나는데, 압통(눌렀을 때 느껴지는 통증)이 있는 부위에 자극을 주면 효과적이다.

혈액이 막힌 허혈 상태에서는 피부 표면에 주위 피부보다 칙칙하거나 회색을 띤 움푹한 선이 나타난다. 혈류가 정체되어 뭉친 울혈 부분에는 붉은 선이 뚜렷하게 나타나는데, 그 정도가 심할수록 압통은 강해진다. 수시로 자극을 주면 좋다.

자율신경 면역요법에서는 주삿바늘이나 전자침, 자기침 등을 이용하여 전신의 치료점(압통점)을 자극한다. 주삿바늘은 즉시 효과가 나타나며 전자침과 자기침도 효과적이다. 주삿바늘로 치료점을 자극하면 따끔한 느낌과 함께 소량의 피가 나온다. 건강한 사람은 선홍빛의 맑은 피가 흘러나오지만, 몸 상태가 나쁘거나 병이 있거나 과로한 사람은 혈류가 나쁘기 때문에 바로 피가 나지 않는다. 또 피가 검붉고 끈적끈적하다.

손끝 누르기 요법이나 장딴지 마시지를 계속하면 증상이 개선된다.

자기침 자극에 따른 체온 변화

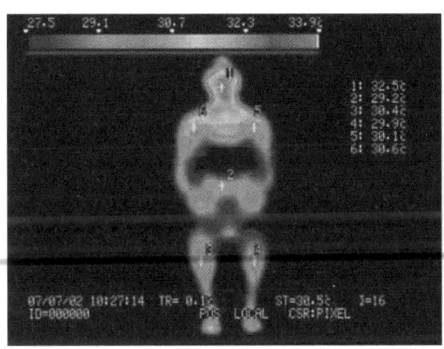
치료 전

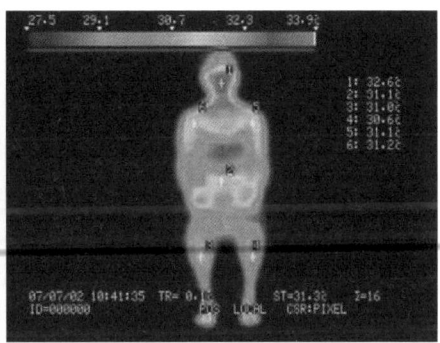
치료 5분 후(손발 정혈과 가마 누르기)

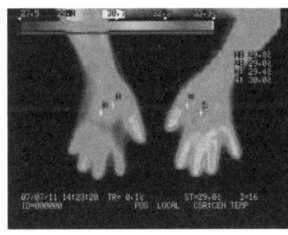
자극 전

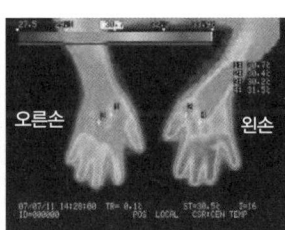
자극 5분 후(왼손 정혈만)

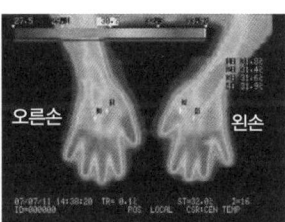
자극 10분 후(오른손 정혈 추가)

흑백사진이라 뚜렷하지 않지만, 자기침 자극에 의해 체온이 상승한 것을 알 수 있다. 전자침, 자기침의 자극은 부드럽고 출혈이 없고 통증도 적어 어린이 치료에도 적합하다.

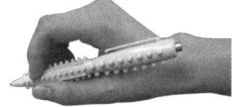

*자료 제공 : 소켄메디컬

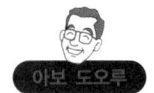 # 약을 끊고 생활습관을 바꿔라

몸을 통하여 배우는 생활 방식

──── 강연에서 환자들을 만나보면 고혈압 약을 끊어야 할지 말아야 할지 고민하는 사람들이 많다. 물론 끊는 것이 가장 좋지만, 지금까지 계속 약을 복용해온 사람은 갑자기 끊으면 혈압이 급상승하여 뇌혈관이 터질까봐 불안해한다. 갑자기 약을 끊는 것이 불안하다면 먼저 식사 조절과 운동으로 체온을 올려 어느 정도 체력을 갖춘 다음 지금 먹는 약의 20% 정도 줄여본다. 그래서 전보다 상태가 좋아지면 또 20%를 줄이는 식으로 줄여나가면 최종적으로 약을 끊고 자신의 힘으로 병을 고칠 수 있다. 면역력만 좋아지면 병은 저절로 낫기 때문이다.

"저는 항암제도 먹었고, 수술도 하고, 방사선 치료도 받았는데 이제 시기를 놓친 건가요?"라고 묻는 환자도 있다. 그러면 나는 "괜찮습니다. 그런 치료가 잘못됐다는 걸 확실히 깨닫게 될 테니까요"라고 대답한다.

모든 병은 원래의 건강한 몸으로 돌아가려는 현상이기 때문에 어떤 병이든 약을 끊고 생활 방식을 바꾸면 좋아지기 마련이다. 혈압은 감정의 영향을 받기 쉬우므로 초조하거나 화를 내거나 걱정을 많이 하면 올라간다. 스트레스가 많으면 체내에 활성산소가 늘어 세포의 산화가 진행된다. 이때 우리 몸은 산화를 막기 위해 항산화력이 높은 콜레스테롤이나 중성지방을 피부밑 지방 조직이나 간에서 방출하여 혈액을 통해 필요한 곳으로 보내기 때문에 고지혈증이 생긴다. 당뇨병 역시 전투적이고 무리한 생활 방식이 너무 많은 에너지를 소모하고 혈당 수치를 높여 생긴다. 감정적으로든 육체적으로든 스트레스를 애써 견디며 무리한 생활을 지속하면 몸이 경고를 한다. 현대인은 활동이 활발한 정도를 넘어 무리하게 몸을 혹사하기 때문에 여유 있게, 느긋하게, 적당히 하라고 몸이 신호를 보내는 것이다.

치료를 받아본 환자들은 약이나 수술, 화학약품으로 병을 고칠 수 없다는 사실을 실감한다. 처방받은 약을 먹지 않는 환자도 늘고 있다. 현실적으로 환자는 약이나 수술의 종류, 치료법을 선택할 수는 있어도 치료를 받지 않겠다고 할 수는 없다. 치료를 받지 않겠다는 것은 결국 병원을 떠나겠다는 말이기 때문이다. 하지만 곰곰이 생각해보면 자신의 생명을 아무 상관없는 의사에게 완전히 맡긴다는 것은 의사가 자기 병을 고쳐줄 것이라고 착각하고 있다는 뜻이다. 병을 고치는 것은 의사도 약도 아닌, 환자 자신인데 말이다.

의학은 바야흐로 전환기를 맞고 있다. 약으로는 절대 만성질환을 고칠 수 없다. 오히려 더 나빠질 수도 있다는 사실을 의료계가 인정한다면 분명 최선을 다해 다른 방법을 찾아 나서겠지만 아직 거기까지 기대하기는 어렵다. 하지만 현대의학에 의문을 품고 한방이나 대체요법을 도입하는 의사가 늘고 있는 현실을 보면 미래의 의료가 어떤 방향으로 가게 될지 궁금해진다.

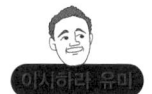 혈액의 오염으로 병이 생긴다

혈액을 정화하는 반응

─── 동양의학에서는 모든 병의 원인은 어혈에 있다고 본다. 몸은 어혈을 풀려고 다양한 반응을 나타낸다. 몸이 반응하는 어혈의 신호를 놓치지 않도록 유의하자.

혈액이 오염되면 맨 먼저 피부의 배설 기능을 이용하여 노폐물을 밖으로 내보내려 한다. 그것이 발진이다. 두드러기, 습진, 건선, 종기, 옹종(장부나 피부 등이 곪는 증상) 등 모든 화농진은 몸 밖으로 배출된 노폐물이다. 서양의학에서는 스테로이드제와 항히스타민제로 발진을 멎게 하려 한다. 물론 발진 때문에 식욕이 없다거나 잠을 잘 수 없는 등 증상이 심각하다면 약이 필요하다. 그러나 근본적인 치료 방법은 체내와 혈액 내의 노폐물을 배출하는 것이다.

혈액의 오염을 발진으로 내보낼 수 없는 냉증 환자나 고령자, 체력이 약한 사람, 약으로 억제하는 사람은 염증으로 배출한다. 폐렴, 기관지염, 담낭염, 방광염 등 세균의 힘을 빌려 염증을 일으켜 몸속 노폐물을 연소하려 하는 것이다. 이때는 발열과 혈액을 오염시키는 최대 요인인 과식을 막기 위해 일시적인 식욕부진을 일으킨다.

서양의학에서는 세균, 바이러스, 곰팡이 등을 병원균으로 보고 항생물질을 이용하여 퇴치해왔다. 그러나 세균의 역할은 지구상의 노폐물을 분해하여 원래대로 되돌리는 것이다. 생강탕 등을 마시고 몸을 데워 발한을 촉진하여 오염된 혈액을 정화하면, 세균의 역할이 불필요해지기 때문에 증상은 자연히 낫는다. 이것을 화학약품으로 무리하게 억누르려 하면 동맥경화 등이 일어나기 쉽다. 동맥경화는 혈관 내벽에 오염을 침착시켜서라도 혈액을 정화하려고 하는 반응이다. 그 결과 혈액의 통로가 좁아져서 고혈압을 일으킨다.

서양의학에서는 고혈압에 심장의 힘을 약하게 하는 베타차단제나 혈관확장제를 쓴다. 이는 일시적으로는 효과를 보는 듯하지만 잘못된 식생활이나 운동 부족이 계속되면 또다시 혈액이 오염되기 시작한다. 그러면 우리 몸은 오염된 피를 뭉치게 하거나(혈전), 출혈을 일으켜 혈액을 정화하려 한다.

혈액이 오염되어 병이 되는 과정

혈액이 오염되면 몸은 발진, 염증, 동맥경화 등을 일으켜 피를 맑게 하려 한다. 그래도 안 되면 최종적으로 암을 만들어 피를 정화하려 한다. 몸이 보내는 SOS 신호를 놓치지 말자.

제1단계 발진: 피부는 땀샘에서 땀, 피지샘에서 피지 등 노폐물을 체외로 배출하는 기능이 있다. 혈액이 더러워지면 먼저 이 피부의 배설 기능을 이용하여 몸 밖으로 노폐물을 내보내려고 한다. 이때 일어나는 피부 트러블이 발진이다.

제2단계 염증: 오염된 혈액을 체외로 배출할 수 없을 때는 체내에서 폐렴, 기관지염, 방광염, 담낭염 등의 염증을 일으켜 혈액 중의 노폐물을 연소하려 한다. 염증과 함께 발열, 식욕부진 등의 증상이 나타난다.

제3단계 동맥경화: 발진이나 염증으로도 혈액의 노폐물을 체외로 배출할 수 없을 때는 혈관 내벽에 오염을 침착시켜 혈액을 정화하려 한다. 이것이 동맥경화이며 동맥경화가 진행되면 고혈압이 되고, 그것으로도 정화할 수 없을 때는 혈액을 뭉쳐 혈전을 만든다.

제4단계 암: 혈액 오염 상태가 지속되면 최후의 혈액 정화 방법으로 오염 물질을 한곳에 모아서 종양을 만든다. 종양 출혈로 오염된 혈액을 몸 밖으로 배출하려 하는 것이다. 암은 최후의 혈액 정화법이다.

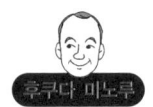
진단과 치료는 문진에서 시작된다

눈을 감으면 떠오르는 이미지에 해답이 있다

─── 나는 문진(의사가 환자 스스로 느끼는 건강 상태를 물어보아서 판단을 내리는 진단)할 때 환자에게 반드시 묻는 것이 있다. 자율신경 면역요법 진단의 기초가 되는 림프구와 과립구의 비율은 물론이고 기분, 수면의 질, 식욕, 변통, 그리고 눈을 감았을 때 떠오르는 이미지의 색이다.

환자들은 과립구가 많은 교감신경 긴장 상태에서는 검은색이나 파란, 림프구가 많은 부교감신경 우세 상태에서는 흰색이나 붉은색이 떠오른다고 대답했다. 면역이 균형을 이루어 병을 치유해가는 과정에서는 검붉은색이 보인다고 한다. 검붉은색에는 저무는 석양, 고추잠자리, 황혼의 이미지가 있다.

지금까지 암, 아토피성 피부염, 우울증의 초진 환자 진료 기록을 보면 오른쪽 그림과 같은 경향을 볼 수 있다. 아직 병으로 발전하지 않은 미병 상태에서는 림프구의 비율이 30~34%, 또는 42~45%이다. 이상적 비율인 35~41%에서도 미병 상태인 사람도 있지만 치료 기간은 짧다. 이 이론을 적용하면 고대 중국 의학서에 있는 '미병', '음과 양', '허와 실' 등의 수수께끼도 차례차례 풀어갈 수 있을 것이라 생각한다.

자율신경 난조로 나타나는 증상

확인 항목	교감신경 우세(과립구 과다)		정상	부교감신경 우세(림프구 과다)	
얼굴빛 초진 시 림프구의 비율	검다 24% 이하(냉증)	창백하다 25~34%	분홍빛 35~41%	붉다 40~42%	희다 50% 이상(냉증)
용모	험상궂다, 무뚝뚝하다.			얼굴이 붉게 달아올라 있다.	
기분	초조			무기력	
수면	불면			너무 많이 잠	
식사	식욕부진(소식)			폭음·폭식(과식)	
변통	변비			설사	
체온	냉증(허혈로 인한)			냉증(울혈로 인한)	
치료 기간	약 2년 이상	약 1~2년 이상	약 6개월	약 6개월~1년	약 1~2년
눈을 감았을 때 떠오르는 이미지	검은색	파란색	검붉은색	붉은색	흰색

자율신경의 균형이 회복된 상태

확인 항목	자율신경의 균형 회복	확인 항목	자율신경의 균형 회복
얼굴빛	분홍빛, 밝고 생기가 있다. 림프구 30~47%	수면	평온하다.
		식사	식욕이 있고 조절할 수 있다.
용모	표정이 밝고 눈에 힘이 있다.	변통	쾌변
기분	활기가 있고 평온하다.	체온	냉증이 없고 온도의 변화에 대응할 수 있다.

음　　　　　　　　　양

교감신경 우세로 림프구가 34% 이하로 떨어져 있다면 림프구를 늘리는 데 시간이 걸리기 때문에 치료 기간이 길다. 그에 반해 림프구가 42%에 상당하는 부교감신경이 우세한 유형은 치료 기간이 짧다. 이것은 어떤 병이든 마찬가지이다. 림프구의 비율이 낮아도 절대적인 림프구의 수가 많으면 치료 기간이 짧다.

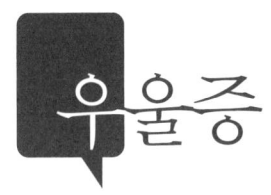

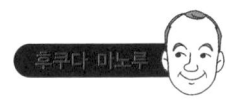

원인

———— 우울증을 흔히 마음의 감기라고 한다. 어떤 원인으로 인해 기분이 가라앉아 에너지가 사그라지고, 그 결과 몸과 마음에 다양한 이상이 나타나는 병이다. 스트레스가 많은 현대 사회에서는 다섯 명에 한 명꼴로 일생에 한 번 이상, 우울증을 경험한다고 한다.

서양의학에서는 뇌내 신경전달물질인 세로토닌이나 노르아드레날린 등이 비정상적으로 줄어드는 것이 원인이라고 하지만 아직 분명하지는 않다. 지나치게 꼼꼼하고 완벽해서 일을 남에게 맡기지 못하거나, 책임감이 강해 융통성이 부족한 성격이 화를 부르기도 하고, 승진이나 출산, 가까운 사람의 죽음 등 주변 환경의 갑작스러운 변화를 감당하지 못하는 경우도 있다. 결국 근본적인 원인은 스트레스이다.

동양의학에서는 우울증이 기의 정체에서 온다고 본다. 기의 흐름이 나빠지면 불안이나 슬픔, 초조, 분노, 후회, 자책, 실망, 수치심, 패배감 등이 들고 고민이 많아져 생각이나 행동이 부자연스러워진다. 혈행장애가 생겨 심한 냉증도 수반한다.

기본적으로 우울증은 부교감신경이 우세한 상태에서 나타난다. 단, 항우울제나 신경안정제를 오래 복용했다면 교감신경의 긴장으로 혈행장애와 허혈이 나타난다. 그 때문에 우울증 환자의 백혈구의 균형을 보면 교감신경과 부교감신경 중 어느 한쪽으로 치우쳐 있다. 부교감신경이 우세한 환자는 울혈이 생겨 의존적이 되고 자립심을 잃는다. 환자의 의존적 성격 때문에 자율신경의 균형이 무너진 경우가 많다. 결국 두한족열은 커녕 머리에 열이 모이고 발이 차가워지는 최악의 상태가 된다.

증상

일이나 일상생활에 지장을 줄 정도로 기분이 가라앉고, 정신적, 육체적으로 이상은 느끼지만 검사를 해도 나타나는 것은 없다. 예전의 우울증 환자들은 외출은 물론 아무 활동도 할 수 없는 사람이 대부분이었지만, 최근에는 힘들지만 어떻게든 회사 일이며 집안일은 하는, 가벼운 우울 증상이 2, 3년간 계속되는 새로운 유형이 늘고 있다. 이러한 사람들은 겉으로 보기에는 특별한 증상이 없기 때문에 단순한 투정으로 오해받기도 하고, 스스로도 병이라고 의식하지 못하는 경우도 있다. 양손을 주머니에 넣고 시선이 늘 아래를 향하며, 발을 질질 끌며 걷고, 생기 없는 어두운 얼굴이 우울증 환자의 특징이다. 약을 장기간 복용하는 사람일수록 가면처럼 무표정한 얼굴이 된다.

치료법

현대의학에서는 먼저 휴식, 그리고 항우울제를

> **우울증의 증상**
>
> **정신적 증상**
> 기분이 우울하고 비관적이며 쓸데없는 걱정이 많아 의욕이 생기지 않는다. 사고력이나 집중력, 판단력, 기억력, 주의력이 떨어지고, 어떤 일에도 관심이 없으며 기쁨이나 즐거움을 느끼지 못한다. 일을 능률적으로 처리할 수 없다. 다른 사람과 함께 있으려 하지 않는다.
>
> **육체적 증상**
> 불안, 식욕부진, 체중 감소, 성욕 저하, 두통, 현기증, 속이 답답함, 숨 막힘, 심장 두근거림, 손발 마비, 식은땀, 배뇨 곤란, 생리 불순 등

이용한 약물요법, 정신요법의 단계로 치료를 진행한다. 스트레스의 원인에서 멀어져 몸과 마음의 휴식을 취하고 항우울제를 복용하도록 권한다. 그러나 약으로는 완치도 힘들고 치료해도 재발률이 50%에 이른다. 항우울제의 부작용으로는 입 마름, 변비, 배뇨장애, 요폐(尿閉, 소변은 마려운데 나오지 않는 상태) 등의 증상이 있다. 약을 쓰기보다는 몸을 덥혀 두한족열의 상태로 만들어야 한다.

우울증이라 하면 정신적인 면에만 신경 쓰기 쉽지만 몸의 냉증에도 유의해야 한다. 항우울제나 신경안정제는 혈관을 수축시켜 교감신경의 긴장 상태를 유발하므로 몸이 차가워진다. 몸속에 정체된 해로운 물질을 체외로 배출하지 못하면 몸이 차가워지고 상반신의 울혈이 심해지기 때문이다. 난방 기구, 손끝 누르기 요법, 온천욕, 식이요법 등으로 몸의 냉증을 다스린다. 몸을 따뜻하게 하면 마음은 저절로 가벼워지고 기력이 서서히 회복되어 의욕이 생긴다. 환자 자신이 병을 고칠 수 있는 기회를 잡아야 한다.

또 우울증 환자에게는 가족의 도움이 절실하다. 기분을 좋게 만들려고 애쓰는 것은 오히려 역효과가 날 수 있다. 자살을 생각할 만큼 심각한 상황이라면 평소의 언동에 그 신호가 나타나는 경우가 많으므로 주의 깊게 지켜보아야 한다. 가장 중요한 것은 괜찮다고 따뜻하게 위로하고, 나을 수 있다는 희망을 주는 것이다.

지금까지의 자율신경 면역요법에서는 환자가 스스로 감정을 다스릴 수 있게 되기까지 시간이 걸렸다. 하지만 두한족열로 기를 뚫어주는 가마 누르기 요법을 시행하면서는 효과가 빨리 나타나 치료하는 보람을 느끼고 있다. 환자의 머리 가마 주변을 만져보면 말랑말랑한 부분이 있는데, 이 부분을 가마 누르기 요법으로 치료하면 혈류가 좋아지고 얼굴의 붉은 기가 사라진다. 기의 흐름과 하반신의 냉증도 좋아진다.

감정 조절이 안 되는 것이 두려워 항우울제를 끊지 못하던 환자가 가마 누르기 요법을 시행하여 3~4개월 만에 항우울제를 끊고 기력을 되찾은 사례가 있다. 기의 흐름을 파악하여 혈류를 촉진하고 환자가 성격이나 사고방식을 바꿀 수 있도록 돕는 자율신경 면역요법과 환자 본인의 낫고자 하는 의지만 있다면 의외로 쉽게 우울증을 벗어날 수 있다.

우울증 치료 효과

	치료 전	치료 후
얼굴 표정	험악하다.	밝다.
몸의 움직임	둔하다.	가볍다.
수면	통 못 자거나 너무 많이 잔다.	숙면, 상쾌한 기분으로 잠에서 깬다.
식욕	과식하거나 식욕이 없다.	입맛이 좋다.
감정	초조하다. 의욕이 없고 축축 처진다.	안정적이다.
배변	변비 혹은 설사	쾌변
냉증	있다.	없다.

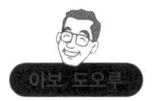 # 몸이 차가우면 마음도 차가워진다

기분에 따라 달라지는 맥박

―――― 우울증 환자 60명의 백혈구(림프구와 과립구의 비율)를 조사했더니 교감신경 긴장이 원인인 경우와 부교감신경 긴장이 원인인 경우의 비율이 거의 반반으로 나타났다. 스트레스를 받아 불안이라는 갈등에 빠지면 자신을 잃고 포기해버리는 사람, 더욱 일에 빠져 자신을 혹사하는 사람의 두 부류로 나눌 수 있다는 의미이다.

사람은 몸이 차가우면 마음까지 차가워져 부정적 생각에 빠지기 쉽다. 체온을 올려 몸이 따뜻해지면 기분이 좋아져서 활동적이 된다. 그렇다면 우울증을 치료하려면 체온이 먼저일까, 마음이 먼저일까, 일단은 먼저 몸을 따뜻하게 하는 것이 좋다. 손쉬운 온열요법으로 몸과 마음의 기력을 회복해보자.

맥박을 측정하면 사람의 정신 상태는 물론 몸 상태까지 알 수 있다. 슬픔에 빠져 있을 때나 이유 없이 맥이 풀리고 기분이 가라앉을 때는 맥박이 아주 느리다. 손목의 힘줄에서 맥박을 15초간 측정해서 4를 곱해서 이 수치가 50~60이라면 기분이 가라앉은 상태, 65~70은 보통, 75 이상은 의욕이 충만한 상태, 80 이상은 가슴이 뛰거나 화가 많이 나서 흥분한 상태이다.

맥박과 백혈구는 연결되어 있어서 기분이 좋을 때는 맥박 수가 늘고 과립구가 증가하며, 기분이 가라앉고 맥이 풀려 있을 때는 맥박 수가 줄고 림프구가 늘어난다. 여기에 체온이 더해져 몸 상태나 의욕, 일의 효율이나 마음에까지 영향을 끼친다. 부교감신경이 우세한 밤에는 감성적이고 로맨틱해져서 망상이나 환상이 커진다. 교감신경이 우세한 낮에는 현실적이 되어 망상과 환상은 사라진다.

자신의 평소 맥박을 알고 있으면 기분이나 몸 상태를 파악할 수 있으므로, 맥박이 느릴 때는 몸을 데우고 빠를 때는 크게 한숨을 쉬고 기분을 전환해본다. 힘든 일이 있을 때도 좋은 일이 있을 때도 맥박을 측정하면 기분이 그대로 드러난다. 몸은 정직하다.

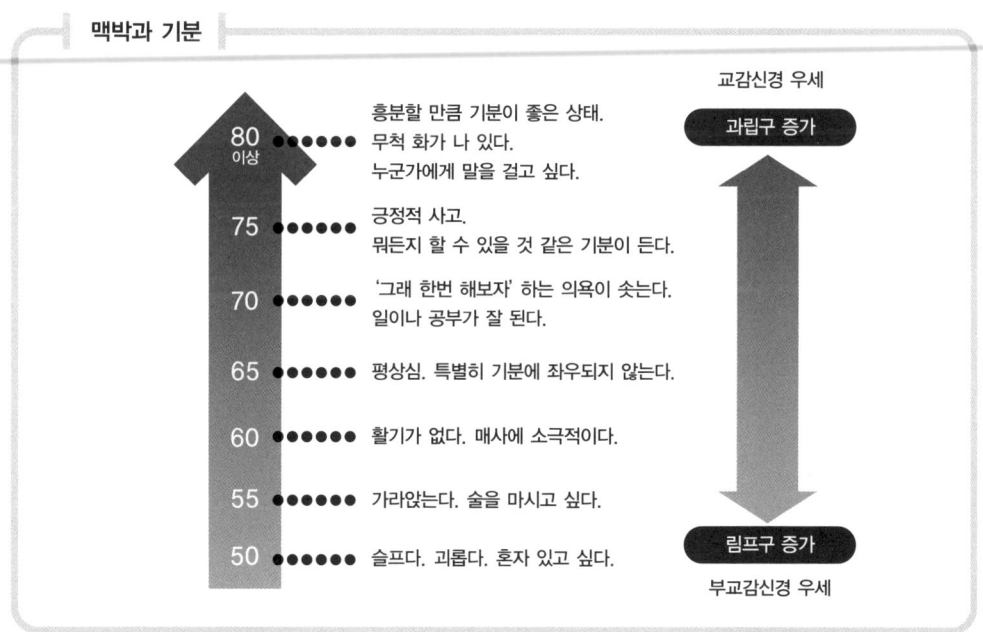

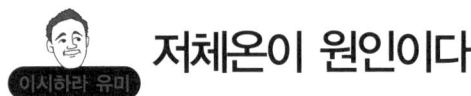
저체온이 원인이다

마음의 병이 생기는 환경

───── 추우면 모든 병에 걸리기 쉽다. 우울증이 심각한 사회문제가 된 것은 저체온과도 무관하지 않다. 자살하는 사람의 대부분은 우울증이거나 우울한 상태에 있다고 한다. 자살률이 높은 국가나 지역을 조사해보면 헝가리, 핀란드, 스웨덴 등 기온이 낮고 일조량이 적다는 공통점이 있다.

나는 우울증의 가장 큰 원인이 저체온이라고 생각한다. 우울증은 특히 겨울에 증상이 심해져 11월부터 3월 사이에 환자가 가장 많다. 이것은 계절 우울증이라고 하는데, 봄과 여름에 건강하게 지내다가 기온이 낮아지는 가을, 겨울에는 우울증으로 고생하는 것이다. 우울증 환자들은 대부분 체온이 낮은 오전 중에 상태가 심해지고, 오후가 되며 체온이 올라가면 활기를 되찾는다.

우울증에 잘 걸리는 사람의 신체적 특징으로는 기질이 섬세해 보이고 몸집이 큰 사람을 들 수 있다. 또 성실하고 책임감 강한 사람도 우울증에 걸리기 쉽다. 우울증이 있는 사람은 세로토닌이나 노르아드레날린 등 뇌내 신경전달물질의 작용이 저하되어 있기 때문에 의욕이나 활력을 담당하는 물질의 균형이 깨지면서 증상이 나타난다. 주위에서 병을 이해하지 못하고 투정으로 치부해버리거나, 본인도 기력이 없어서 예전만큼 활발하지 못한 것인가 하고 마는 경우도 있다.

동양의학에서는 우울 증세를 보일 때 기를 돋우는 생강이나 차조기를 많이 먹을 것을 권한다. 특히 생강을 홍차로 만들어 마시면 보온과 배설 효과까지 볼 수 있다. 몸을 데우는 반신욕과 사우나를 규칙적으로 하고, 몸을 차갑게 만드는 수분의 섭취를 제한하는 것 역시 중요하다.

인도에서는 마음의 병을 '달의 병'이라고 했다. 달이 음이라면 태양은 양이다. 따뜻하게 빛나는 태양에 비해 보름달의 푸른빛은 서늘한 느낌을 준다. 뉴욕에 있는 한 병원에서 1년간 수집한 통계에 따르면 보름달이 뜨는 밤에는 교통사고나 살인 사건, 부부 싸움 등 사건 사고가 유난히 많았다고 한다. 음의 기운이 심신에 냉기를 불어넣은 결과, 정상에서 벗어난 행동을 하는 사람이 많다는 것을 나타내는 증거가 아닐까.

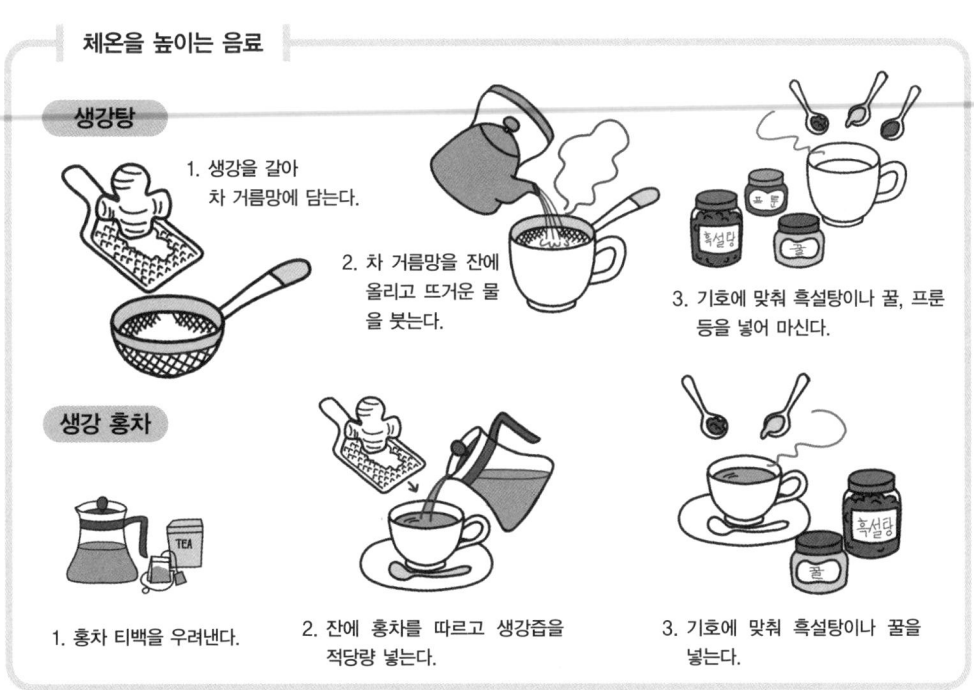

|2장| 내 몸 안의 병을 발견하라

면역의 질과 힘은
백혈구의 비율과 수에 달렸다

부교감신경 우세로 인한 병이 늘어간다

─── 10년 전 자료를 기준으로 환자들의 과립구와 림프구 비율을 보면, 과립구의 비율이 높은 교감신경 긴장형이 70%를 차지하고 있다. 그러나 현재는 환자의 60%가 림프구 비율이 높은 부교감신경 우세 상태를 보인다. 또 그중에 교감신경 긴장이 원인이 되어 생기는 대표 질병인 암 환자가 많은 것도 특징이다. 림프구의 비율이 높은데 왜 암에 걸릴까 의아하게 생각할 수도 있다.

환자를 치료하면서 백혈구의 균형은 나쁘지만 백혈구의 수가 상당히 많은 환자가 예상보다 빨리 치유되는 사례를 종종 보다 그런 경험을 통해 면역에는 질과 힘이 있다는 사실을 알게 되었다.

백혈구의 균형은 면역의 질을 나타내고, 백혈구의 수는 면역의 힘을 나타낸다. 즉 림프구의 비율이 높아도 백혈구의 수가 적으면 림프구의 절대 수치는 부족하다. 이와 반대로 림프구의 비율이 낮아도 백혈구의 수가 많으면 림프구의 절대 수치는 높아진다. 면역의 질이 좋아도 힘이 약하면 암세포를 이길 수 없는 것이다. 이러한 면역의 질과 힘은 모두 병의 치료에 유효한 조건이다. 자율신경이 균형을 찾아갈 수 있도록 만들어주면 몸은 자연히 회복되기 시작하고 병은 치유되어간다.

내가 자살을 시도할 정도로 심각했던 우울증을 고칠 수 있었던 것은 머리에 정체되어 있던 울혈을 풀어 혈을 몸 아래로 흘려보내 발을 따뜻하게 하는 두한족열의 침과 뜸 덕분이었다. 이때부터 나 스스로 병을 고치겠다고 마음먹고 노력하기 시작했다. 체조나 운동을 해 몸이 따뜻해지니 마음도 긍정적으로 바뀌고 다시 강연이나 진찰을 할 수 있을 정도로 상태가 좋아졌다. 이런 내 경험을 살려 우울증 환자에게 효과적인 가마 누르기 요법을 고안한 것이다.

우울증은 1년에서 2년 정도면 거의 완치된다. 치유된 지 8개월에서 12개월 사이에 재발하는 경우가 있는데 치료를 2~3회 반복하면 일상생활에 무리가 없을 만큼 낫는다. 무엇보다 중요한 것은 몸을 따뜻하게 하는 것, 그리고 반드시 완치될 것이라고 자신을 믿는 것이다.

병을 대하는 바람직한 자세

- 병은 자기 자신이 만들어내는 것이므로 자신의 힘으로 고칠 수 있다고 믿는다.

- 인간에게는 '스스로 고치려고 하는 힘'이 있다는 사실을 인정한다.

- 병은 95% 환자 자신의 힘으로 낫는다. 자기 스스로 연구하고 노력하는 것이 중요하며 의료 관계자가 할 수 있는 것은 나머지 5%에 불과하다.
  이 5%는 병에 대한 환자의 공포심을 줄이고 환자의 성격이나 생활 방식을 고려하여 자기 치유력을 높이는 데 도움을 주는 것이다.

- 병을 고치는 면역력은 과립구와 림프구의 균형에 달려 있다. 백혈구의 이 균형이 무너지면 병에 걸리기 쉽다.

- 면역이란 백혈구 그 자체이며 면역의 힘은 곧 백혈구의 수다. 그리고 과립구와 림프구의 비율은 면역의 질이다.

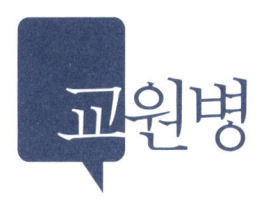
교원병

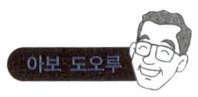

원인

───── 교원병膠原病이란 관절 류머티즘이라고도 하며 온몸의 세포를 연결하는 결합조직의 성분 중 하나인 콜라겐 섬유(교원섬유)에 염증이 생기는 병이다. 콜라겐 섬유에서 같은 병변을 보이는 병을 통틀어 교원병이라고 부른다. 교원병은 50종 이상이며 난치병으로 분류되어 있다. 이 병은 자신과 자신 이외의 항원을 나누는 림프구에 이상이 생겨 정상 세포나 조직까지 공격하게 되는 병, 즉 자기 면역 질환이다. 서양의학에서는 원인은 불분명하지만, 바이러스 감염이나 유전적 요인 때문에 일어난다고 보고 있다.

교원병 중에서도 가장 발병률이 높은 관절 류머티즘은 관절에 만성 염증을 초래하여 계속 진행되면 관절이 파괴되고 그 기능을 잃는 병이다. 30~50대 여성에게 많이 발병한다. 관절 류머티즘 환자의 백혈구를 조사해봤더니, 관절액 중 백혈구 비율이 과립구 98%, 림프구 2%로 나타났다. 자기 면역 질환은 림프구의 작용이 약해져 면역이 억제되면서 비정상적으로 증가한 과립구가 조직을 파괴하는 면역 억제병이었던 것이다. 또 진짜 원인은 스트레스에 있었다. 특유의 미열, 권태감, 근육 통증이나 부기는 활성산소로 파괴된 조직을 복구하기 위해 몸이 일으킨 혈행장애였던 것이다.

전신성 자기 면역 질환	장기 특이성 자기 면역 질환
관절 류머티즘, 전신성 홍반성 낭창, 원판상 홍반성 낭창, 다발성 근염, 다발성 혈관염, 교원병 등	하시모토병, 원발성 점액수종, 갑상샘 중독증, 빈혈, 굿파스튜어 증후군, 급성진행성 계구체신염, 중증 근무력증, 남성 불임증, 조발성 갱년기, 궤양성 대장염, 자기 면역성 용혈성 빈혈, 인슐린 의존성 당뇨병, 인슐린 비의존성 당뇨병, 에디슨병, 다발성 경화증, 건조 증후군, 만성 활동성 간염 등

*변형성 관절염, 통풍痛風은 류머티즘성 질환이며 자기 면역 질환이 아니다. 전신성 홍반성 낭창은 완전히 약을 끊기는 어렵지만 줄일 수는 있다.

관절 류머티즘의 진행

초기 급성기 : 림프구의 염증

관절 통증이나 발열 등의 전신 증상은 파보바이러스나 그 외 감기 바이러스 등에 감염돼 발병한다. 림프구가 반응한 일과성 염증이다. 파보바이러스는 일반적인 바이러스로 중·장년에 이르기까지 감염되고 면역이 만들어지기 때문에 극심한 증상이 나타나지는 않는다.

중기 만성기 : 과립구의 염증

과립구를 주체로 하는 만성적 염증이며 전신에 영향을 끼친다. 가슴샘외분화T세포는 과립구가 파괴한 조직을 열심히 복구하려고 혈류를 높여 통증과 부기를 일으킨다. 염증은 교감신경의 긴장을 억제하려는 부교감신경의 반사로 일어난다. 염증을 소염진통제나 스테로이드로 억제하면 병이 낫기는커녕 혈압이 높아지거나 부정맥 등을 일으켜 다른 병을 초래한다.

악순환 : 만성화, 난치화, 합병증 유발

반년 이상 염증을 억제하는 약제를 복용하면 관절 류머티즘은 낫지 않는다. 오히려 다른 합병증이 나타난다. 체온이 떨어져 혈행이 나빠지고, 과립구가 조직을 파괴하기도 한다. 스테로이드를 사용하면 조직에 침착하여 산화 콜레스테롤이 된다. 몸을 차게 하고 혈류를 멎게 하여 증상을 억제할 뿐이다. 한번 사용하면 끊기 어려우며, 만약 끊으면 병증이 급격이 나빠지는 수가 있다.

증상

여러 관절에 통증, 경직, 부종, 열감이 나타난다. 전신 증상으로는 무력감, 권태감, 전신 통증, 미열, 때로는 혈관의 염증이나 내장장애를 초래하기도 한다.

초기 증상으로는 아침 시간대의 근육 경직을 들 수 있다. 눈을 떴을 때 손이 뻣뻣하여 쥘 수 없는 상태가 한 시간 이상 지속되면 관절 류머티즘이다. 관절에 염증이 생겨 부종, 경직, 통증이 생기는 병으로 진행되면 관절이 변형되어 기능장애를 유발한다.

치료

스테로이드 등 철저히 면역을 억제하는 약을 주로 사용한다. 정말 면역이 과잉 반응하여 생긴 병이라면 면역억제제로 완치가 되어야 하는데, 환자는 전혀 낫지 않는다. 면역이 억제돼 생긴 병에 스테로이드를 사용하여 면역을 더욱 억제하니 면역력이 전혀 작용하지 않게 되고 치료할 길은 요원해진다.

관절 류머티즘 환자에게 병에 걸리기 직전, 몸 상태가 어땠는지 물어보면 '감기에 걸린 직후'였다고 대답하는 사람이 많으며, 발병의 계기는 바이러스였다. 초기 급성 관절 통증이나 열은 바이러스 등의 감염에 림프구가 반응한 일과성 염증이다. 과립구의 염증이 만성적으로 온몸에 퍼진 것은 가슴샘외분화T세포가 파괴된 조직을 열심히 회복하려고 부종이나 통증을 일으키기 때문이다. 또 교감신경이 긴장 상태이기 때문에 피로감이 지속된다. 이때 소염진통제나 스테로이드를 사용하면 일시적으로 몸을 차게 하여 혈류를 멈추고 통증이나 부종을 동반하는 염증을 억제할 뿐이다. 끊으면 극심한 통증이나 부종이 나타난다. 게다가 장기간 사용하면 새로운 병이 생겨 몸은 피폐하고 병은 점점 낫기 힘들어진다.

면역을 억제하는 스테로이드제를 써도 근본 원인인 과립구나 가슴샘외분화T세포는 감소하지 않는다. 어쨌든 한시라도 빨리 약을 줄여야 한다. 스테로이드는 증상이 심할 때만 잠깐 사용하고 그 외에는 염증을 일으킬 만큼 일으켜 혈류를 좋게 하고, 근본 원인인 스트레스를 벗어날 수 있도록 부교감신경을 활성화시키려 노력하면 된다. 많이 웃고 몸을 따뜻하게 하자. 그리고 낫지 않는다거나 좋아지지 않는다고 불안해하거나 자포자기하지 말고 편안한 마음을 가지려 애써보자.

관절의 변화

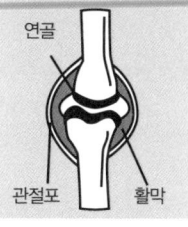

정상적인 관절의 구조

관절은 뼈와 뼈가 직접 부딪치지 않도록 점성이 있는 관절액으로 채워져 있으며 탄력 있는 연골이 쿠션 역할을 한다.
연골은 연령이나 체중이 증가하면서 점점 닳는다. 관절 전체는 관절포에 싸여 있고 그 안쪽에 있는 활막이 관절액을 분비하여 움직임을 원활하게 하고 영양을 보급한다.

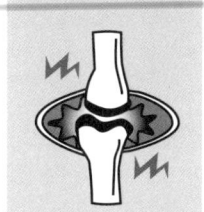

염증 발생

활막에 염증이 생기면 관절이 붓고 통증이 생기며, 수분이 고인다. 아침에는 관절이 굳어 움직이기 힘들거나 관절이 부어 통증이 심하다.

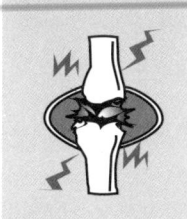

활막세포의 증식

활막세포가 증식하여 연골과 뼈를 파괴한다. 통증이 심해 걷기가 힘들어지거나 정좌를 하지 못하게 된다.

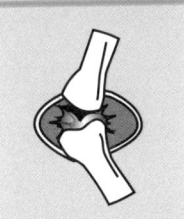

관절의 변형

관절이 변형되어 굳으면서 전혀 움직일 수 없는 상태가 된다.

소염진통제가 난치병을 부른다

통증과 부종은 혈류 회복 반응이다

몸에 통증과 부종이 있다면 몸이 병과 싸우는 과정으로 보면 된다. 통증은 억제되어 있던 혈류가 회복되는 반사 증상이기 때문이다. 혈행장애를 개선하려고 혈관을 확장해 혈류를 늘리고, 동시에 지각신경에 과민 반응을 하는 아세틸콜린, 프로스타글란딘, 히스타민 등을 증가시켜 부종과 통증을 일으키는 것이다. 아프고 불쾌하지만 병이 낫기 위한 과정의 하나이다.

소염진통제는 혈관을 닫아 혈류와 통증을 함께 멎게 하는 작용을 하기 때문에 프로스타글란딘의 생성을 방해한다. 즉 치유로 가는 길을 가로막는 약이다. 대표적 성분으로는 아스피린, 케토프로펜이 있다. 약을 쓰면 일시적으로 통증이나 부기가 가라앉지만, 약의 효과가 떨어지면 증세가 더욱 심해지고 치료와는 멀어진다. 이런 과정을 반복하다 보면 악순환에 빠져 병이 나을 수가 없다.

관절이 아프고 붓고 열이 나는 것은 혈행이 좋아지고 있다는 증거이다. 이것을 재발하는 것이라고 생각하면 절대 약을 끊을 수 없고 병에서도 벗어날 수 없다.

병이나 통증을 좋아하는 사람은 없다. 하지만 왜 열이 나고 통증이 나타나는지 그 이치를 알면 편안하게 받아들일 수 있다. 내복약뿐 아니라 요통, 무릎관절통 등에 습포로 사용하는 외용약도 피부를 통해 흡수돼 혈액을 타고 온몸으로 성분이 퍼져 장기간 사용하면 고혈압이나 불면증, 당뇨병 등을 일으킨다. 치유의 핵심은 통증과 부기를 어떻게 생각하고 받아들이느냐에 달려 있다.

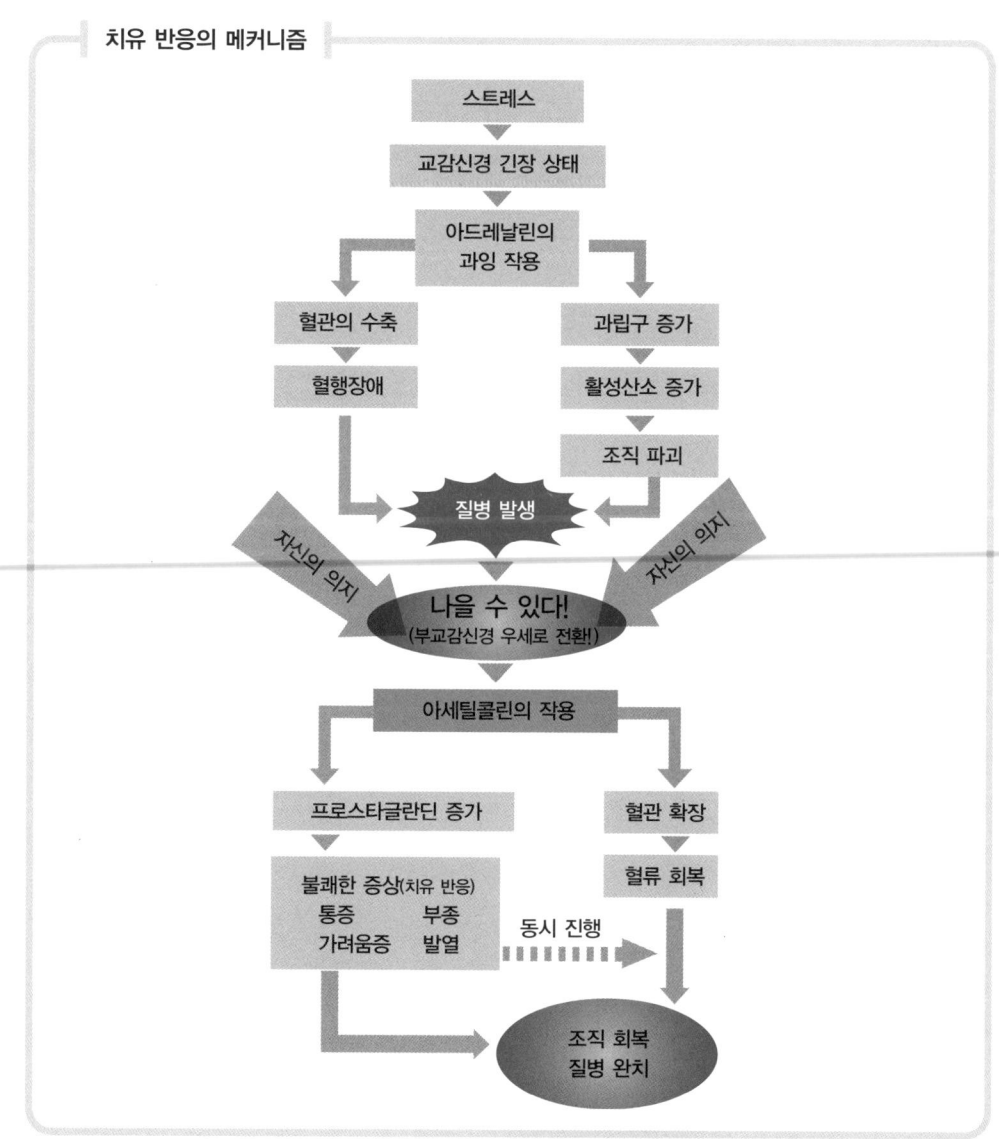

냉증·수독·통증의 삼각관계

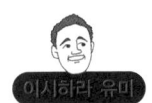

남아도는 수분이 병을 일으킨다

꼭 필요한 비도 지나치게 많이 내리면 수해를 입듯이 몸에도 수분이 과도하게 많이 쌓이면 몸을 차게 하여 통증을 일으킨다. 그 때문에 몸은 남아도는 수분을 배출하여 체온을 올리려 한다. 수분은 우리 몸의 60~65%를 차지하는 절대 빠질 수 없는 중요한 요소이지만 지나치게 많으면 몸을 차갑게 하기 때문에 수분 배출을 위해 복통을 수반하는 설사나 식은땀, 야간 빈뇨가 나타난다.

서양의학에서는 자기 면역 질환이라고 보는 관절 류머티즘의 원인을 동양의학에서는 냉증과 수독으로 본다. 이 병은 장마, 비, 추운 날씨, 여름철 냉방 등 환경적 요인에 수분과 냉증이 더해지면서 더 악화된다. 병원을 찾는 관절 류머티즘 환자들을 보면 잘 움직이지 않고, 녹차나 과일을 즐기고, 흰머리가 많고 마른 몸매의 한눈에 봐도 음성 체질인 사람이 많다. 아픈 관절에 따뜻한 물이나 수건을 대면 증상이 완화되는 것만 봐도 분명 냉증이 중요한 원인이라는 것을 알 수 있다.

관절 류머티즘에 처방하는 진통제는 통증을 멎게 하는 동시에 해열 작용도 하는 것이 많다. 그 결과, 몸을 차게 하여 또 다른 통증을 유발한다. 류머티즘 환자에게 자주 처방되는 약 중 한 가지인 면역억제제는 간질성 폐렴과 출혈이라는 부작용을 낳기도 한다. 또 발병률은 낮지만 강한 소염제의 부작용으로 붉은 반점이 생기고 그 속에 물집이 생겨 피부가 새까맣게 타 들어가는 라이엘 증후군(중독성 표피 괴사증)이 생기기도 한다.

　고전적인 소염진통제 아스피린도 복용 중에 외상을 입으면 피가 잘 멎지 않는다. 그 성질을 이용하여 부작용을 완충한 소아용 아스피린을 뇌경색이나 심근경색 환자에게 치료제로 사용하고 있다. 그러나 장기간 복용하면 위궤양, 십이지장궤양, 뇌내출혈, 생리 과다 등의 출혈성 질환, 피부 기능 장애, 간 기능 장애, 조혈 기능 장애를 일으킬 위험이 있다.

　동양의학에서는 관절 류머티즘에 체내 수분을 제거하는 약을 처방한다. 관절 류머티즘이 있는 사람은 적절한 운동이나 목욕으로 체온을 높이고 수분 배출에 유의하는 것이 무엇보다 중요하다.

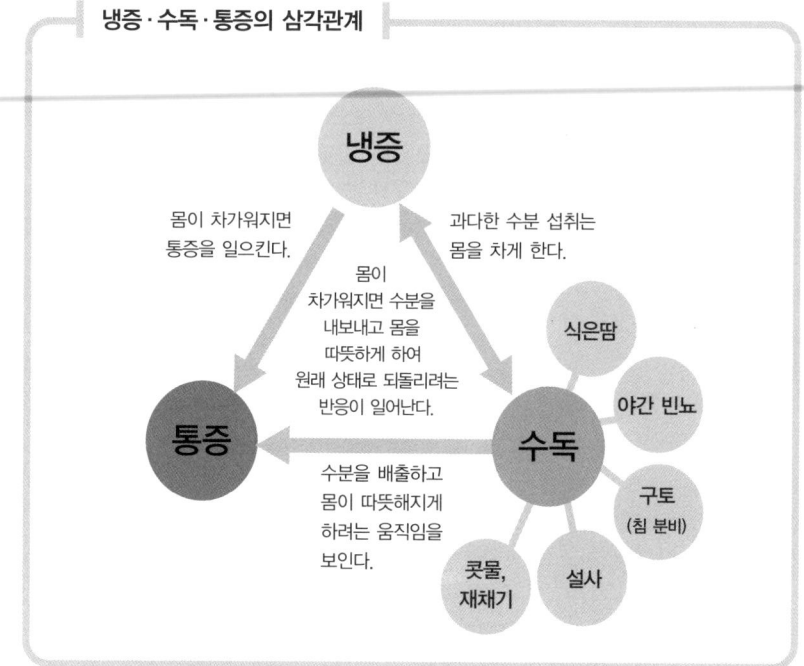

냉증·수독·통증의 삼각관계

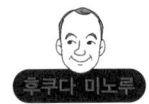 # 관절 류머티즘은 불치병이 아니다

식은땀은 병세가 호전되는 징조이다

관절 류머티즘의 가장 큰 원인은 스트레스이다. 활성산소가 조직을 파괴하여 관절에 염증을 야기하는 것이다. 서양의학에서는 부기와 통증, 염증에만 관심을 갖고 스테로이드제나 면역억제제를 투여하는 대증요법을 장기간 써서 관절 파괴와 혈행장애 같은 만성병으로 악화하기만 했다.

관절 류머티즘을 고치기 위해서는 먼저 약을 끊고, 나아가 부교감신경을 우세하게 하는 방법을 써서 혈행장애를 개선해야 한다. 자율신경이 균형을 되찾아 과립구가 줄어들면 조직 파괴는 멈춘다. 결코 불치의 병이 아니다.

류머티즘 염증의 정도는 CRP(반응성 단백질 수치)로 나타내는데, 통증이 완화하기 시작하면 환자들은 공통적으로 밤에 많은 양의 식은땀을 흘린다. 부교감신경이 우세해져 배설이 촉진되기 때문이다. 스테로이드제를 오래 사용해온 사람일수록 식은땀에서 고약한 냄새가 난다. 신기하게도 환자는 거의 3개월 주기로 증상이 개선된다.

환자 중에는 주 1회 치료하고 매일 손끝 누르기 요법을 실천하여 3개월 후에는 걸음을 걷고 계단을 오르고, 그 다음 3개월 후에는 종종걸음까지 걷게 된 사람도 있다. 무릎 통증이 계속된 후 나타나는 다량의 식은땀, 가려움 등의 증상은 몸의 독성이나 노폐물을 배출하려는 작용에 따른 것이다. 이 단계를 지나면 치유가 시작되는 것이다.

단, 가까운 사람이나 가족의 죽음, 과로, 정신적 고민을 안고 있는 사람은 스트레스 조절이 중요하다.

이 병은 여성에게 압도적으로 많으며 발열, 관절염, 근육통, 손발 부종, 피로감, 나른함, 레이노 현상(추위나 스트레스 때문에 손가락이나 발가락, 코, 귀 등의 말초혈관이 수축하거나 혈액순환장애를 일으키는 것) 등의 증상을 보이는 혼합성 결합조직병과 거의 흡사하다. 환자를 잘 관찰하면 후두부에 울혈을 나타내는 붉은 선이 지나가고 있고 손발이 차갑다. 자율신경 면역요법으로 두한족열 상태를 만들어 식은땀을 흘리면 식욕이 왕성해지고 쉽게 회복된다. 역시 환자 자신의 병을 고치고자 하는 의지에서 치료가 시작된다.

관절 류머티즘 환자의 백혈구 변화

	치료 전	치료 후
백혈구 수(개/mm³)	7840	7180
과립구(%)	69.7	64.9
림프구(%)	28.4	32.3
림프구 수(개/mm³)	22.27	23.19
CRP(mg/dL)	1.63	0.77

* 평균 연령 64.75세, 여성 18명, 남성 2명
* 평균 치료 기간 9.65개월
* CRP:체내에 염증이 생기거나 조직 일부가 파괴되었을 때 혈액 중에 나타나는 단백질의 일종. 정상치는 0.19mg/dL 이하.

파킨슨병

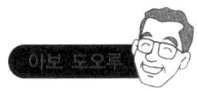

원인

―― 파킨슨병은 중뇌中腦에 있는 흑색질黑色質이라는 조직에서 분비되는 신경전달물질 도파민dopamine이 줄어들면서 생기는 병이다. 운동 기능을 조절하는 도파민이 줄어들면서 운동 기능도 서서히 떨어져 진행성 신경병으로 발전하게 되는 난치병 중 하나이다. 고도의 치매는 오지 않지만 환자가 느끼는 신체적 이상, 두려움, 심리적 갈등은 심각하다. 대부분 50~60대 중·장년부터 초로기에 걸쳐 발병하며 정확한 통계자료는 아직 없지만 1,000명당 한 명꼴로 발병하는 것으로 추정한다.

현대의학으로는 흑색질 세포가 왜 줄어드는지 아직 밝혀내지 못하지만 백혈구의 자율신경 지배 법칙을 토대로 생각해보면 특별한 병이 아니다. 과로나 정신적 고민, 약 복용 등의 스트레스에서 오는 자율신경 실조 증상이다. 장기간에 걸친 스트레스는 교감신경의 긴장을 만성화하고 혈관을 조여 혈류가 나빠지게 만든다. 뇌로 가는 혈류가 나빠지면 신경세포 중에서도 특히 풍부한 혈액을 필요로 하는 흑색질 조직이 가장 먼저 악영향을 받는다. 게다가 중년기 이후에는 뇌의 동맥경화가 진행되므로 혈액이 원활하게 흐르지 않는다. 이런 식으로 증가한 과립구가 활성산소를 방출하여 흑색질에 영향을 주는 것으로 보인다. 환자를 관찰하면 외골수인 사람이 많은데, 무리한 스트레스를 지속적으로 받는 만성적 교감신경 긴장 상태가 병을 일으킨 것이라 볼 수 있다.

증상

── 초기 증상은 긴장했을 때 한쪽 손이 떨리는 증상이나 보행장애가 많고 구부정한 자세로 종종걸음으로 걷는다. 병이 진행되면 다른 한쪽에도 경직이나 떨림이 나타난다. 손발 떨림, 근육이 굳어지는 근고축筋固縮, 동작이 느려지는 과동寡動, 무동無動, 균형을 잡지 못해

증상

● **손발 떨림**
힘을 뺀 편안한 상태에서 손발이 저절로 떨린다.

● **근고축**
관절을 구부렸다 펼 때 탁 하고 근육이 강한 저항을 느낀다. 동작이 부드럽지 못하다. 톱니바퀴가 서로 맞물려 회전하는 느낌 같다 하여 톱니바퀴 현상이라고도 부른다.

● **과동**
뭔가를 하려고 생각한 다음 움직이기까지 시간이 걸려 동작 전체가 느려진다. 방향 전환이나 몸을 뒤척이는 것을 싫어한다. 표정 변화가 없고 눈도 잘 깜빡이지 않아 가면처럼 굳은 얼굴이 된다. 걸을 때 첫발을 내딛기가 힘들다.

● **자세반사장애**
서 있을 때는 머리를 조금 숙이고 구부정하게 팔꿈치와 무릎을 약간 구부린 특유의 자세가 되고, 몸을 똑바로 뻗으려 하면 뒤로 넘어질 위험이 있다. 다리를 바닥에 끌면서 좁은 보폭으로 걷는다.
앞으로 넘어질 듯 빠른 걸음을 걷기 때문에 자세를 바로 하지 않으면 넘어지기 쉽다. 급하게 멈추거나 방향을 바꾸는 것이 불가능해 전방으로 돌진하는 현상이 나타난다. 1초간 4~5회 떨리는 리듬에 맞추려 1분간 240~300보로 걸으려 하기 때문에 발이 떨려 앞으로 잘 나아가지 못한다.

● **자율신경장애**
팔다리의 발한 저하, 기름진 얼굴, 소화관 기능 저하에 따른 변비, 교감신경 기능 저하에 따른 현기증 등이 있다. 정신적인 증상으로는 기분이 우울하고 피로감과 불안을 느낀다.

넘어지기 쉬운 자세반사장애가 있다. 변비나 우울증도 생긴다. 진행 속도에는 개인차가 있어 10년이 지나도 거의 진행되지 않는 사람이 있는가 하면, 수년 만에 움직일 수 없게 되는 사람도 있다.

치료법

─── 서양의학의 기본 치료는 약물요법이다. 주로 도파민 전구체前驅體인 레보도파(L-도파)를 처방하며 뇌내에서 감소한 도파민을 보충한다. 이는 어디까지나 대증요법으로 장기간 사용하면 더 이상 효과를 볼 수 없게 되거나 혈중 농도가 바뀌어 증상도 변한다. 자신의 의사와 상관없이 입 언저리가 움직이거나 몸이 구부러지는 등의 불수의운동不隨意運動이 일어나고 구토, 부정맥 등의 합병증도 보인다.

파킨슨병 자체는 생명과 직접적인 연관이 없다. 그러나 넘어져서 골절상을 입거나 흡인성吸引性 폐렴을 일으켜 자리에 눕게 되는 경우가 생긴다. 최근에는 레보도파 용량을 줄이고 도파민 수용체를 자극해 도파민을 쉽게 수용하게 하는 약과 도파민 분해를 막아 도파민 방출을 촉진하는 약 등을 함께 처방한다. 그러나 이런 약 역시 교감신경의 긴장 상태를 촉진하므로 일단은 끊는 것이 좋다.

약을 먹어도 병증이 낫지 않거나 몸 상태가 나빠지는 것은 교감신경이 지나친 긴장 상태에 있다는 증거이다. 소염진통제나 수면제, 항불안제를 함께 먹고 있다면 역시 끊어야 한다. 먹던 약을 갑자기 끊기 불안하다면 서서히 줄여나간다.

파킨슨병에 걸리면 근육이 굳어 움직이기 힘들지만, 스스로 할 수 있는 범위 내에서 체조나 운동을 매일 꾸준히 하는 것이 좋다. 몸을 자유롭게 쓸 수 없으니 비관적이 되기 쉽지만 모든 것을 긍정적인 방향으로 생각하려 노력해야 한다. 과로는 금물이며 두부頭部 마사지, 목욕, 손끝 누르기 요법 등으로 부교감신경을 우세하게 한다. 과식을 하면 혈액이 위胃로 쏠려 뇌의 혈류가 더욱 부족해지므로 먹는 걸 줄이는 것이 좋다.

파킨슨병 환자의 치료를 위한 3대 키워드는 웃기, 즐기기, 희망 갖기이다. 한 대학에서 뇌질환 환자의 뇌 혈류를 측정했더니 알츠하이머병과 파킨슨병 모두 뇌의 혈류가 나쁜 상태였다고 한다. 앞에서도 여러 번 말했듯이 뇌뿐만 아니라 혈류가 나쁜 곳은 모두 차가워져 병이 된다.

파킨슨병에서 볼 수 있는 특유의 떨림은 체온이 낮기 때문에 따뜻해지려고 하는 몸의 반응이다. 환자는 근육의 긴장이 심해서 몸을 잘 움직일 수 없게 되므로 아무래도 체온이 낮아진다. 그 때문에 몸을 조금씩 떨어서 체온을 올리려고 하는 것이다.

움직이는 것이 힘들어지고 운동 기능이 멈추는 병이지만, 마음속에도 뭔가 응어리나 상처가 있을 수 있다. 오로지 증상만을 생각하고 자신과 대화하면서 생활 방식이나 사고방식을 점검하며 병의 원인을 찾아가야 한다. 병에 걸린 계기를 알면 좀 더 쉽게 치유할 수 있다. 낫지 않는 병이라고 지레 포기할 필요는 없다.

'고치는' 것이 아니라 '처음으로 돌아가는 것'이다

아보 도오루

처음으로 돌아가는 생활습관

《맹자》에 '萬物皆備於我만물개비어아'라는 구절이 있다. 만물의 이치가 내 안에 있다는 뜻이다. 이는 우리 몸에도 해당하는 말인 듯하다. 우리 몸에는 생명력과 자연 치유력, 배설 기능 모두 좋은 방향으로 순환시키는 능력이 있다. 완벽한 자연의 산물이 바로 인간이다. 인위적으로 병을 치료하는 것보다는 자연의 흐름에 맡기는 것이 좋다.

병이 생기는 것은 우리 몸이 스스로 몸속에 생겨난 증상을 개선하기 위해 회복 활동을 하고 있기 때문이다. 오뚝이처럼 넘어질 듯, 넘어질 듯 하면서 맨 처음의 몸 상태로 돌아가려는 것이다. 병의 치료는 '낫는다'는 말보다 '돌아간다'는 것이 더 정확한 표현일지도 모른다. 병과 생활습관은 서로 너무나 깊이 연관되어 있다.

흔히 여성 37세, 남성 42세가 되는 해를 액년厄年이라고 하는데 여기에는 옛 조상들의 지혜가 담겨 있다. 40세 전후가 되면 지금까지의 생활 방식을 재점검하라는 의미이다. 젊었을 때만 생각하고 질주하다 보면 결국 병이 난다는 얘기이다. 이 시기에 생활습관을 편안하게 바꾸면 그때부터 인생도 편안하게 흘러간다.

고혈압이나 당뇨병 등의 발병 시기를 조사해보면 대부분이 40대이다. 60세 전후의 병이 있는 사람들에게 언제부터 약을 먹었는지 물어보면 대개 10~15년 전이라고 한다. 즉 40대부터 생활습관을 바꾸지 못한 사람들이 많다.

    회사에서도 20대는 적극적으로 현장에서 배우고, 30대는 왕성하게 일하고, 40대 이후는 관리직으로서 부하 직원을 길러내는 등 나이에 맞게 역할이 바뀌어간다. 건강을 위해서라도 젊을 때처럼 무리해가며 질주하지 말고 나이에 순응하면서 생활 방식을 바꾸어야 한다.

파킨슨병 치료에 도움이 되는 생활습관

핵심은 자기 치유력, 즉 면역력을 높이는 것이다. 교감신경의 긴장시키는 활동을 자제하고 마사지나 운동, 소식을 통해 부교감신경 우세 상태로 만든다.

생활 방식의 전환

- 파킨슨병 약, 소염진통제 등 교감신경의 긴장을 촉진하는 약 중단
- 두부 마사지
- 체조, 산책 등 매일 무리 없이 할 수 있는 운동
- 일찍 자고 일찍 일어나는 규칙적인 생활
- 자주 웃고 즐거운 마음으로 희망 갖기
- 미지근한 물에서 느긋한 목욕
- 배의 80%만 채우는 균형 있는 식사
- 손끝 누르기 요법

두부頭部 마사지 방법

손바닥을 갈퀴처럼 세워 두정부 → 후두부 → 목과 두피에 걸쳐 아래위로 세심하게 문지른다. 훑어 내리는 느낌으로 마사지를 한다.
후두부, 측두부 모두 각 4~5회씩 반복하여 한 세트로 한다. 매일 2~3세트씩 한다.

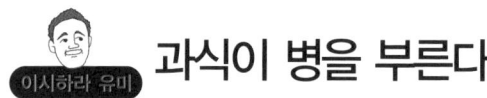

과식이 병을 부른다

도파민 수용체를 늘린다

파킨슨병의 악화 요인 중 하나로 과식을 들 수 있다. 과식을 하면 위에 혈액이 집중되므로, 위 이외의 뇌나 근육으로 가는 혈액 공급량이 적어진다. 위로 혈액이 집중되면서 뇌는 혈류 부족이 일어나 병이 악화되는 것이다.

미국 볼티모어에 있는 국립노화연구소NIA의 도널드 잉그램Donald Ingram 박사는 나이 든 쥐의 음식물 섭취에 관해 연구한 적이 있다. 그 결과 매일 먹이를 준 쥐보다는 하루 또는 이틀 걸러 먹이를 주지 않은 쥐가 오래 사는 것으로 나타났다. 또 나이 든 쥐의 섭취 칼로리를 40% 정도 억제했더니, 노화로 감소하던 뇌내 도파민 양이 증가하여 학습 능력이 좋아지고 수명도 다른 실험용 쥐보다 40%나 연장되었다고 한다. 도파민의 양이 증가한 것은 도파민 수용체가 늘었기 때문이다. 적게 먹는 것이 노화에 따른 뇌세포의 손상을 억제했다는 뜻이다.

배가 고프지 않은데도 억지로 아침을 먹는다는 한 파킨슨병 환자에게 식사량을 줄이고 당근 사과 주스나 생강 홍차를 마시도록 했더니 얼마 안 가 일도 하고 걸을 수 있게 되었다. 한 달 뒤에 만났을 때는 표정도 밝고 움직임이 가벼워 다른 사람 같았다.

파킨슨병 환자는 도파민 분비량이 감소하기 때문에 어쨌든 그 수용체를 늘려주는 것이 중요하다. 그 외 최근에는 환자의 몸을 데워 뇌의 혈류를 좋게 하는 한방약을 처방하기도 한다. 먹는 것을 줄이고 운동만 꾸준히 해도 증상이 많이 개선된다.

예전에 장수에 관해 연구를 하면서 러시아 남부, 카스피 해와 흑해 사이에 있는 지역인 캅카스Kavkaz로 가던 도중에 모스크바에서 정신과 의사에게 들은 이야기가 있다. 중증의 정신병 환자가 먹는 것을 거부한 적이 있었는데 이 반응을 병이 치유되어가는 자연 반응이라 생각하여 물만 주면서 환자가 먹고 싶다고 할 때까지 기다렸더니 점차 몸이 회복되었다는 것이다. 병을 고치려면 본능에 귀를 기울여야 한다는 사실을 다시 한 번 실감했었다.

과식이 병을 부르는 구조

과식은 만병의 근원인 냉증을 부른다. 냉증으로 체온이 낮아지면 몸속의 음식물이 완전히 연소되지 못하기 때문에 혈액이 오염되고 내장 기능도 떨어진다.

대식가	소식가
과식하면 위로 많은 혈액이 몰린다.	소식하거나 단식하면 위로 가는 혈류가 적어진다.
위 이외의 근육이나 장기로 가는 혈액 공급량이 줄어든다.	위 이외의 근육이나 장기로 가는 혈액 공급량이 충분하다.
체온이 내려가면서 냉증을 초래하여 (불완전연소) 혈액이 오염된다.	체온이 올라가면서 몸 전체가 따뜻해진다(완전연소).
몸이 차가워지면 혈류가 정체하여 면역력(백혈구 능력)이 저하된다.	몸이 따뜻해지면 혈류가 좋아져서 면역력(백혈구 능력)이 향상된다.
✗ 몸이 좋지 않고 병에 걸린다.	○ 건강하고 활력이 넘친다.

파킨슨병 치유의 열쇠는 선인혈이다

신성한 치료점, 선인혈仙人穴

파킨슨병도 교감신경이 긴장된 상태에서 증가한 과립구가 활성산소를 과잉으로 방출하면서, 도파민을 분비하는 뇌의 흑색질을 변성시켜 조직 파괴를 초래하는 병이다.

파킨슨병 환자를 관찰해보면 저돌적이고 용감무쌍한 성격에 한번 정한 것은 끝까지 밀어붙이는 성향의 사람이 많다. 스트레스를 안고 계속 무리하게 일한 탓에 교감신경이 만성적 긴장 상태에 있는 것이다. 치료를 위해 도파민을 보충하면 맥박이 빨라지고 혈압이 높아져 혈행이 촉진되어 일시적으로 증상은 가라앉지만, 결과적으로 약 자체가 병을 악화시키는 원인이 되고 만다.

지금까지 파킨슨병은 치료가 어려웠지만, 새로운 치료법인 가마 누르기 요법과 선인혈 자극 요법으로 휠체어를 타던 환자가 직접 차를 운전할 정도로 회복된 사례도 있다. 자율신경의 균형을 조정하면 혈류가 좋아지고 경직이 풀어져 파킨슨병 환자도 일상생활을 할 수 있다.

내가 '선인혈'이라 이름 붙이고 자극하는 치료점은 골반 중앙에 위치한 선골仙骨이다. 하반신에 통증이 심한 환자일수록 목 주위의 접히는 부위인 서경부鼠蹊部가 검은데, 그 근본적 원인을 찾아가면 선골과 관련이 있다. 골반 중심에 위치하는 선골은 사람이 움직일 때 지렛대 역할을 하며 그 위로 요추, 흉추, 경추, 두개골이 연결되어 있는 매우 중요한 부위이다. 다리 쪽으로 가는 신경이 막히기 쉬운 부위이기 때문에 혈류가 나빠지면 검은빛을 띤다. 선골의 선골공仙骨孔에서도 부교감신경이 출발하므로 몸의 긴장을 푸는 열쇠가 되는 부위이다. 날로 증가하는 전립선 비대증 환자에게 선인혈 치료를 하면 배뇨량이 증가하고 배뇨 횟수는 감소하여 상태가 매우 호전된다. 피부색도 서경부 쪽부터 서서히 바뀌며 표정도 온화해지고 병에도 차도가 보인다.

동양의학에서는 하단전下丹田을 매우 중요하게 생각하는데, 이 안에 에너지 구체球體가 있다고 본다. 몸속의 모든 흐름은 이 구체의 중심에서 시작되어 선골을 매개로 척추를 거쳐 뇌로 전해진다. 그래서 예로부터 선골은 사후에도 마지막까지 부패하지 않는 신비하고 성스러운 힘을 지닌 뼈로 중요시했다. 그 선골의 움직임을 조정하는 급소가 바로 선인혈이며, 이 지점은 몸속 깊숙이 자리 잡고 있어 전문가가 아닌 사람이 함부로 손대서는 안 된다.

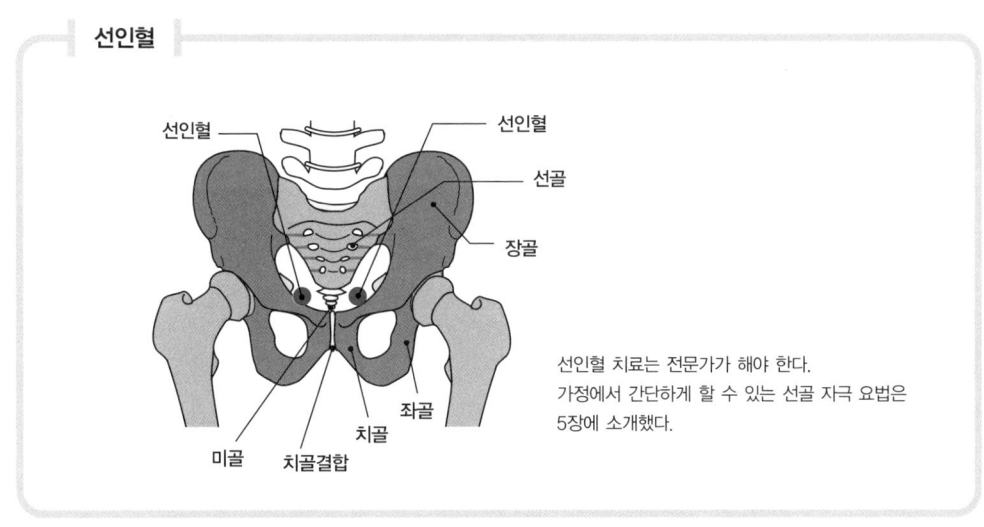

선인혈 치료는 전문가가 해야 한다.
가정에서 간단하게 할 수 있는 선골 자극 요법은 5장에 소개했다.

궤양성 대장염

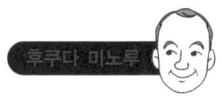

원인

───── 대장 점막이 짓무르거나 궤양이 생기는 병으로 10~20대 젊은 층에게 많이 나타난다. 1990년대까지는 환자가 많지 않았으나 2000년 이후 매년 급속하게 환자 수가 늘고 있다. 서양의학에서는 장내세균의 관여, 자기 면역 질환의 이상 반응, 식생활 변화 등을 요인으로 보고 있지만 정확한 원인은 알 수 없다. 자율신경 면역 이론에서는 심신의 스트레스로 교감신경이 긴장 상태가 되면, 이때 증가한 과립구가 활성산소를 배출하여 대장 점막을 파괴하기 때문으로 본다. 환자의 백혈구 비율을 살펴보면 과립구 수치가 정상 범위를 벗어나 증가하는 것을 알 수 있다.

증상

───── 설사, 점액성 혈변, 복통, 잔변감, 미열이 지속되며 심해지면 하혈을 한다. 대장 점막에서 점액이 많이 분비되기 때문에 투명한 점액이 나오기도 한다. 하루에 20회 이상 화장실에 가는 경우도 있다. 증상이 심해지면 체중 감소, 빈혈 등이 나타나며 그 외 피부 병변, 안 병변이나 관절 통증, 어린이는 성장장애가 나타나기도 한다. 대장 전체에 염증이 생기는 전대장염이 되면 대장암을 일으키기 쉽다.

치료법

───── 일반적으로 대장 점막의 비정상적인 염증을 억제하고 증상을 가라앉히기 위해 사라조피린이나 펜타사, 또는 부작용을 경감시키기 위해 개량 신약인 메살라진으로 염증을 억제하는 약물 치료를 행한다. 모두 소염진통제다. 약물 치료가 곤란한 경우에는 대장을 전부 들어내는 수술을 한다.

치료에 사용되는 약제는 통증과 염증을 단번에 억제하여 교감신경을 긴장시키고 과립구를 늘려 조직 파괴를 부른다. 약 때문에 병을 고칠 기회를 잃게 되는 것이다. 치료약을 끊으면 변비와 복통 등의 리바운드 현상이 일어나므로 탈수를 일으키지 않도록 수분을 충분히 보충해준다. 자율신경 면역요법을 실시하면 과립구의 증가가 소강상태로 접어들어 백혈구가 균형을 이룬다. 이렇게 되면 혈변이나 복통 등의 증상이 개선되어 최종적으로는 모든 증상이 사라진다. 그러나 장기간 스테로이드를 사용해온 환자는 증상이 개선되어도 좀처럼 백

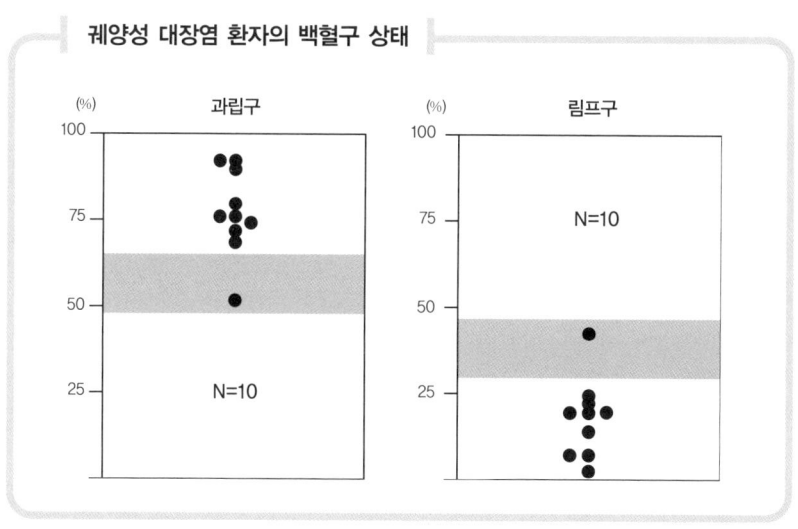

궤양성 대장염 환자의 백혈구 상태

혈구가 균형을 이루지 않는다. 체내에 축적된 스테로이드가 빠져나가지 못하기 때문이다.

류머티즘 환자도 같은 증상이 나타난다. 혼자서 리바운드 현상을 극복하기란 쉽지 않은 일이므로 기본적으로 의사의 도움을 받는 것이 좋다. 치료와 병행하여 가정에서 건강 유지를 위해 힘쓴다면 시간이 걸려도 자율신경의 균형을 되찾을 수 있다.

환자 중에는 한창 식욕이 왕성한 젊은이가 많은데, 엄격한 현미 채식을 계속하더라도 그것이 스트레스가 되면 효과는 반감된다. 이것도 안 된다, 저것도 안 된다 하는 식사 제한보다는 맛있게 식사를 하며 체력을 회복하는 것이 좋다. 발열, 발진 등의 리바운드 현상이 반복되지만 설사하는 횟수는 점점 줄어든다. 리바운드 현상이 가장 심할 때는 과립구의 비율이 높아져서 림프구가 감소한다. 환자 자신이 백혈구 비율의 변화를 자각하게 되면 더욱 적극적으로 부교감신경이 활발해질 수 있도록 노력한다. 시키지 않아도 산책이나 가벼운 운동, 입욕이나 손끝 누르기 요법도 하게 된다.

궤양성 대장염은 대장에 만성적 염증과 궤양이 생겨 설사 증상을 수반하는데, 이 설사는 부교감 반사를 일으켜 소화관의 활동을 촉진함으로써 몸이 스스로 회복하고 있다는 증거이다. 과립구가 방출하는 활성산소 때문에 점막이 파괴되는 고통에서 벗어나기 위해, 설사를 유도하여 위험으로부터 생명을 지키려는 반사인 것이다. 부교감신경에는 분비나 배설의 힘을 높이는 작용이 있어 부교감 반사에 따른 통증을 일으키는 물질인 프로스타글란딘이 나오기 때문에 복통을 수반한다.

자율신경 면역요법은 우리 몸에 통증 자극을 주어 순간적으로 통증을 없애려는 부교감신경의 거부 반사를 일으킨다. 그렇기 때문에 치료 중에는 땀이 많이 난다. 몸이 후끈후끈 달아오르거나 배를 움켜쥐고 화장실에 가야 하는 일도 잦다. 기분 나쁜 증상이긴 하지만 모두 치유 반응이다. 몸이 스스로 치유력을 높이기 위해 노력하는 중이며 '스스로 고치기' 위한 방법임을 기억해야 한다

부교감신경이 일으키는 '거부 반사'

자극	반사	
추위	재채기, 소름, 이뇨	차가운 공기를 내보내려 한다. 모공으로 찬 공기가 들어오지 않도록 모공을 닫는다. 차가운 기운을 소변으로 배출하여 혈류를 회복하고 몸이 따뜻해진다.
쓴맛, 신맛	구토, 침 분비, 소화관 연동운동, 배변	맛없고 신 것을 토해내려 한다.
매운맛	화끈거림	매운 것을 내보내려고 혈류가 증가한다.
꽃가루	재채기, 콧물, 눈물	이물질을 씻어내려고 한다. 몸 밖으로 내보내려 한다.
먼지	기침, 쌕쌕거림, 눈물	먼지기가 기관지로 들어가지 않도록 기관지를 수축한다. 먼지를 씻어낸다.
토사물	구토	속이 불편하고 토한다.
심정적으로 싫어하는 것	구토	기분이 나쁘거나 싫어하는 것을 보면 토하고 싶은 느낌이 든다. 만성화하면 토하고 싶은 기분조차 마비되어 불쾌하고 싫은 기분이 쌓인다. 이것이 스트레스가 되어 교감신경을 긴장시키면 온갖 병을 초래한다.
한방약(침·뜸)	이뇨, 배변, 설사, 소화관 연동운동, 침 분비	쓴 한방 성분, 침의 통증, 뜸에 대한 반응으로 혈류가 촉진되어 몸이 따뜻해진다.

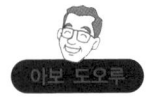 # 체온이 낮을수록 스트레스에 약하다

약물 남용에 따른 부작용

―― 궤양성 대장염을 가진 청소년 환자들과 이야기를 해보면 대부분 감수성이 예민하고 학업 등으로 인해 상당한 스트레스를 받고 있다. 병이 생긴 것은 가혹한 입시 경쟁에서 벗어나 잠시 쉬어가라는 의미이다.

병의 원인은 이러한 스트레스에 박차를 가하는 저체온에도 있다. 실험용 쥐를 30°C 물과 20°C 물에 가둬 스트레스를 주었더니 20°C 물에 가둔 실험용 쥐가 위궤양을 일으킨 반면, 30°C의 더운물에 가둔 실험용 쥐에게는 위궤양이 생기지 않았다. 저체온인 사람일수록 스트레스에 쉽게 타격을 입는다는 사실을 알 수 있다. 반대로 체온이 높은 사람은 스트레스를 날려버리는 힘이 있다.

궤양성 대장염에서 많이 나타나는 설사는 교감신경이 우세한 상태를 단번에 부교감신경이 우세한 상태로 되돌리려는 반응이며, 점액이 붙은 변은 과립구 사체의 농이 배출된 것이다. 몸이 조직을 회복하려는 과정에서 일어나는 치유 반응이다. 이를 면역억제제나 소염진통제, 스테로이드제로 억압하면 교감신경이 더욱 긴장하여 병이 낫기 어려워진다.

스테로이드제는 활성산소를 무독화하여 산화 반응을 한순간에 막아버리기 때문에 염증에는 즉효가 있다. 벌에 쏘인 충격으로 숨이 멎었을 때나 심한 화상으로 피부 조직이 파괴되어 생명이 위험할 때 체내에서 대량 방출되는 활성산소를 무독화하는 효과가 있어 구급 구명에서는 꼭 필요한 약이다.

스테로이드는 콜레스테롤과 같은 지질로, 사용 초기에는 체외로 배출할 수 있기 때문에 소염 효과가 아주 뛰어나다. 하지만 계속 주사하거나 복용하면 피부에 축적되어 산화한다. 그 다음부터는 교감신경은 더욱 긴장하고, 과립구가 늘어나고 방출되는 활성산소에 의해 조직이 파괴되어 염증이 심해진다. 염증을 억제하기 위해 먹는 스테로이드가 오히려 염증을 악화시키는 것이다. 몸은 이것들을 배출시키려고 하기 때문에 리바운드 현상이 일어나 이전보다도 격렬한 반응을 나타낸다. 병을 고치기 위해서는 스트레스를 없애고 몸을 따뜻하게 하는 것이 최선의 방법이다.

실험용 쥐 스트레스 실험

실험용 쥐를 30℃와 20℃ 물에 각각 5시간 동안 강제로 빠뜨려 스트레스를 가했더니 20℃ 물, 즉 저온 상태에 둔 실험용 쥐에게서만 위궤양이 발병했다. 저체온인 사람은 스트레스에 타격을 입기 쉽다는 사실을 알 수 있다.

정상적인 실험용 쥐의 위

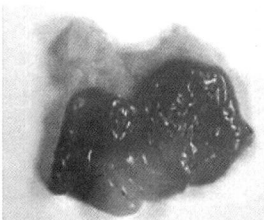

30℃ 더운물에 5시간 가둔 실험용 쥐의 위

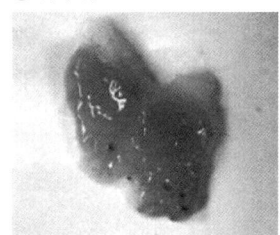

20℃ 물에 5시간 가둔 실험용 쥐의 위

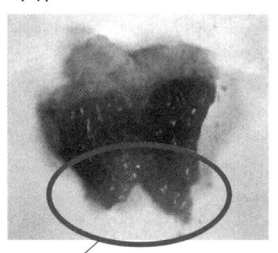

위궤양이 발생한 부분

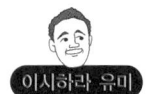 ## 내 몸에 맞는 음료로 체온을 높인다

집에 있는 재료로 만들 수 있다

──── 여러 가지 효능이 있는 생강 홍차나 당근 사과 주스 외에도 몸을 따뜻하게 하는 음료가 많다. 증상별로 좀 더 효과를 볼 수 있고 만들기 쉬운 음료를 소개한다.

- **매실차_** 위장병에 즉효가 있다. 생강탕보다도 보온 효과가 높다. 매실장아찌에 함유된 구연산 등의 유기산은 침이나 위액 분비를 촉진하여 소화를 돕는다. 엽차는 물론이고 간장의 염분도 양성으로 몸을 따뜻하게 한다.
- **연근탕_** 기침이나 기관지염 등의 호흡기 질환이나 감기 초기 증상에 좋다. 연근의 검고 쓴 액체는 타닌, 끈적끈적한 것은 무틴 성분으로 감기에 특효가 있다.
- **간장 엽차_** 엽차에 소량의 간장을 넣는 것만으로 몸을 데워 피로를 풀어주는 양성 음료가 된다.
- **달걀 간장_** 잦은맥박이나 부종에 마치 강심제와 같은 작용을 한다. 약효가 강하기 때문에 이틀에 한 번 정도만 마신다.
- **무탕_** 무에 함유된 디아스타아제 등의 소화효소가 위를 튼튼하게 하고 비타민 C가 면역력을 높인다. 발열성 감기나 소화불량으로 배가 더부룩할 때 마시면 좋다.

체온을 높이는 음료

매실차

생강탕보다 보온 효과가 높아 위통, 복통, 설사, 변비, 구토 등의 위장병에 즉효가 있다. 피로, 빈혈, 냉증, 기관지염 등에도 효과가 있다. 하루 1~2회 마신다.

● 재료
매실장아찌 1개,
생강즙, 간장 1큰술,
엽차 1잔

1 매실장아찌의 씨를 빼고 잔에 넣어, 숟가락으로 과육을 으깬다.
2 간장을 넣고 잘 젓는다.
3 생강즙을 넣는다.
4 뜨거운 엽차를 부어 젓는다.

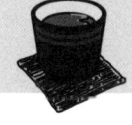

연근탕

가래가 끓고 목이 아픈 편도선염이나 기관지염에 효과적이다. 1일 2회 마시면 좋다.

● 재료
연근 40g, 생강즙 조금, 소금이나 간장 조금

1 연근은 껍질을 벗기지 않고 깨끗하게 씻어서 간다.
2 베 보자기로 짠 연근즙을 잔에 넣는다.
3 생강즙을 약간 넣고 소금이나 간장으로 순하게 간을 한다.
4 뜨거운 물을 부어 식히면 완성.

간장 엽차

피로, 빈혈, 냉증에 효과가 있다.

● 재료
간장, 엽차

1 간장 1~2작은술을 잔에 넣는다.
2 뜨거운 엽차를 부어 마신다.

달걀 간장

심장기능상실이나 심장 기능 저하에 따른 잦은맥박이나 부종에 효과가 있다. 강심제와 같은 작용을 한다. 효과가 강하므로 절대 2일에 1회 이상 먹지 않는다.

● 재료
달걀 1개(가능하면 유정란), 간장 약간

1 잔에 달걀노른자만 넣는다.
2 노른자의 1/4~1/2 분량의 간장을 넣어 섞는다.

무탕

열을 동반하는 감기나 기관지염, 육류와 어류 등 동물성 단백질 과다 섭취에 의한 변비나 설사 등에 효과가 있다.

● 재료
무, 생강즙, 간장, 엽차

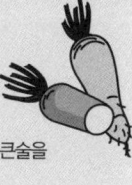

1 무는 껍질을 벗기고 갈아 3큰술을 대접에 넣는다.
2 생강즙 1작은술, 간장 1/2~1큰술을 넣는다.
3 뜨거운 엽차를 대접 가득 부으면 완성.

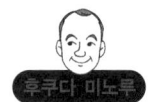 # 봄은 독소 배출에 좋은 계절이다

배설과 사혈로 노폐물을 없앤다

―― 봄은 1년 중 모든 생명의 에너지가 가장 활발하게 싹트는 시기이다. 건강한 사람이라면 새로운 출발에 마음이 설레지만 병이 있는 사람은 더 우울해지는 시기이다. 부교감신경이 우세해지면서 림프구가 늘어나 세균이나 이물질에 과민하게 반응하기 때문이다. 천식이나 꽃가루 알레르기가 심해져 분비물이 평소보다 많아지는 계절이기도 하다.

이럴 때 과감하게 발상의 전환을 꾀해보자. 봄이야말로 체내에 쌓인 독소를 뿜어낼 수 있는 최고의 기회라고 생각하는 것이다. 아토피성 피부염이 있는 사람은 피부에서 발진이나 땀을, 천식을 앓은 사람은 기관지에서 발작으로 알레르겐을, 우울증에 시달리는 사람은 마음에 쌓여 있는 것들을 토해내기 시작한다. 흔히 말하는 새싹이 움틀 무렵이 바로 이 시기이다. 이 시기를 최대한 활용하여 몸에 쌓인 독소를 빼내면 가을 즈음에는 증상이 호전되는 열매를 얻을 수 있다. 기를 통하게 하여 혈류를 촉진하는 자율신경 면역요법의 도움을 받으면 체내에 쌓인 독소와 노폐물을 한층 원활하게 배출할 수 있다.

독소를 없애는 데 빼놓을 수 없는 것이 사혈瀉血이다. 사혈은 몸속의 더러워진 혈액을 외부로 배출시켜 증상을 개선하는 치료법 중 하나이다. 사혈은 피부와 말초혈행장애를 개선하여 몸의 혈액순환을 좋게 하여 자연 치유 능력을 높인다. 동양에서는 오래전부터 거머리를 이용하여 피를 빨아내는 방법을 썼고, 이슬람 세계에서도 소뿔 속을 도려내어 피부에 대고 피를 흡수하게 하는 요법으로 병을 다스렸다. 개인적으로 사혈은 인공투석과 같다고 생각한다. 인공투석은 몇 시간에 걸쳐 환자의 혈액 속 노폐물을 제거하여 깨끗하게 만든 다음 다시 몸속에 넣는 것이다. 사혈은 치료점 주변의 피부에 가는 침을 찔러서 아주 소량의 혈액을 빼내는 안전하고 효과적인 소규모 투석이다. 오염으로 정체된 혈액이 약간만 나와도 체내에서는 새로운 혈액이 만들어지기 때문이다.

병의 원인은 냉증으로 인해 일어나는 혈행장애다. 따라서 혈류를 회복하여 냉기를 없애는 것이 치료의 기본이 된다. 교감신경이 우세해 일어나는 냉증은 혈관이 조여 생긴 허혈이 원인이며, 부교감신경 우세로 일어나는 냉증은 혈관이 지나치게 확장되어 상태인 울혈이 원인이다.

지금까지의 경험으로 보면 횡격막보다 위쪽에 있는 폐, 심장, 머리 쪽에 이상이 생기면 머리에서 가슴에 걸쳐 울혈이 심하고 다리가 차갑다. 한편 횡격막보다 아래쪽에 있는 소화기나 생식기가 상하면 어깨나 팔, 손은 울혈이 그리 심하지 않은데 다리에서 심한 냉기를 느낄 수 있다. 기를 통하게 하여 두한족열 상태가 되면 혈류가 크게 변화한다. 자극을 주면 처음에는 체온이 내려가지만 곧바로 말초 부위까지 체온이 상승하여 몸에 열이 나기 시작한다. 환자의 마음과 우주 에너지, 자율신경 면역요법이 하나가 되었을 때 몸에는 큰 변화가 나타난다.

칼럼 2 이시하라 유미

체질 진단

해당하는 항목이 많은 것이 나의 체질

		음성 체질	중성 체질	양성 체질
겉모습	체형	☐ 마른 체형	☐ 보통 체형	☐ 근육질 체형
	얼굴빛	☐ 창백하다	☐ 희지도 붉지도 않다	☐ 붉다
	머리카락	☐ 백발	☐ 나이에 맞다	☐ 대머리
	목	☐ 목이 가늘고 길다	☐ 어느 쪽에도 해당하지 않는다	☐ 목이 굵고 짧다
	눈	☐ 눈이 크고 쌍꺼풀이 있다	☐ 눈이 가늘고 쌍꺼풀이 있거나 눈이 크고 쌍꺼풀이 없다	☐ 눈이 가늘고 쌍꺼풀이 없다
몸의 상태	자세	☐ 등이 굽었다	☐ 어느 쪽에도 해당하지 않는다	☐ 자세가 좋다
	체온	☐ 낮다	☐ 36.5℃ 전후	☐ 높다
	혈압	☐ 저혈압	☐ 정상	☐ 고혈압
	식욕	☐ 식욕부진	☐ 보통	☐ 식욕 왕성
	체력	☐ 체력이 약하다	☐ 나이에 맞다	☐ 체력이 강하다
	생활 리듬	☐ 야간형	☐ 종일 활기차다	☐ 아침형
	배변	☐ 묽은변을 본다	☐ 보통	☐ 변비가 있다
	배뇨	☐ 색이 엷다	☐ 노란색	☐ 색이 짙다
	그 외	☐ 추위를 탄다	☐ 어느 쪽에도 해당하지 않는다	☐ 더위를 탄다
걸리기 쉬운 질병		☐ 빈혈	☐ 특별히 없다	☐ 다혈증
		☐ 위염, 위궤양	☐ 특별히 없다	☐ 뇌졸중
		☐ 알레르기, 교원병	☐ 특별히 없다	☐ 서구형 암 (폐암, 대장암 등)
		☐ 류머티즘	☐ 특별히 없다	☐ 통풍
		☐ 우울증, 노이로제	☐ 특별히 없다	☐ 과대망상, 조증
성격이나 행동		☐ 신경질적이다	☐ 어느 쪽에도 해당하지 않는다	☐ 대범하다
		☐ 고민거리가 많다	☐ 어느 쪽에도 해당하지 않는다	☐ 밝고 쾌활하다
		☐ 소극적	☐ 어느 쪽에도 해당하지 않는다	☐ 적극적

제 3 장

몸이 경고를 보내기 시작한다

―

어딘가 불편하다면
그것은 몸이 보내는 경고

> " 몸이 보내는 경고를
> 놓치지 마라.
> 모든 증상에는 이유가 있으므로
> 그 원인을 찾아야 한다. "

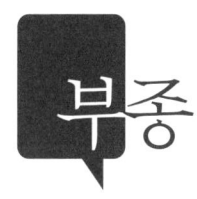

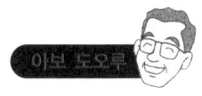

원인

―――― 몸이 붓는다면 체내에서 수분 조절이 되지 않는다는 뜻이다. 우리 몸은 약 60%가 수분으로 이루어져 있으며 그중 3분의 2가 세포 속에, 나머지 3분의 1이 세포 밖에 있다. 세포 밖 수분 중 약 4분의 1은 혈액이며, 나머지는 세포와 세포 사이에 있는 간질액間質液으로 존재한다. 간질액은 세포로 영양소와 노폐물을 운반하는 역할을 한다.

부종은 간질액이 과도하게 늘어났을 때 나타난다. 간질액은 림프관에 들어가 림프액이 되어 최종적으로 림프관에서 정맥으로 배출된다. 이때 림프관의 흐름이 정체되면 여분의 수분과 노폐물이 쌓여 부종이 일어난다.

장시간 같은 자세로 앉아 있으면 근육의 수축이 줄어들어 림프관의 작용이 멈추고, 오래 서 있으면 근육이 굳고 혈액이나 림프관의 흐름이 나빠져 몸이 붓는다.

수분을 많이 섭취하거나 에어컨에 많이 노출되어도 자율신경의 작용이 둔해져 수분 대사가 원활하지 못하다. 중력의 영향을 받은 수분이 하반신에 쌓여 아랫배가 나오거나 장딴지가 붓는다. 하반신의 근력이 떨어져 몸이 차가워지면 혈행이 나빠지고, 수분을 밖으로 내보내는 힘이 약해져 수분이 몸에 쌓여 부종이 된다.

증상

―― 단기간에 낫는 일과성 증상, 병이나 상처 등은 몸이 보내는 신호일 수 있다. 발목 약간 위쪽을 손가락으로 30초 정도 눌렀다가 떼었을 때 흔적이 움푹 패어 한참 남아 있다면 부종의 증거이다.

얼굴이나 발 등 특정 부위가 일시적으로 붓거나 아침에 일어난 지 한두 시간 정도 지나면 사라지는 부기는 걱정하지 않아도 된다.

치료법

―― 걷기, 스트레칭, 사우나 등으로 근력을 키우면서 땀을 내 온몸의 혈행을 좋게 한다. 세포 사이에 있는 남아도는 수분을 원활하게 배출하려면, 몸을 따뜻하게 하고 신장 기능을 활발하게 하는 방법을 찾아 발한이나 배뇨를 촉진하는 것이 좋다.

질병에 따른 부종

―― 장시간 온몸이 부어 있다면 내장 질환이 원인일 수도 있다. 간 질환, 임신중독, 신장병, 심장병, 혈관이나 림프관 장애, 각기병脚氣病, 빈혈 등이 의심된다.

심장병은 주로 오후에 하반신이 붓고, 신장병은 눈꺼풀, 손, 얼굴에도 부종이 나타난다. 간 질환은 배에 물이 찬다.

양발의 붓는 것은 울혈성 심장기능상실, 네프로제 증후군(nephrotic syndrome, 온몸이 붓고 단백뇨가 심해지며 소변의 양이 매우 적어지는 신장병), 간경변이나 암 등에 따른 만성적인 체력 저하가 원인이다. 유난히 한쪽 발만 붓는다면 대퇴정맥의 혈전이나 서경부의 림프절 부종에 따른 정맥 압박이 의심된다.

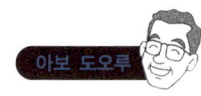

원인

● **손 저림** 신경장애가 원인인지 혈행장애 때문인지 아니면 운동 마비인지 구별해야 한다.

신경계 장애라면 안정을 취하고 있을 때도 나타날 수 있으며, 혈행장애라면 운동할 때 자주 나타난다.

한쪽 손만 저리다면 경추에서 나온 신경이 압박을 받아 생기는 경완 증후군, 여성에게 많은 흉곽출구 증후군, 경추에 이상이 생기는 경추증, 경추 추간판 탈출증일 수 있다.

말초신경장애로 자주 나타나는 것은 손가락 끝이 저리는 증상(새끼손가락 제외)으로, 정중신경正中神經 마비나 수근관手筋管 증후군이라고 한다. 손목에서 정중신경이 압박을 받아 일어나는 것으로 손목을 많이 쓰는 사람, 특히 여성에게서 많이 볼 수 있다.

양손이 저리면 얼마 지나지 않아 양발까지 저리는 경우가 많다. 중독이나 대사 등 전신성 내과 질환으로 생긴 다발성 말초신경장애나 경추장애를 의심할 수 있다.

팔을 쫙 폈을 때 조금씩 손이 떨린다면 갑상샘 기능 항진증의 우려가 있다. 많이 먹는데도 체중은 오히려 줄어든다면 전문의의 진단을 받아야 한다.

● **발 저림** 보통 한쪽 발에 증상이 나타나며 신경장애뿐 아니라 혈행장애 때문에 일어날 수 있다.

신경장애에 따른 질환으로는 요추증이나 요추 추간판 탈출증, 척주관(脊柱管) 협착 등이 있다. 요추증이나 요추 추간판 탈출증은 신경 분포에 따라 저리거나 아픈 증상이 나타나기 때문에, 요추나 척추 중 어디가 압박을 받고 있는지 알아내야 한다.

말초신경장애라면 팔다리가 세로 방향으로 저리고 아프다.

좌골신경통은 엉덩이에서 넓적다리 뒤쪽 장딴지에 걸쳐 저릿하고 아프며 요통을 수반한다. 이는 요추 부근의 신경이 압박을 받고 있다는 증거이다. 하지 폐색성 운동경화증은 혈행장애에 따른 주요 질환이다.

● **뇌 안쪽 저림** 뇌의 깊숙한 곳에 있는 시상(視床)에 출혈이나 경색을 보이면 증상이 발생한 지 3~4주 지난 다음에 마비 부위가 저릿저릿하고 따끔따끔한 경우가 있다. 주로 뇌졸중의 후유증으로 나타난다.

증상

―― 몸의 어느 한 부위에 전기가 흐르는 것처럼 묵직하고 아릿한 느낌이 들거나 자신의 의지와 상관없이 특정 부분이 떨리기도 한다. 몸 어느 부분이건 좌우 중 한쪽만 떨린다면 뇌내출혈 등의 뇌혈관장애가 진행되고 있을 위험이 있다.

치료법

―― 혈행장애로 저릴 때는 복근이나 등 근육을 강화하는 운동이 좋다. 장시간 같은 자세로 있지 말고 스트레칭을 충분히 해주고, 저리거나 통증이 있는 부위는 항상 따뜻하게 한다.

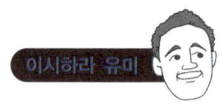

원인

——— 추위를 느끼면 우리 몸은 손발 등의 모세혈관을 수축해 피부 표면에서 열이 새는 것을 방지한다. 이와 반대로 따뜻하면 모세혈관을 이완시켜 열을 내보낸다.

냉증의 원인은 생활환경이 편리해지면서 체온 조절 기능, 특히 피부의 적응 능력이 떨어진 데 있다. 추운데도 얇은 옷을 입거나 꽉 끼는 보정 속옷으로 몸을 옥죄는 것도 문제이다. 사계절 차가운 음료를 마시고, 입욕을 샤워로 대신하는 습관이나 운동 부족으로 근육량은 줄어들고, 스트레스는 늘어난다. 거기에 약의 남용으로 교감신경이 과도한 긴장 상태에 놓인다. 모두 냉증을 부르는 원인이다.

증상

——— 손발이 차가운 것이 냉증이라고 생각하기 쉽지만, 더위를 타고 손발이 뜨거운 사람 중에도 냉증인 사람이 많다. 배에 손을 대어봤을 때 차갑거나 땀을 많이 흘리는 사람은 냉증이라고 보면 된다.

손발이 뜨거운 것은 몸속의 열이 밖으로 빠져나가 표면이 뜨거워졌기 때문이다. 운동을 한 것도 아닌데 땀이 난다면 몸속에 남아 있는 수분을 배출하여 몸을 따뜻하게 하려는 반응이다.

손발이 잘 붓는 사람도 냉증일 확률이 높다. 배가 차가운지, 땀을 얼마나 흘리는지, 얼마나 몸이 붓는지를 보고 판단할 수 있다.

체온이 떨어지면 온몸의 세포와 장기의 대사가 악화된다. 심장의 혈관계 작용이 떨어져 혈액의 흐름이 나빠지면서 가장 먼저 몸 표면을 흐르는 정맥계 소혈관의 혈류가 정체되기 시작한다. 이것이 동양의학에서 말하는 어혈이다. 일반적으로 어혈이 생기면 눈 밑에 기미가 끼고, 얼굴이 홍조를 띠면서 창백하고, 입술이 보라색을 띠며 잇몸에 색소 침착이 나타난다. 이 밖에 거미상혈관종, 치질 출혈, 생리불순, 하지정맥류, 어깨 결림, 현기증 등을 보일 수 있고, 심장이 두근거리거나 숨이 막히며 신경증이 나타나기도 한다. 이런 증상을 내버려두면 염증이나 종양, 심근경색, 뇌경색 등으로 진행되기도 한다. 그야말로 냉증은 만병의 근원이다.

치료법

─── 적절한 운동으로 근육을 늘리고, 미지근한 탕에 느긋하게 몸을 담그고, 차가운 음료는 멀리하고 부종의 원인이 되는 수분을 제한해야 한다. 물론 따뜻한 음료라고 모두 몸을 따뜻하게 하는 것은 아니다. 따뜻한 홍차나 엽차를 마시는 것이 좋다. 또 식이섬유가 풍부하고 몸을 따뜻하게 해주는 무, 당근, 우엉 등 뿌리까지 먹는 뿌리채소 중심 식단으로 바꾸는 등의 개선이 필요하다.

복대를 차는 것도 도움이 된다. 자신의 평소 생활을 점검하고 냉증의 원인을 제거해나가자.

손과 얼굴의 홍조

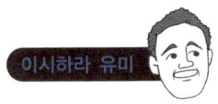

원인

───── 어혈 상태에서는 혈관이 확장되어 있기 때문에, 손이나 얼굴, 콧등이 붉어져 있다면 언제든 출혈할 수 있다는 신호라고 볼 수 있다. 항상 혈행이 불량한 상태이므로 치질, 정맥류, 뇌경색, 심근경색과 같은 혈행 관련 질병이 생길 위험이 높다.

심근경색이나 뇌졸중으로 갑자기 쓰러지는 사람의 90%가 평소 손과 얼굴, 콧등이 붉은 기를 띤다. 주변 사람들을 보면 잘 알 텐데, 이런 사람은 혈액순환이 나빠 자주 어깨 결림이나 두통을 호소한다.

술을 많이 마시는 사람의 콧등이 붉은 것은 간에서 알코올이 잘 해독되지 않아 어혈이 된 상태로 간이나 위에 문제가 있다는 신호이다.

증상

───── 손발이나 콧등에 붉은 기가 있다면 어혈이 맺혔다는 신호이다. 우리 몸은 혈액이 오염되고 정체되면 스스로 오염된 피를 밖으로 내보내 몸을 정화하려고 한다.

치주염에 걸렸을 때 잇몸에서 피가 나는 것도, 치질이 심할 때 나타나는 출혈도 어혈을 풀려는 반응이다.

치료법

─── 어혈은 과식이나 스트레스, 운동 부족, 저체온에 따른 혈액의 오염으로 생긴다. 생활습관을 점검해 근본적인 원인을 찾아 개선해나가는 것이 가장 중요하다.

얼굴색으로 알 수 있는 건강 상태

얇은 분홍색	건강한 얼굴빛
붉은 기가 강하다	혈압이 높고 초조하거나 흥분한 상태. 머리로 혈액이 올라와 있는 상태이다.
자주색을 띤 붉은색, 열이 있다	어혈의 신호. 얼굴 표면에 혈관이 도드라지거나, 광대뼈나 콧등의 모세혈관이 커졌다면 확실히 혈액이 오염되었다는 증거이다. 과음이나 만성 알코올 의존증, 간경변 환자는 항상 콧등의 모세혈관이 확장되어 붉은빛을 띤다. 콧등이 빨갛고 손바닥의 엄지손가락과 새끼손가락을 연결하는 도톰한 곳이 빨개지는 손바닥 홍반이 있다면 알코올성 간 질환이 의심된다.
흰색	빈혈이나 폐 질환. 핏기가 없이 창백하고 현기증이 나는 경우는 빈혈이다. 폐 기능이 떨어졌을 때도 얼굴이 희고 창백하다. 과다 출혈이나 심한 통증, 정신적 쇼크가 있어도 창백해진다.
담황색	빈혈 악화. 빈혈이 심해지면 얼굴빛이 황색을 띤다.
황색, 거무스름하다	간이나 담낭에 병이 있으면 얼굴이나 눈의 흰자위가 노랗게 되는 황달이 나타난다. 소변 색이 짙고 피부가 가렵다. 간 기능이 떨어져 황색 색소인 빌리루빈bilirubin이 몸 밖으로 배출되지 않아 피부가 누레진다. 침묵의 장기인 간은 문제가 생겨도 좀처럼 증상이 나타나지 않는데, 황달 기가 있다면 간이 상당히 지친 상태임을 말한다. 더욱 진행되어 간경변, 간암 등 만성 간기능장애가 오면 피부가 거무스름해진다. 해독 기관인 간이 제 기능을 못하면 체내 노폐물이나 유해 물질을 포함한 오염된 혈액이 흐르기 때문이다.
거무스름한 흙색	혈중 노폐물을 여과, 배설하는 기관이 신장인데 이 신장의 기능이 떨어지면 혈액이 노폐물로 오염되어 거무스름한 흙색을 띤다. 피부가 얇아 혈액의 색이 드러나 보이고 눈 주위부터 거무스레해진다. 간 질환이 있을 때도 검은빛을 띤다.
암적색, 적색	심장과 간의 SOS 신호. 선천성 심장병, 심장기능상실, 만성 폐 질환 등으로 혈액 속에 산소가 부족해 피부나 점막이 황색을 띠는 티아노제가 일어나면, 피부나 점막이 어두운 자줏빛이 된다.

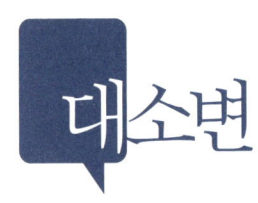
대소변

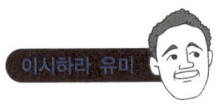

원인

――― 식중독에 걸리거나 좋지 않은 음식을 먹으면 몸은 나쁜 성분을 설사로 배설하려고 한다. 몸속의 혈액에 유해 물질이 번지지 않게 하려는 반응이다.

차가운 음식을 먹거나 마셨을 때 몸이 차가워지지 않도록 몸 밖으로 수분을 내보내려는 반응도 설사로 나타난다. 수시로 설사같이 묽은 변을 보는 사람은 몸이 견디기 힘들 정도로 스트레스를 받아 혈관이 줄어들고 혈류가 나빠진 상태일 우려가 높다.

변비로 고생하는 사람 중에는 하복부가 차가운 사람이 많다. 눈을 뜨자마자 차가운 물을 마셔 배설을 촉진하는 것은 강한 자극을 주어 끌어내는 것이므로 건강한 배변이 아니다.

증상

――― 건강한 사람의 대변은 70~80%가 수분이어서 딱딱하지도 부드럽지도 않다. 토끼 똥같이 동글동글한 변을 본다면 변비에 걸리기 쉽고, 검은색이나 붉은색 변은 피가 섞여 나오는 것이다. 상부 소화기에 출혈이 생겨도 극소량의 피가 대변에 섞여 나오는데, 이 경우는 육안으로는 확인할 수 없다.

치료법

설사가 잦은 사람은 배를 따뜻하게 해야 한다. 몸을 데우고 위의 작용을 조절하는 무탕(143쪽)이 도움이 된다.

변비가 있는 사람은 손바닥으로 배를 자주 쓸어주고, 식이섬유가 풍부한 식품을 먹는다. 욕조에 몸을 담가 복부를 팽창시키거나 몸을 웅크리는 동작으로 수압을 이용해 복근을 단련하는 것도 좋다. 변비가 심할 때는 얇게 자른 알로에 잎 다섯 장 정도를 넣고 200cc 물이 반으로 줄 때까지 달인 즙을 식후에 큰 숟가락으로 하나씩 먹으면 좋다.

대변 상태로 알 수 있는 건강

흑색, 걸쭉한 변	피가 섞인 변으로, 위나 십이지장, 소장 상부에 궤양이나 암 등이 생겨 출혈이 있을 수 있다.
선홍색 변	항문에 가까운 대장이나 직장에 이상이 있거나 치질일 수 있다.
가는 변	위가 좋지 않거나 수분 과다, 스트레스가 원인인데 연필 굵기 정도로 가는 경우에는 대장암의 우려가 있다.
물 같은 변	폭음과 폭식, 소화불량이 원인이 되어 나타나는 설사. 1일 10회 이상 부패한 듯 역한 냄새가 나는 설사를 한다면 장염이나 식중독이 의심된다. 특히 열이 나고 토할 것 같을 때는 식중독이다.

소변 상태로 알 수 있는 건강

혈뇨血尿	오줌을 누기 시작 때 출혈이 있다면 요도, 도중의 출혈은 신장과 요관, 방광, 그칠 때의 출혈은 방광과 전립선 이상을, 복부에서 하복부까지 통증이 있을 때는 요로결석을 의심할 수 있다.
소변량이 많다	당뇨병이나 심장기능상실, 갈증이 심할 때는 요붕증尿崩症
소변량이 적다	울혈성 심장기능상실, 급성신염, 네프로세 증후군이라고 하는 부종을 수반하는 병에 걸리면 소변의 양이 적어진다.
배뇨 시 통증	오줌이 처음 나올 때 통증이 있으면 요도염, 오줌 끝에 따르는 통증은 방광염
달달한 냄새	당뇨병일 수 있다.

* 건강한 사람은 하루 7~8회에 걸쳐 1,000~1,500mL의 소변을 보는데, 땀을 흘리는 양에 따라 차이가 있다.

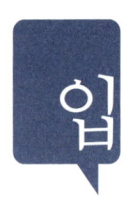

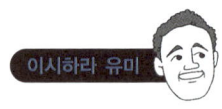

증상

─── 동양의학에서는 진찰할 때 꼭 혀의 상태를 살핀다. 거울을 보며 '에~' 하고 혀를 쑥 내밀어 자신의 혀를 살펴보자.

혀나 설태舌苔, 잇몸, 구취 등에는 몸속의 수분량이나 잉여물, 노폐물의 영향이 그대로 나타난다. 그 색이나 냄새 등으로 건강 상태를 알 수 있는데, 혀의 윗면에 덮인 설태는 혀의 상피세포上皮細胞나 음식

설태의 색으로 알 수 있는 건강	
황색이나 검은색	노폐물이 혀로 배출되고 있다. 혈액이 오염된 것을 의미한다. 변비가 있거나 담배를 많이 피우는 사람의 설태도 황색을 띤다.
얼룩	체력 저하, 허약 체질, 폭음과 폭식으로 위가 나빠진 상태, 알레르기
거의 없다	체내 수분 과잉으로 혀 표면에 수분이 많은 상태이다.

잇몸 색으로 알 수 있는 건강	
엷은 분홍색	건강한 잇몸, 탱탱하고 윤이 난다.
붉은색에서 자주색, 군데군데 갈색	어혈이 진행 중이다.
붉은색에서 자주색, 부어오른다	입 냄새가 심하거나 칫솔질할 때 피가 나고, 이가 흔들리는 등의 증상이 있으면 치주염을 의심해야 한다.
검은색	멜라닌 색소가 침착한 것이 주요 원인이며, 전체적으로 검은빛을 띠는 것은 치주염이나 흡연이 원인이다.

찌꺼기, 세균이 모인 것이다. 특히 단식하는 동안에는 배설기관의 움직임이 활발해져 설태가 두껍게 끼고 색도 짙다.

혈액이 오염되어 어혈 상태가 되면 잇몸도 색소가 침착하여 생기를 잃는다. 이가 아프거나 흔들거리는 것도 피로 등으로 생긴 혈행장애 때문이다.

혀의 상태로 알 수 있는 건강

혀 가장자리가 부석부석하고 울퉁불퉁하다	몸속에 수분이 많다. 수분이 차서 부풀어 오른 혀가 이에 부딪혀 혀 가장자리에 잇자국이 남아 울퉁불퉁하다.
혀 표면이 매끈매끈하다	혀의 표면에는 혀유두라고 하는 작은 돌기가 있어 침을 멎게 하거나 음식을 잘 섞이게 하는 역할을 한다. 악성 빈혈에 걸리면 혀유두가 위축되어 표면이 매끈매끈하다.
혀에 균열이 있다	혀 한가운데 있는 정중선 이외의 다른 곳에 금이 간 사람은 몸속의 수분이 부족한 상태이다. 그 때문에 촉촉해야 할 혀가 튼 것이다. 전체적으로 쭈글쭈글해 가늘고 날카로워 보인다.
분홍색	건강한 혀
흰색	빈혈기가 있다. 수분이 너무 많아 몸이 찬 사람도 혈행장애로 혀가 하얘진다.
붉은색	열이 나거나 수분이 부족할 때 열이 나서 혀가 빨갛게 된다.
암적색	혀가 전체적으로 암적색을 띠거나 가장자리만 암적색일 때는 혀 뒷면에 있는 두 개의 정맥도 암적색으로 부풀어 어혈 상태가 된다.

구취로 알 수 있는 건강

암모니아나 오줌 냄새	신장 기능 저하
단 과일 냄새	당뇨병
쥐 사육실 같은 냄새	간 기능 장애
썩거나 쉰 듯한 냄새	위 기능이 떨어진 경우
생선 내장이나 채소가 썩는 듯한 냄새	폐렴이나 폐암으로 폐 조직이 파괴된 경우
썩은 농 같은 냄새	만성비염, 급성비염, 축농증 등 세균 감염증에 걸린 경우

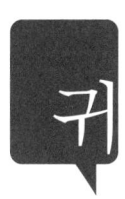

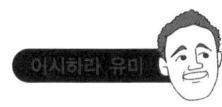

증상

―――― 신체상의 특별한 변화는 없는데 원인을 알 수 없는 현기증이나 이명이 생기는 경우, 동양의학에서는 수독水毒이나 신허腎虛 때문이라고 본다. 현기증이나 이명이 심할 때 구토가 나는 것은 몸속에 남은 수분을 배출하려는 반응이다. 메니에르 증후군(이명, 난청과 함께 갑자기 평형감각을 잃고 현기증이나 발작을 일으키는 병)에는 현기증과 이명 증상이 따르는데, 서양의학에서도 이때는 내이內耳에 쌓인 림프액에 원인이 있다고 본다. 수면 부족, 과로 등이 대사를 방해해 수분 배출이 원활하지 않기 때문이다.

치료법

―――― 몸을 차게 하는 음료를 자제하고 몸을 따뜻하게 하는 생강홍차나 매실차 등을 마신다. 식사를 할 때는 몸속에 남은 수분이 잘 배

귓불의 주름

동양의학에서는 심장에 이상이 있으면 그 신호가 귀에 나타난다고 본다. 동맥경화 증상이 나타나거나 혈류가 나빠지면 귓불의 동맥도 딱딱해져 지방이 오그라들면서 주름이 생긴다. 시카고대학 의학부 윌리엄 J. 엘리어드 교수의 연구에 따르면 귓불에 주름이 있는 사람이 심장 질환으로 사망한 사례가 주름이 없는 사람의 약 3배, 주름이 있지만 관동맥 질환이 없는 사람이 심장 질환으로 사망한 비율은 주름도 관동맥 질환도 없는 사람의 약 6배에 이른다.

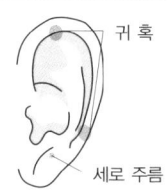

귀 혹

세로 주름

출될 수 있도록 미네랄이 풍부한 염분을 적절히 섭취하고, 몸을 데우는 기운이 강한 추운 지역에서 난 뿌리채소와 과일을 먹는다. 적절한 운동으로 근육을 만들거나 목욕으로 몸을 데우면 좋다. 수분 대사가 좋아져 배뇨, 발한 등 배설작용이 원활해지면 증상이 나아진다.

귀의 증상

통증	
귀 입구에 나타난다	외이노염外耳道炎. 외이노란 귀의 입구부터 고막까지를 말한다. 외이도염은 대부분 귀이개나 손톱에 긁힌 상처 때문에 생긴다. 귀에 고름이 차고 가려우며 귀가 꽉 막힌 느낌이 든다. 대부분 자연치료가 되지만, 증상이 자주 나타난다면 당뇨병이나 면역 질환을 의심할 수 있다.
귀 안쪽에 나타난다	고막염. 고막이 곪아 수포가 생기는 수포성 고막염, 고막의 결합조직이 부풀어 오르는 육아종성 고막염이 있다. 귀 안쪽이 아프거나 귀에서 고름이 나고 가려우며, 이명, 가벼운 난청 증상이 나타난다.
두부로 확대된다	외이外耳에 난 상처를 통해 균이 침투해 농 덩어리가 생기는 것으로 외이도염보다 통증이 심해 머리 전체에 영향을 미친다. 증상이 자주 나타난다면 면역력이 떨어진 것이다.
난청	
돌발성 난청	갑자기 귀가 잘 안 들리는 증상으로 순환장애나 바이러스가 원인이다. 주로 한쪽 귀에 나타나는데 드물게 양쪽 귀에 동시에 나타나기도 한다. 청력 이상과 함께 이명, 현기증, 구토, 메스꺼움 등이 생기며, 귀가 막힌 느낌이 들거나 메니에르 증후군과 비슷한 증상을 나타내기도 한다.
직업성 난청	음악 업계나 철도, 조선소 등 오랫동안 큰 소리에 둘러싸인 환경에서 일해온 사람에게 많이 나타난다. 고음역대의 소리부터 들리지 않게 되는데, 일반적인 대화에서는 접할 일이 없는 음역이기 때문에 난청임을 깨닫지 못한 채 진행되는 경우가 많다.
음향성 외상	록 콘서트, 라이브 하우스, 클럽 등 큰 음향에 자주 노출되면 잘 들리지 않는다. 헤드폰으로 큰 음악 소리를 장시간 듣는 것도 원인이 된다. 이명, 현기증, 귀가 막힌 느낌 등을 수반하기도 한다. 음이 이중으로 들리는 수도 있는데 이는 좌우에서 들리는 방식이 다르기 때문이다. 몸 상태가 나쁘거나 심신이 피로하고 스트레스가 쌓일 때 나타나기 쉽다.

*귀 혹 : 귀의 연골과 귓바퀴 바깥쪽을 따라 혹이 나 있는 사람은 통풍의 위험이 있다. 혈중 요산尿酸의 농도가 높아 일어나는 통풍은 원래 소변으로 배출되어야 할 요산이 몸속 관절에 쌓여 염증을 일으키는 병이다. 요산은 육류나 맥주에 많이 함유되어 있으며, 육류를 과다 섭취하거나 과음하면 영양 과다 등으로 배설에 지장을 준다. 통풍은 대부분 엄지손가락이나 엄지발가락에 붙은 근관절에 요산이 침착하여 생기며 심한 통증과 홍반, 부종을 수반한다. 체온이 떨어지고 귀와 발가락 등에 통풍결절痛風結節이라고 하는 혹이 생긴다.

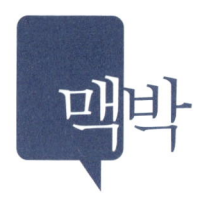
맥박

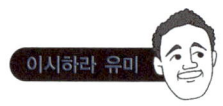

원인

―― 부정맥은 대부분 스트레스, 수면 부족, 과로, 과음, 흡연 등이 겹쳐 자율신경이 흐트러지면서 생긴다. 서양의학에서는 일단 부정맥이 생기면 심장에 문제가 있다고 보지만, 동양의학에서는 몸속에 불필요한 수분이 쌓여 일어나는 수독을 원인으로 본다.

활동할 때는 근육이 많이 움직이기 때문에 체내 수분도 활발히 소비되지만, 가만히 있으면 근육도 쉬니까 수분이 그대로 정체된다. 자연히 몸이 차가워져 대사가 떨어진다.

이럴 때 우리 몸은 심장 두근거림, 잦은맥박, 부정맥 등으로 대사를 높여 남아도는 수분을 배출하려고 한다. 자연의학에서는 이런 증상을 병이 아닌 수독을 제거하기 위해 몸이 일으키는 치유 반응이라고 파악한다.

이 증상으로 고민하는 사람들은 대부분 수분을 과다 섭취하는 경향이 있다. 특히 녹차, 커피, 청량음료 등 몸을 차게 하는 음료를 습관적으로 마신다.

몸을 활발이 움직이고 있는데도 심장이 두근거리거나, 잦은맥박, 부정맥이 나타난다면 심장병의 원인이다.

증상

심장이 두근거리는 증상이나 잦은맥박, 부정맥은 활동하고 있는 중에는 나타나지 않고 주로 쉴 때 나타난다. 심장은 정상일 때 1분에 50~80회 규칙적으로 뛰는데, 이보다 빠른 것을 잦은맥박頻脈, 느린 것을 느린맥박徐脈, 불규칙적으로 뛰는 것을 부정맥不整脈이라고 한다.

이때 일어나는 증상이 두근거림으로, 심장박동을 자각하여 리듬에 이상에 생기면 가슴이 콩닥거려 불안이나 불쾌함을 느낀다.

치료법

수분 섭취를 제한하고 배설을 촉진하는 생강 홍차를 마시거나 이뇨 효과가 높은 팥 삶은 물을 마셔 여분의 수분을 소변으로 내보낸다.

증상별 맥박

조기수축	느린맥박
맥박이 한 번 건너뛰는 것이다. 심장의 수축 리듬이 흐트러져서 맥박이 한 번 건너뛰는 느낌이나 맥박이 빨라진 느낌, 가슴이 막히는 느낌이 든다. 스스로 판단하기는 어려우므로 전문적인 검사가 필요하다. 가슴이 두근거리거나 어지러운 증상이 있을 때는 중대한 부정맥일 수 있다. 극도로 피곤하거나 스트레스가 쌓이면 건강한 사람도 조기수축이 일어나는 경우가 많은데, 찌르는 듯한 가슴 통증을 느끼지만 일과성 증상으로 곧 없어진다.	맥박이 1분에 50회 이하로 뛰는 경우이다. 심장에서 온몸으로 보내는 혈액의 양이 줄기 때문에, 뇌로 보내는 혈액도 부족해진다. 따라서 휘청거림, 현기증, 실신 등의 증상이 나타난다. 평소 운동을 하는 사람은 맥박이 느린 경향이 있는데 이는 오히려 심장에 힘이 있다는 표시이다. 하지만 극단적으로 맥박이 느리고 운동 등으로 심박수가 늘어야 할 때도 빨라지지 않는다면 이상 증상으로 동부전洞不全 증후군, 방실블록房室block 등 심장병이 일어날 수 있다.

심방세동	잦은맥박	발작성 잦은맥박
맥박이 전혀 규칙성 없이 제멋대로 뛰는 증상으로 일과성인 경우도 있고, 심방세동이 굳어진 경우도 있다. 심방세동은 그 자체로는 생명에 지장이 없지만 심장에 혈전이 생길 수 있다.	맥박이 1분에 100회 이상 뛰는 증상이다. 운동을 하면 누구나 맥박이 빨라지고, 열이 나거나 긴장해서 맥박이 빨라지는 것도 정상이다. 항상 맥박이 빠른 사람은 파제트병이라는 갑상샘 질환이나 빈혈 등이 의심된다.	갑자기 맥박이 1분에 150~200회 정도로 빨라졌다가 또 갑자기 잦아드는 증상. 대부분은 생명에 지장이 없지만, 개중에는 심실성 잦은맥박으로 위험한 경우도 있다. 발작이 있을 때는 심전도 정밀 검사가 필요하다.

기침과 가래

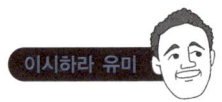

증상

───── 기침이나 가래는 폐나 기관지의 유해 물질이나 노폐물이 몸 밖으로 배출된 배설물이다. 가래가 많을 때는 기침도 많이 나온다. 이때 가래의 색이나 점도가 중요한 단서가 된다.

폐렴, 폐암, 기관지 확장증, 폐결핵일 때는 혈담血痰이 많은데, 그 외 백혈병, 재생불량성 빈혈, 간경변 등도 모두 출혈을 보이는 병이다. 혈담은 심각한 병의 신호이다.

치료법

───── 감기, 기관지염 등 호흡기 염증 질환의 원인은 혈액 오염과 냉증이다. 발열이나 발한을 도와 몸을 따뜻하게 하는 것이 중요하다. 초기 단계라면 조깅 등 운동이나 사우나, 반신욕 등으로 땀을 내는 것만으로 낫기도 한다.

한방에서는 초기 감기에 '갈근탕'을 처방하는데 갈근탕은 땀을 내 노폐물을 몸 밖으로 배출하게 만들어서 혈액의 오염을 정화한다.

민간요법 중에서는 파를 듬뿍 넣은 뜨거운 된장국을 먹거나 배에 도라지, 대추 등을 넣고 고아 마시고 푹 자면 효과적이다. 생강 홍차나 생강 습포는 땀을 내는 데 효과가 있으며, 가래를 나오게 하고 기침에도 좋다. 그 밖에 환기에 힘쓰고 금연하며 차갑거나 자극적인 음식을 피해서 기관이나 기관지에 자극을 주지 말아야 한다.

증상별 가래

점액성으로 맑고 투명한 가래_급성 기관지염
발열, 콧물, 식욕부진 등 감기 같은 증상을 보인다. 고열 증상이 2~3일 지속되다 열이 내린 뒤에도 가래가 1~2주간 계속되기도 한다. 증상이 오래가면 가래가 묽고 버석버석해진다.

점성을 띠며 악취가 없는 가래_만성 기관지염
기침과 가래 증상이 2년 이상 지속되기도 한다. 만성 기관지염과 폐기종이 겹친 만성 폐색성 폐 질환인 경우가 있다. 심한 기침과 함께 가래가 끓고 계단을 오르내리는 정도의 가벼운 움직임에도 기침이나 호흡곤란이 나타나곤 한다. 남성에게 많은 편이며, 가래가 고름 같고 악취가 난다면 기관지 확장증, 홍역, 백일해, 바이러스성 폐렴, 폐결핵의 후유증인 경우가 많다. 세균 감염을 일으키면 열이 나고 손가락 끝이 부풀어 손톱이 둥그스름해진다.

고름 같은 가래나 점성의 적갈색 가래_폐렴
병원균에 감염되어 폐렴을 일으키고 염증부가 곪아 점성이 강해지거나, 피가 섞여 적갈색을 띤다. 열이 심해서 오한, 흉통, 호흡곤란 등이 생긴다. 고령자는 식욕부진 정도만 나타나고 기침이나 가래 증상은 없을 수도 있다.

버석버석한 거품 형태나 분홍빛 가래_폐수종
폐수종은 심장기능상실 등으로 폐에 액체가 쌓여 호흡곤란, 티아노제(혈액에 산소가 부족해 일어나는 현상), 냉이나 땀을 수반하기도 한다.

발작 후에 대량으로 나오는 점성을 띠는 가래_기관지천식
알레르기 등으로 염증을 일으켜 과민해진 기관지가 붓고 좁아져서 호흡이 힘들어진다. 발작은 몸 상태, 시간대, 스트레스 정도에 따라 천식이 되기도 한다. 몸이 차가운 밤부터 아침 사이에 일어나고 호흡곤란, 발한, 티아노제, 잦은맥박이 나타난다.

혈담_폐암
특유의 증상은 아니지만 목이 잠기거나 기침, 천식 흉통, 호흡곤란을 보일 수 있다. 혈담의 유무는 폐암의 조기 발견으로 이어진다.

혈담_폐결핵
특유의 증상은 이니지만 기침, 가래, 호흡곤란, 식은땀, 식욕부진, 체중 감소 등을 보일 때 의심할 수 있다. 2주 이상 기침과 미열이 지속되거나, 몇 달 사이에 체중이 급격히 주는 등의 증상이 나타나기도 한다.

혈담_폐혈전, 폐경색
폐혈전은 이코노미클래스 증후군으로도 알려져 있다. 작은 혈전으로는 증상이 나타나지 않지만 큰 혈전이 생기면 흉통, 호흡곤란, 티아노제, 혈담 증상을 보이며 심하면 급사할 수도 있다.

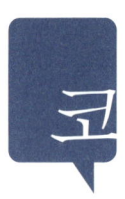

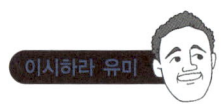

증상

―― 재채기, 콧물, 코막힘 등이 일어나는 원인은 크게 세 가지로 나눌 수 있다. 감기의 초기 증상이거나 단순한 콧물, 꽃가루 등에 자극을 받아 나타나는 알레르기성, 그리고 축농증에 의한 것이다.

모두 몸에 쌓인 과다 수분과 수독이 원인이다.

코는 외부에서 침입한 이물질과 세균을 몸 밖으로 내보낼 뿐만 아니라 체내에 남아도는 수분도 재채기나 콧물로 배설한다. 알레르기도 같은 반응이다. 통증과 열을 수반하는 염증이 있다면 백혈구가 세균과 싸우는 과정에서 나타나는 생체 방어 반응으로 생각하면 된다.

치료법

―― 재채기나 콧물은 몸을 뿌리부터 따뜻하게 하여 남아도는 수분을 땀이나 소변으로 배출해야 낫는다. 코가 막힐 때는 코를 중심으로 온습포와 냉습포를 번갈아 해주면 증상이 쉽게 개선된다. 생강 홍차 등을 마시고 몸을 데운 후 푹 잔다.

비염이나 축농증은 과식이나 운동 부족으로 혈액이 어혈 상태일 때 나타난다. 약으로 증상을 억제하면 나은 듯하다가 재발을 거듭하는 것은 그 때문이다.

생활을 점검하여 확실히 개선해야 한다. 아침밥 대신 당근 사과 주스를 먹는 아침 단식, 사우나, 운동 등으로 땀을 흘리는 습관, 혹은 소변으로 몸 안의 노폐물을 배출하는 것으로 어느 정도 다스릴 수 있다.

증상과 원인

염증

목과 코로 바이러스 세균이 들어와 점막이 빨갛게 붓고 염증을 일으킨다. 아프고 열이 나면서 콧물이나 가래도 색이 짙어지거나 점성이 강해진다. 점성이 강해지는 이유는 열 때문에 나오는 분비물에 함유된 수분이 줄어들고, 백혈구가 세균과 싸우고 남은 성분이 함유되어 있기 때문이다.

콧물

- 맑고 줄줄 흘러내리는 콧물—알레르기성 비염이나 수독증의 기미가 있는 사람이 감기에 걸렸을 때
- 색이 짙고 점성이 있는 콧물—세균 감염에 의해 비염이나 축농증 등이 생긴 경우

코막힘

머리가 무겁고 코 주위가 갑갑하며 괴롭다. 원인은 비염, 축농증, 감기, 알레르기 등 다양하다. 코로 숨을 쉴 수 없어 입으로 호흡을 하면 점막에 상처가 나서 감염증에 걸리기 쉽고 잘 때도 코를 골게 된다. 온습포와 냉습포를 반복하면 효과가 있다.

축농증(부비동염)

부비동副鼻洞에 염증이 생기거나 저절로 구멍이 좁아져서 고름이 부비동에 고인 상태. 부비동 점막에 염증이 생기면 다량의 점액이 만들어져 코로 흘러넘쳐 누런 콧물이 된다.
만성축농증은 코가 막히고 끈끈한 콧물이 나온다. 후각장애가 나타나고 계속 콧물이 목에 걸려 목구멍에 염증이 생기거나 기관지염 증상을 보이기도 한다. 머리가 무겁고 주의력이 떨어지며, 기억력이 나빠진다.
오랜 감기나 부비동의 구조적 문제, 알레르기, 대기오염, 스트레스 등이 원인이다. 만성화하면 코안 점막이 버섯처럼 부풀어 고름 같은 끈적끈적한 콧물이 계속 나오다가 버섯 모양의 폴립polyp이 생기는 수도 있는데, 그러면 후각이 둔해진다.

코피_외상이 없는데 코피가 나오는 경우

- 알레르기성 비염, 만성 부비동염—코의 염증이 원인이다.
- 백혈병, 재생불량성 빈혈, 특발성 혈소판감소자반증特發性血小板減少紫斑症 등의 혈액병—지혈 작용이 있는 혈소판이 줄어들어 나온다.
- 간 질환, 간암—만성 간 질환이 있을 때는 간에서 만들어지는 응고 인자가 줄어들어 나온다.
- 어혈—오염된 혈액을 배설하기 위해 나온다.
- 고혈압, 알레르기, 약의 부작용—고혈압으로 코피가 나는 경우는 중·장년층 남성에게 많으며 과다 출혈로 이어지기도 한다.

콧방울 호흡(들이쉴 때 콧방울이 조금씩 움직임)

호흡이 곤란하거나 폐가 팽창하여 숨 쉬기가 힘들어지면 조금이라도 많은 공기를 들이쉬려고 코의 양 끝부분이 넓어진다. 천식이 심해질 때나 폐렴, 기관지염, 심장병이 있는 사람에게서도 볼 수 있다.

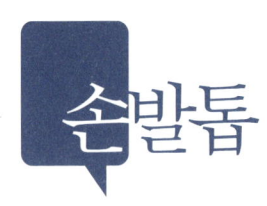

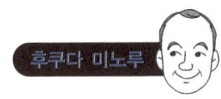

상태

─── 손발톱은 피부의 일부다. 케라틴이라는 단백질 성분으로 이루어지며 건강한 사람이라면 하루에 0.1mm씩 자란다.

손발톱은 외부 자극으로부터 손가락 끝을 보호하며, 물건을 쥐거나 걷는 동작을 원활하게 한다.

손발톱의 상태를 보면 몸의 건강 상태를 알 수 있다. 건강한 손발톱은 윤기가 나고, 손발톱 아래로 투명하게 비치는 혈액이 분홍빛을 띤다. 병에 걸리면 색이 변하거나 세로줄이 생기기도 하고 부풀거나 변형이 일어난다. 손발톱이 빠지거나 떨어져나가는 수도 있다.

손발톱은 우리 몸의 말단에 위치하여 영양을 충분히 공급받기 어렵기 때문에, 영양 상태나 혈류와 대사가 좋지 않으면 손발톱을 만드는 부분에까지 영향을 끼친다.

여성들이 애용하는 네일 케어에서 가장 위험한 것은 리무버이다.

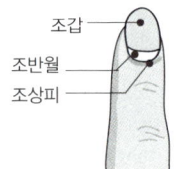

- 조갑爪甲 : 일반적으로 손톱이나 발톱이라 부르는 딱딱한 부분.
- 조반월爪半月 : 반달 모양의 갓 자란 손발톱. 개인차가 있으므로 보이지 않는다고 건강하지 않은 것은 아니다.
- 조상피爪上皮 : 조반월 보호하는 것이 조상피의 기능이다. 조상피를 자르면 손톱이 울퉁불퉁해지거나 손거스러미의 원인이 되기도 한다. 심하면 바이균이 들어와서 염증을 일으킨다.

리무버에 함유된 성분이 지방분을 제거하여 손발톱과 피부를 건조하게 하여 황반이 올 수 있으므로 보습에 유의한다.

그 외에 너무 바짝 깎거나 불편한 구두 등 외부 압력으로 손발톱이 변형되기도 하고 살 속으로 파고들기도 한다. 손끝 누르기 요법을 통해 평소 건강 상태를 관찰하는 것이 좋다.

손발톱으로 알 수 있는 건강

흰색	빈혈이 있을 때
붉은색	다혈증이나 붉은 기운을 보이는 건 적혈구가 늘어난 것이 원인으로 방치하면 혈액이 끈끈해져 두통, 현기증, 고혈압 등이 나타나기도 한다.
갈라지기 쉬운 손발톱	빈혈이나 간 질환
검붉은색	어혈이나 청색증 상태
손발톱 변형	숟가락처럼 표면이 움푹 들어가서 복구되지 않는다. 여성에게 많으며 철 결핍에 따른 중증 빈혈 상태이다.
벗겨지기 쉬운 손발톱	기름기나 수분이 부족하거나 피부가 건조하고 빈혈인 사람에게 많다.
두꺼운 손발톱	무좀이 원인으로 손발톱에 전체적으로 누런 세로줄이 생긴다. 심해지면 손발톱이 부서지고 구두를 신으면 발톱에 통증이 느껴진다.
히포크라테스 손발톱	손가락 끝을 감싸듯 뻗어 있으면 폐기종, 만성 기관지염, 폐암 등 호흡기 질환인 경우가 있다. 손가락 끝이 큰북의 북채처럼 둥글게 부풀어 오르면, 선천성 심장병, 기관확장증, 만성 기관지염, 폐기종이 의심된다.
세로줄	연령에 따른 노화 현상으로 생기며 피부의 주름에 해당된다. 스트레스나 수면 부족, 과로가 원인이다.
가로줄	만성질환이나 과로 등 건강 상태가 나빠지면 나타난다.
녹색	녹농균 등의 세균 감염이 의심된다.
황색	무좀, 칸디다candida, 폐·기관지·갑상샘 질환, 손발톱 무좀. 뿌옇게 탁하거나 손톱 아래가 두꺼워져서 부서진다. 무좀 외용약은 별 효과가 없다.
손발톱 백반증	손톱이 하얗게 되는 병. 손톱에 흰 얼룩이 생기거나 가로줄이 생기며 손톱이 온통 하얗게 되기도 한다. 점 모양이나 띠 모양으로 나타나는 백반은 매니큐어가 원인인 경우가 많아서 매니큐어를 바르지 않으면 증상이 가라앉는다.
손발톱 박리증	손발톱이 저절로 떨어지는 병. 앞쪽에서부터 떨어지기 시작해 차례차례 진행된다. 갑상샘 기능 저하나 전신성 질환, 약물 부작용이 원인이다.

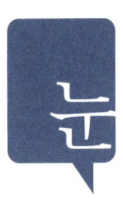

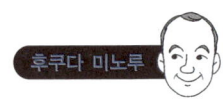

원인

―― 동양의학에서 '간은 혈血을 받아야 잘 보인다'고 하듯이 눈과 간은 깊은 연관이 있다. 눈은 얼굴 중에서 가장 많은 에너지를 소비하는 기관이므로 혈액을 대량으로 필요로 하기 때문에 모세혈관으로 빽빽이 둘러싸여 있다.

그 때문에 혈액 속 노폐물을 해독, 정화하는 간의 작용이 둔해지면 눈도 나빠져서 뿌옇게 보이거나 흐릿하고, 안구 표면이 건조해지는 안구건조증 등의 증상이 나타난다. 그 상태가 지속되면 눈 주위가 칙칙해지고 기미가 끼거나 주름 등이 생긴다.

또 하반신이 약해져 빈뇨 증상이 생기면 노안이나 백내장, 안구건조증 등이 나타난다. 머리 쪽의 울혈이 원인이다.

증상

―― 시야가 흐려 초점이 맞지 않거나 눈 안쪽이 부어 무거운 느낌, 눈이 뻑뻑하거나 눈물이 찔끔 나오는 증상은 텔레비전이나 컴퓨터에 눈이 혹사당하는 현대인에게 많은 증상이다. 특히 눈물이 부족하여 눈 표면이 건조해지는 안구건조증은 충혈, 통증, 뻑뻑함, 압박감, 이물감 등의 증상을 보인다. 어깨 결리고 두통이 생기기도 한다.

치료법

눈이 건조하고 흐릿할 때는 손끝 누르기 요법을 실시하거나 두부의 울혈을 제거하여 두한족열 상태로 만들면 효과가 있다.

타월을 더운물에 담갔다가 가볍게 짜 양쪽 눈을 감고 그 위에 10~15분 정도 올리면 증상이 가벼워진다. 온습포를 한 뒤 1분 정도 냉습포를 하면 더욱 효과가 좋다.

자주 먼 곳을 바라보거나 운동을 하여 하반신을 단련한다. 하반신을 강화하는 무, 당근, 우엉 등 뿌리채소, 특히 눈의 비타민이라 불리는 당근을 많이 먹는다.

눈꺼풀의 이상 증상

눈꺼풀이 붓는다	반나절 이상 몸이 부어 있다면 급성 신염이나 당뇨병성 신장 질환과 같은 신장 기능이 떨어져 생기는 병이 의심된다. 눈꺼풀이나 입술에 일과성 발작으로 생기는 부기는 알레르기 때문이다.
눈꺼풀의 황색 사마귀	눈꺼풀에 생기는 황색 사마귀는 안검황색종眼瞼黃色腫이라는 여분의 콜레스테롤이 쌓인 것이다. 콜레스테롤 수치가 260mg/dL 이상이 되면 눈꺼풀 외에 손바닥과 손가락 관절 안쪽에도 생긴다.
아래 눈꺼풀 안쪽의 색	아래 눈꺼풀 안쪽이 희면 빈혈이고, 새빨갛게 충혈되어 있으면 스트레스가 잔뜩 쌓인 상태이다.
눈꺼풀이 처진다	한쪽만 처지면 지주막하 출혈, 뇌염, 수막염, 뇌종양 등의 위험이 있으며 양쪽 다 처지거나 눈을 많이 깜박이면 더 처지는 듯한 느낌이 든다면 중증 근무력증이 의심된다.
눈꺼풀이 감기지 않는다	안면신경 마비로 정상적으로 움직이지 않는 경우가 많으며 바이러스나 외상이 원인이 되기도 한다.
눈꺼풀이 추켜올라간다	눈꺼풀 근육이 마비되고 수축하여 눈꺼풀이 무거워지고 추켜올라가 눈을 크게 뜨고 있는 것처럼 보인다. 갑상샘 기능 항진증인 바제도병의 위험이 있다.
눈꺼풀이 굳어진다	눈을 감고 집게손가락으로 가만히 눈동자를 눌러보았을 때 딱딱하게 느낀다면 안압이 높을 수 있다. 녹내장은 눈동자 내부에서 수정체를 세정하는 안방수眼房水가 어떠한 원인으로 원활하게 배설되지 못하고 쌓여서 일어난다. 안압이 높아지면서 시신경이 상처를 입어 협착이 일어난다. 남아도는 수분이 쌓이는 수독증의 일종이다.

칼럼 3 후쿠다 미노루

아이우에 체조
입호흡을 코호흡으로 바꿔 면역력을 높이는 체조

혀가 정상적인 위치에서 내려가 입을 다문 상태에서 혀끝이 이 안쪽에 닿으면 병에 걸리기 쉽다. '아이우에 체조'는 자율신경 면역요법을 활용해 면역력을 높이는 체조로, 류머티즘 환자가 염증이 심해지면 특유의 입 냄새가 나는 데서 착안했다. 혀 근육을 단련하여 코호흡을 하는 훈련법이다.

혀의 위치를 바로잡으면 약을 쓰지 않고 류머티즘 등의 많은 병을 개선할 수 있다. 마지막에 '에~' 하고 힘차게 내밀면 혀 근육이 단련되어 쉽게 코호흡을 할 수 있게 된다.

 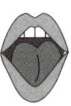 '아~' 하고 입을 크게 벌린다.

 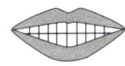 '이~' 하고 입을 옆으로 크게 벌린다.

  '우~' 하고 입을 힘차게 앞으로 내민다.

 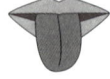 '에~' 하고 혀를 힘차게 아래로 내민다.

하루에 30회 정도 한다. 소리는 내지 않아도 된다. 처음에는 피곤하거나 근육통이 올 수도 있으므로 입을 다물 때 턱이 아프면 '이'와 '우'만 반복해도 된다.
습도가 높은 욕실에서 하면 입이 마르는 것을 막을 수 있다. 아이들도 쉽게 할 수 있으며 익숙해지면 어렵지 않게 100회 이상 할 수 있다.

아이우에 체조로 효과를 볼 수 있는 병

- 알레르기성 질환_아토피성 피부염, 기관지 천식, 꽃가루 알레르기, 알레르기 비염
- 교원병_관절 류머티즘, 전신성 홍반성 낭창, 다발성 근염, 건조 증후군의 하나인 쇼그렌 증후군
- 정신 관련 질환_우울증, 우울 상태, 패닉장애, 전신 권태감
- 소화기 질환_위염, 대장염, 변비, 치질
- 그 외_코골이, 고혈압, 감기, 심상성 건선

제 4 장

생명이 담긴 음식을 선택하라

—

매일 먹는 음식이
나를 만든다

> "가장 좋은 '약'은
> 재료의 특성을 알고
> 내 몸에 맞는 음식을 먹는 것이다."

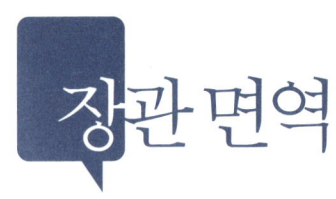

장관 면역

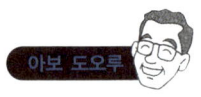

우리 몸속 최대의 면역 기관

건강은 배에서 시작된다고 해도 될 만큼 우리 몸속에서 가장 큰 면역을 담당하는 곳이 장관腸管, 즉 창자이다. 창자는 매일 먹는 음식이나 음료를 소화, 흡수하는 기관이다.

그 표면적을 입구부터 항문까지 재면 400m², 길이 약 7m에 이른다. 특히 곡물 중심의 식생활을 하는 민족은 장이 길다.

우리 몸에서 세균이나 바이러스를 가장 많이 접하는 곳으로, 항상 음식물에 붙어 침입하는 세균이나 영양소를 흡수하며 좋은지 나쁜지, 또 안전한지 식별한다. 세균이나 바이러스가 장내로 침입하면 생명에 위험이 따르기 때문에 창자에는 몸을 지키는 안전장치가 버티고 있다. 그것이 장관 면역이다.

장관 면역은 침입자가 안전하고 유용한 미생물인지 몸에 해를 끼치는 세균이나 바이러스인지 확인한 다음, 안전한 것은 받아들이고 나쁜 것은 배출하는 중요한 역할을 한다.

혈액 속을 흐르는 림프구의 60~70%가 창자에 모여 있으며 면역 시스템의 약 70%가 장의 점막에 집중해 있다. 이것은 과립구에서 방출된 활성산소가 점막에 들러붙어 세균이 침입하기 쉽게 되어 있기 때문이다.

또 창자에는 뇌 이외에 존재하는 신경세포의 절반인 약 1억 개의 신경세포가 있다. 신경세포는 음식에 영향을 받기 때문에 오랫동안 편향된 식생활을 하면 자율신경의 균형을 깨뜨리는 원인이 된다.

게다가 중년 이후에는 장관 면역이 건강을 지키는 중심적 역할을 하기 때문에, 어떻게 장내 환경을 건강하게 유지하는지가 건강의 바로미터라고 하겠다. 고작 먹는 게 뭐 그리 대단할까 싶지만 작은 것이 쌓이고 쌓여 큰 것이 된다는 사실을 잊지 않도록 하자.

장관 면역의 사령탑은 파이어판

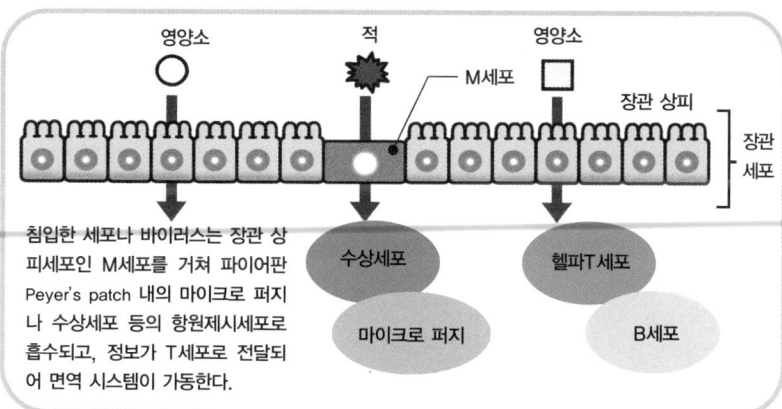

침입한 세포나 바이러스는 장관 상피세포인 M세포를 거쳐 파이어판 Peyer's patch 내의 마이크로 퍼지나 수상세포 등의 항원제시세포로 흡수되고, 정보가 T세포로 전달되어 면역 시스템이 가동한다.

장관은 특유의 면역기관과 면역세포가 있으며, 파이어판과 소장 상피세포, 장관 고유 림프구, 점막 고유 층과 점막 고유 림프구로 구성되어 있다. 이 조직 아래에는 장간막 림프구와 크립토패치cryptopatch라고 불리는 장관 특유의 T세포를 만드는 장소가 있다. 가는 주름이 진 관 모양의 장관에는 파이어판이라고 하는 완만한 굴곡이 곳곳에 있다.

이 파이어판이야말로 장관 면역의 사령탑이다. 파이어판에는 T세포, B세포, NK세포 등 마이크로 퍼지도 모여 있다. 장관 상피세포에서는 망을 보는 기능을 하는 M세포가 침입자를 발견하기가 무섭게 빨아들여 파이어판 속

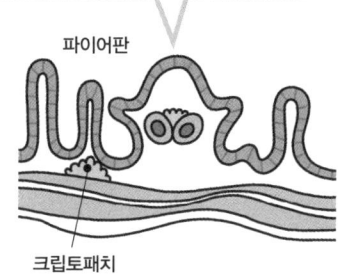

크립토패치
장관 특유의 T세포를 만든다.

에서 면역반응을 일으킨다. 침입자는 장관 상피세포의 틈으로 빠져나가서 세포 내로 흡수되기도 한다. 유해하다고 판단되면 침입자를 공격하는 무기와 같은 항체 면역글로불린IgA을 만들어낸다.

장내세균과 면역의 관계

　　　　　원래대로라면 식품은 면역 관용(免疫寬容, 면역반응을 일으키는 물질에 생체가 반응하지 않는 일)으로 인해 반응이 억제되어야 하지만 사람에 따라 콩, 밀, 메밀, 달걀 등의 식품에 알레르기 반응을 일으킨다.

　알레르기 증상은 부교감신경 우세 상태에서 나타나는 과잉 면역반응이다. 발병에는 장내세균이 관여하고 있다.

　장내세균은 공기를 싫어해서 대부분이 대장에 번식하는데 그 수는 약 100조 개, 총중량 1.0kg, 그 종류는 적어도 100종 이상이라고 한다. 장내세균은 장 표면 점막에 번식하며 마치 꽃밭처럼 보이기도 한다.

　크게 발효균(선옥균), 기회감염균(일화견균), 부패균(악옥균)의 세 종류로 나뉘어 장내 면역 환경을 좌우한다. 발효균과 부패균이 균형을 이룰 때는 기회감염균도 유해균도 특별히 몸에 나쁜 작용을 하지는 않는다.

　알레르기 환자의 장내에 발효균의 일종인 유산간균이 적은 것이나, 항생물질을 복용하여 장내세균총이 파괴된 아이들에게 알레르기 발병률이 높은 것을 봐도 알 수 있다.

　현재로서는 장내세균 중에서도 부패균이 지나치게 늘면 T1세포가 반응하여 B세포는 IgG1, IgE 항체를 만들어 아토피성 피부염 등의 알레르기가 되기 쉽고, 발효균이 지나치게 늘면 T2세포가 반응하여 B세포는 IgG2a 항체를 만들어 교원병이나 관절 류머티즘이 되기 쉽다는 것이 밝혀졌다.

　이것은 장내에 있는 림프구의 헬퍼T세포(T1, T2 세포)가 적의 정보를 전달하기 위해 만들어내는 생리 활성 물질인 사이토카인의 종류에 따른 것이다.

유산균이나 발효 식품을 적극적으로 섭취하여 장 속을 정돈하면 알레르기나 교원병 등이 있더라도 스트레스에 강해질 수 있다.

장내세균의 작용

균형이 깨진 생활
- 육식 중심, 채소 부족, 단 음식 과다 섭취 ● 수면 부족 ● 스트레스 ● 운동 부족

↓

부패균이 증가한다

대장균, 웰시균, 포도구균, 장구균, 결핵균, 몸에 해로운 균

작용
- 면역력을 떨어뜨린다.
- 유해 물질이 쌓인다.
- 피부가 거칠어지고 입 냄새, 암내를 유발한다.
- 발암 물질을 생성한다.
- 변비, 설사, 식중독

부패균이 지나치게 늘면 알레르기를 일으키기 쉽다.

기회감염균을 발효균으로 가담시키지 않는다.

원래 해가 없지만 부패균이 증가하면 부정적인 작용을 하는 중간 균.

작용
- 무해 ● 무익

균형 잡힌 생활
- 발효균을 늘리는 음식을 섭취한다.
- 충분한 수면 ● 적당한 운동

↑

발효균이 증가한다

비피더스균, 유산균, 락토바실루스균 등 몸에 유익한 균

작용
- 면역력을 높인다(NK세포, 마이크로 퍼지나 호중구의 활성화).
- 소화, 흡수를 돕는다.
- 비타민 합성
- 장운동 촉진

발효균이 지나치게 늘면 교원병이나 류머티즘에 걸리기 쉽다.

| 4 장 | 생명이 담긴 음식을 선택하라

양성음식 음성음식

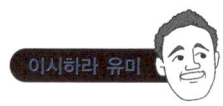

몸을 따뜻하게 하는 음식

──── 서양의학이나 영양학에는 어떤 식품이 몸을 따뜻하게 하고, 어떤 식품이 몸을 차갑게 한다는 개념은 없다. 그러나 동양의학에서는 체질에 '양성'과 '음성'이 있는 것으로 보는 동시에 식품도 '양성'과 '음성'으로 성질을 나눈다.

차가운 성질이나 냉기 때문에 병이 생긴 경우에는 몸을 따뜻하게 하는 양성 식품을, 더위 때문에 병이 들었다면 몸을 식히는 음성 식품을 먹어 병을 낫게 한다는 개념이다. 따라서 각각 체질에 맞는 음식을 섭취하면 건강을 유지하고 병을 회복할 수 있다.

'양성 식품'과 '음성 식품'을 나누는 방법은 음양의 법칙에 대입해 보면 된다.

색으로 예를 들면 적赤, 흑黑, 주황朱黃 등 따뜻한 색 계열은 '양'이며, 청靑, 백白, 녹綠 등의 차가운 색 계열은 '음'이다. 황黃은 중간색으로, 양과 음 사이의 중성이다.

적·흑·주황·황의 난색 계열 음식은 몸을 따뜻하게 하는 양성 식품으로 흑빵, 흑설탕, 검은콩, 홍차 등이다. 청·백·녹의 한색 계열 음식은 몸을 차게 하는 음성 식품으로 우유, 녹황색 채소, 흰 설탕, 흰쌀, 흰 빵 등이다.

원산지로 나눌 수도 있다. 자연의 섭리에 따라 더운 남쪽 지역에 사는 사람들은 몸을 차게 하는 음식을 먹고, 추운 북쪽 지역에 사는 사람들은 몸을 따뜻하게 하는 음식을 먹게 되어 있기 때문이다. 따라서 차가운 북쪽 지역에서 나는 연어, 메밀 등은 그 자체가 차가워서는 살아갈 수 없기 때문에 따뜻한 성질을 갖는 양성 식품이다. 따뜻한 남쪽 지역에서 나는 바나나, 파인애플, 토마토, 수박, 오이, 커피 등은 음성 식품이다.

사계절이 뚜렷한 곳이라면 여름에 나는 음식은 몸을 차갑게 하고, 겨울에 나는 음식은 몸을 따뜻하게 한다는 것만 기억하면 된다.

또 태양과 가까운 곳에서 난 것이면 음성, 흙 속에서 난 것이면 양성이다. 높은 곳에서 난 음식은 그 자체가 차가우므로 뜨거운 태양을 향해 자라난다. 그와 반대로 흙 속에서 자라는 우엉, 당근, 연근, 파, 양파, 생강, 마 등의 뿌리채소는 따뜻하고 색도 진한 전형적인 양성 식품이다.

음식이 딱딱한지 부드러운지에 따라서도 나눌 수 있다.

흰 빵이나 버터 등의 부드러운 음식에는 몸을 차게 하는 수분이나 유분이 많이 함유되어 있다. 우유는 음성 식품이지만, 우유에 열을 가해 수분이 감소하고 단단해진 치즈는 양성 식품이다.

조미료도 소금, 된장, 간장은 양성 식품이고, 식초는 음성 식품이다.

영양학적으로는 칼륨이 많은 것은 차고 부드럽고, 나트륨이 많은 것은 따뜻하고 단단하다.

병을 예방하고 건강을 유지하기 위해서는 영양소를 많이 섭취하기보다는 균형 있게 섭취하는 것이 중요하다. 먼저 자신의 체질이 음성인지 양성인지를 파악하고 자신의 체질에 맞는 것을 선택하는 것이 바람직하다. 음성 체질인 사람이 음성 식품만 계속 먹으면 음성 체질을 더욱 부추겨 몸을 망치게 된다.

자신의 체질과 반대되는 성질을 갖는 음식을 많이 먹어서 중성 체질로 만드는 것이 좋다. 양성 체질인 사람은 음성 식품 위주로 먹으면 몸이 적당히 차가워지고, 음성 체질인 사람은 양성 식품 위주로 먹으면 몸이 따뜻해져 건강을 유지할 수 있다. 현대인은 음성 식품을 지나치게 많이 먹기 때문에 체온이 낮은 사람이 많다. 더운 여름 이외에는 열대 과일을 피하고 청량음료, 화학조미료 등을 줄이도록 한다.

음성 식품을 양성 식품처럼 먹는 방법

―― 음성 식품이라도 조미료나 가공법, 요리법을 통해 양성 식품으로 바꿀 수 있다.

희고 수분이 많은 우유는 열을 가해 발효하면 단단한 치즈가 되는데, 이때 우유는 색이 변하고 수분도 줄면서 딱딱해져 음성에서 양성으로 바뀐다.

녹색 채소는 소금을 뿌려 절임으로, 희고 수분이 많은 무는 소금을 뿌려 압력을 가해 단무지나 동치미로 만들면 양성이 된다.

녹차도 가열, 발효해서 홍차로 만들면 몸을 따뜻하게 하는 양성 식품이 된다. 생잎 채소는 몸을 차게 하지만 삶거나 볶거나 데치면 양성 식품이 된다.

여름에 수확한 토마토나 오이, 수박에 소금을 뿌려 먹는 것은 맛을 좋게 할 뿐 아니라 음성에서 양성으로 바꾸어 몸이 차가워지지 않게 한다. 신선한 채소 샐러드에는 양파나 당근, 연근 등의 뿌리채소를 더해 간장을 기본으로 하는 오리엔탈 드레싱을 곁들이면 몸을 차게 하는 것을 막을 수 있다. 식재료도 조미료와 조리 방법에 따라서 그 성질이 달라진다.

양성 식품과 음성 식품

양성 식품 (몸을 따뜻하게 하는 식품)	중성 식품	음성 식품 (몸을 차갑게 하는 식품)
● 북쪽에서 나는 식품 : 연어, 게, 가리비 등 ● 적·흑·주황·황색 식품 : 붉은 살 생선이나 육류, 달걀, 흑빵, 해조류, 검은콩, 흑설탕, 홍차 등 ● 염분이 많은 식품 : 된장, 간장, 명란, 조림류 등 ● 수분이 적어 딱딱한 식품 : 치즈, 절임, 흑설탕, 전병, 말린 과일 등 ● 뿌리채소류 : 우엉, 당근, 연근, 마, 생강, 양파 등 ● 알코올 : 정종, 레드 와인, 매실주, 소주	● 황색부터 엷은 갈색까지의 중간색 : 현미, 감자, 콩, 옥수수, 밤, 수수, 호박 등 ● 북쪽에서 나는 과일 : 사과, 버찌, 포도, 자두 등	● 남쪽에서 나는 식품 : 바나나, 수박, 파인애플, 귤, 레몬, 망고, 카레, 커피 등 ● 청·백·녹색 식품 : 우유, 흰설탕, 두부, 녹차, 흰 빵, 우동, 흰쌀, 화학조미료, 화학약품, 녹즙 등 ● 녹색 채소 : 상추, 양상추, 배추 ● 신맛이 나는 식품 : 식초, 드레싱, 마요네즈 등 ● 수분이 많고 부드러운 식품 : 빵, 생크림, 버터, 주스, 청량음료 ● 알코올 : 맥주, 소주, 위스키

*수독이 있는 사람은 흑·적·주황·황색 등 난색을 띠는 식품, 북쪽 지역에서 나는 식품, 딱딱한 식품, 열을 가한 식품, 발효 식품, 동물성 식품, 염분을 가한 식품으로 몸을 데워 배설이 원활하게 한다.

소박한 밥상과
감사하는 마음

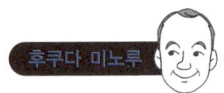

절제된 식사가 복을 부른다

――― 내가 존경하는 인물 중 한 사람인 미즈노 난보쿠水野南北는 평균수명이 고작 40년 남짓이던 에도시대에 75세까지 장수한 관상학의 대가이다.

미즈노 난보쿠의 가르침 중 특징적인 것은 '사람의 운명은 음식에 달렸다', 즉 음식이 사람의 운명에 영향을 끼친다는 것이다. 난보쿠는 어릴 적 고아가 되어 숙부 손에 자랐는데, 성격이 사나워 나쁜 짓을 하다가 열여덟 살 무렵에는 결국 감옥에 갔다.

감옥에서 난보쿠는 죄인과 보통 사람은 상相 자체가 차이가 있음을 알아챈다. 이후 관상에 관심을 갖게 된 그는 출소한 뒤 유명한 관상쟁이에게 관상을 보러 가는데, 그곳에서 "좀처럼 볼 수 없는 흉악한 인상이라 머지않아 흉기에 목숨을 잃게 될 것"이라는 끔찍한 말을 듣는다. 살아날 유일한 길은 출가하는 것이라는 관상쟁이의 말에 중이 되려고 절을 찾아갔다. 절의 주지스님은 난보쿠의 험악한 인상에 놀라 거절을 하려다가, 1년 동안 보리와 콩만 먹고 살 수 있다면 허락하겠다고 한다.

그 후, 난보쿠는 부두에서 막일을 하며 1년 동안 충실히 보리와 콩으로 만든 음식만을 먹으며 지냈다. 1년이 지난 뒤 다시 관상쟁이를 찾아간 난보쿠는 놀라운 말을 듣는다.

"천하의 흉상이 이렇게 바뀌다니, 자네 대체 무슨 공덕을 쌓은 건가. 사람의 목숨이라도 구했나?"

난보쿠가 실천한 절제된 식사가 음덕陰德을 쌓아 그의 인상을 놀랍도록 바꾸어놓은 것이었다. 그 후, 난보쿠는 스물한 살 때 관상가의 길을 걷기로 마음을 굳힌다. 먼저 이발사의 제자가 되어 3년간 인상人相을 연구하고, 목욕탕 일을 도우며 3년간 전신상全身相에 대해 연구하고, 화장장 작업부가 되어 3년간 망자의 골상骨相을 조사하는 등 사람의 운명과 관련한 연구를 계속한다.

쉰 살 무렵이 되었을 때, 그는 한 강가에서 스무하루 동안 단식을 하면서 매일 몸과 마음을 정갈히 하고 수양을 했는데, 그때 풍수대신을 모시는 사당에서 '사람의 운명은 음식에 달렸다'는 계시를 받는다. 풍수대신豊受大神은 모든 음식의 신으로 태양신의 식사를 관장한다고 알려져 있다.

난보쿠는 '중생을 위해 음식을 아낀다'는 의지를 바탕으로 평생 소박한 음식만을 고집했다. 또 '하루 한 되 반의 보리밥과 푸른 채소로 배의 7할만 채우고 나머지는 신에게 올려라. 3년간 음식을 삼가면 운이 열린다'고 설파했다.

실제로 자신도 보리밥에 국과 채소 한 가지로만 식사를 하고 쌀은 전혀 입에 대지 않고 떡도 먹지 않았다. 술도 하루 한 잔 이상은 마시지 않았다고 한다.

타고난 대로라면 난보쿠는 흉악한 인상에 단명할 운명이었다. 하지만 음식을 절제한 이후 운이 열려 건강하게 장수하여 큰 부를 이루었다고 전해진다. 이 이야기는 우리의 음식에 대한 사고방식을 경계한다.

음식은 자신의 생명을 지키는 기본이다. 인간은 다른 생명을 앗아먹는 것으로 생명을 이어가고 있다. 배의 7할만 채우고 신에게 올리라는 말은 정말로 신에게 음식을 공양하라는 뜻이 아니라 음식을 탐욕스럽게 먹지 말고 항상 감사하는 마음으로 먹으라는 말이다.

소박한 밥상을 감사하는 마음으로 기쁘게 받는 것이야말로, 몸과 마음의 균형만이 아닌 모든 생태계의 균형으로 이어진다는 것을 이야기하고 있다.

음식을 먹기 전에 "잘 먹겠습니다" 하고 인사하는 것은 인간을 위해 기꺼이 생명을 제공한 모든 동식물에게 고마운 마음을 전하는 것이다.

"잘 먹었습니다"라는 말 역시 우리에게 생명을 내준 것들에게 고마움과 경외의 마음을 전하는 말이다.

병에 걸린 사람 중에는 물론 몸에 좋은 것만 골라 먹어야 하는 사람도 있다. 하지만 무엇보다 먼저 음식을 먹을 수 있는 것 자체에 감사하고, 먹을 것을 키워준 자연과 우주에 감사하는 게 중요하다.

땅을 비옥하게 하고 씨앗을 뿌려 작물을 수확하기까지 소중하게 키워온 농부는 자연의 은혜에 감사해야 한다.

음식을 만드는 사람은 음식 하나하나에 생명이 있다는 생각으로 요리해야 하며, 식재료를 헛되이 해서는 안 된다. 모든 재료와 도구를 키우고 만든 사람들에게 감사하는 마음 또한 잊어서는 안 된다.

이렇듯 시간과 애정을 들여 정성껏 만든 음식에는 생명 에너지가 흘러넘쳐 우리 몸을 건강하게 만든다. 먹을 것 하나를 대하는 법에도 병을 극복할 수 있는 해답이 있다.

미즈노 난보쿠의 '행운을 부르는 법'

- 적게 먹는 사람은 불길한 인상이라도 운세가 길하다. 순탄한 인생을 보내고 장수하며 특히 만년이 길하다.
- 먹을 때마다 늘 과식하는 사람은 길할 인상이라도 매사가 순탄치 않다. 일이 꼬이거나 평생 근심 걱정이 끊이지 않아 만년이 흉하다.
- 항상 많이 먹고 폭식하는 사람은 인상이 길해도 운세가 불안정하다. 만약 가난하다면 점점 곤궁해지고, 부자라도 가세가 기운다. 많이 먹고 폭식해 인상이 흉해지면 죽은 뒤, 들어갈 관도 없을 만큼 망가진다.
- 항상 필요 이상으로 미식에 집착하는 사람은 인상이 길해도 운세는 흉하다. 미식에 빠지면 집안이 망하고 출세와 성공도 보장할 수 없으며, 평생 일해도 살림이 나아지지 않아 고생한다.
- 항상 자신의 생활수준에 못 미치는 소박한 음식에 감사하는 사람은 곤궁한 인상이라도 재산을 모으고 장수하여 편한 말년을 보낸다.
- 밥 먹는 시간이 불규칙한 사람은 길할 인상이라도 운세는 흉하다.
- 소식하는 사람은 지병으로 고생할 일도, 죽을병에 걸릴 일도 없다.
- 게으른 데다 약삭빠르고 술과 고기를 즐기며 정진하지 않는 사람에게 성공은 없다. 성공하고 발전하고 싶으면 자신이 바라는 한 가지를 깊이 연구하고 매일 식사를 엄격히 절제한다. 미식을 자제하고 자신의 일을 즐겁게 해나가면 저절로 성공하게 된다. 음식을 즐기려는 마음으로는 성공을 바랄 수 없다.
- 인격은 탐식을 삼가는 것으로 결정된다.
- 술과 고기를 많이 먹어 뚱뚱한 사람은 평생 출세와 영달이 요원하다.

행운을 부르는 비결

- 일찍 자고 일찍 일어난다.
- 밤에 일을 하지 않는다.
- 옷에 집착해 사치하거나 흥청망청하지 않는다.
- 아껴 쓰되 인색하게 굴지 않는다.

나에게 맞는 음식을 찾아라

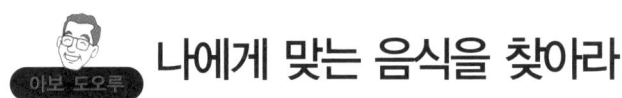

반사反射를 활용한 식이요법

    음식과 자율신경은 매우 깊은 관계가 있다. 소화 활동은 부교감신경이 작용하는 결과이기 때문에 먹는 행위 자체는 스트레스를 해소하고 자율신경의 균형을 조절하는 방법이다.

  스트레스가 많은 사람일수록 과식하기 쉬운 것은 부교감신경의 작용으로 균형을 되찾으려는 힘이 강하기 때문이다.

  식품에는 부교감신경을 우세하게 하는 것과 교감신경을 우세하게 하는 것이 있다. 교감신경을 우세하게 하는 것은 염분이다. 요리에 소금을 많이 넣으면 교감신경이 활발하고, 혈관이 줄어들어 심신이 흥분 상태가 된다. 면역이 떨어지기도 한다. 반면 부교감신경을 우세하게 하는 것은 마그네슘이나 칼륨, 칼슘 등의 미네랄이다. 식품으로는 현미나 해조류, 버섯 등의 식이섬유를 풍부하게 함유한 채소이다.

  이렇게 식이섬유가 많은 식품은 소화가 잘 되지 않는다. 장은 어떻게든 이것을 소화하려고 열심히 움직인다. 반면 과식하면 장 역시 지나치게 작용하여 변비가 된다. 배를 80% 정도 채우는 것이 기본이다.

  그 외에 겨자나 생강 같은 독특한 향이나 맛이 나는 향신료, 쓴맛이 나는 식품, 신맛 나는 음식을 먹으면 배설 욕구가 생겨 위의 작용이 활발해진다. 배설이 잘 되면 몸속이 깨끗해진다.

  우리 집에서는 현미를 주식으로 한다. 아침에는 가볍게 현미밥 한 공기, 점심에는 현미밥 도시락을 먹는다. 저녁에는 반주를 하기 때문에 많이 마실 때는 저녁을 먹지 않고, 적게 마실 때는 가볍게 먹는 정도로 하루 식사량을 저녁밥으로 조절한다. 우연한 기회에 현미를 먹기 시작했는데 체중도 줄고 몸도 좋아졌다. 평균 체온이 올라가 몸 상태가 좋을 때만 꾼다는 천연색 꿈까지 꾸게 되었다.

그러나 식사에 지나치게 연연할 필요는 없다. 과도한 규칙은 오히려 스트레스가 되기 때문이다. 어디에서 무얼 먹든 주어진 음식에 감사하는 마음을 갖는다.

통째로 먹는 식품	발효 식품	식이섬유가 풍부한 식품	자극이 강한 식품
발아하는 힘, 생명력이 있는 식품, 정제하지 않고 통째로 먹을 수 있는 식품에는 가공식품으로는 얻을 수 없는 영양소가 가득하다.	미생물의 작용으로 발효 숙성한 식품에서는 식품 자체의 영양소와 미생물이 지닌 영양소나 유효 성분, 발효 과정의 효소까지 섭취할 수 있다.	식이섬유가 많은 식품은 씹는 횟수가 늘어 침 분비량이 많아진다. 장내에서 팽창한 유해 물질을 함께 배출하여 유익한 장내세균도 늘어난다.	독특한 풍미와 쓴맛이 특징인 식품은 몸이 받아들이기 싫어한다. 그래서 이러한 식품을 먹으면 위는 불편해하고 배설 반응을 일으키며 부교감신경이 우세해진다. 과하게 먹지 않는다.
• 현미_몸에 필요한 영양소 대부분을 균형 있게 함유 • 작은 물고기_머리부터 꼬리까지 통째로 섭취 • 깨_자양강장 식품 • 콩_밭에서 나는 소고기 • 작은 새우_통째로 먹을 수 있는 동물성 식물섬유를 함유	• 절임 식품_미생물의 발효 작용으로 영양 성분이 더 많아짐 • 된장_누룩곰팡이에서 발효, 숙성한 영양이 풍부하고, 비타민이 신진대사를 촉진 • 요구르트_우유를 발효시켜 장의 작용 도움	• 채소_뿌리채소에 풍부 • 버섯_칼로리가 낮으며 식이섬유가 풍부하고 면역력을 증강시키는 베타글루칸 함유 • 해조_바다의 미네랄 풍부	• 신맛 나는 식품_식초, 매실장아찌, 레몬 등 • 떫은맛 나는 식품_차조기, 강황, 여주 등 • 매운맛 나는 식품_생강, 파, 겨자, 마늘, 고춧가루 등

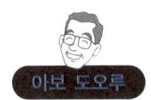
피토케미컬이 면역을 활성화한다

자연계에 있는 식물의 힘

―― 면역력을 높이는 데는 백혈구의 작용이 중요하지만 그 백혈구의 마이크로 퍼지를 활성화하는 것은 식물에 함유된 피토케미컬 phytochemical이다. '식물이 지닌 화학물질'이라는 뜻이다. 태어나서 죽을 때까지 한 곳에서 살아가는 식물이 자외선이나 벌레 등의 공격에 맞서 자신을 지키고 병을 고치기 위해 가지고 있는 식물의 면역 같은 것이다. 과일과 채소에 함유되어 식물 영양소라고 불리는 비타민과 미네랄을 함유한 유효 성분이다.

그중에서도 색소나 맵고 향이 있는 성분은 백혈구에 중요한 작용을 하여 체내에서는 항산화 물질로 작용한다. 향신료의 색소, 매운맛, 쓴맛, 향 성분도 피토케미컬이다. 향신료에 함유된 유황 화합물, 유화아릴류는 혈액의 응고를 늦추어 혈류를 좋게 한다.

피토케미컬은 10년, 20년씩 오래 섭취해야 건강에 영향을 미치기 때문에 얼마나 오래 먹느냐에 따라 미래 건강에 차이가 나타난다.

그 면역 증강 효과가 24시간 이상 가지 않기 때문에 매일 섭취하는 것이 중요하다. 또한 피토케미컬의 항산화 작용은 가열 조리하면 한층 활발해지며, 그 종류는 수만 종에 이른다.

피토케미컬 성분을 활용한 건강보조식품은 먹기에는 간편하지만, 생명을 가진 식품의 영양을 그대로 섭취할 수 있는 것은 아니다. 사람은 영양만으로 살아갈 수는 없기 때문에 음식을 영양제로 대체하는 것은 바람직하지 않다.

와인만 해도, 레드 와인에 있는 향이나 발효 성분을 폴리페놀 영양제로 바꾸면 성분은 같아도 미각이나 시각, 후각 등의 오감으로 느끼는 만족은 누릴 수 없다. 면역을 키우는 데는 정신적인 부분도 중요하다.

대표적 피토케미컬

안토시아닌	레드 와인이나 블루베리, 콩 등에 함유된 검거나 푸른 식물의 색소
탄닌	녹차나 홍차 등에 함유된 떫은 성분. 녹차에 함유된 것은 카테킨
사포닌	식품의 떫은맛에 함유된 성분, 콩 사포닌은 지질의 산화 방지
이소플라본	콩에 함유된 성분, 여성호르몬, 에스트로겐과 유사한 작용
플라보노이드	양파에 많이 함유된 케르세틴은 흡수가 좋아 동맥경화 예방
플라바논	감귤의 송이나 줄기에 많이 함유된 헤스페리딘에는 비타민 C의 작용을 돕는 효소 함유
루테인	레드 와인이나 케일 등에 함유된 성분으로 눈 건강에 효과적
리코펜	토마토나 수박의 붉은 성분, 익을수록 효능 상승
리모넨	감귤류의 과일에 포함된 향 성분. 암 예방과 신진대사 개선
베타글루칸	버섯류에 함유된 다당체. 면역력 증진
이소티오시아네이트	양배추, 콜리플라워, 무청 등의 담색 채소에 있는 유황 화합물. 세균 작용이나 발암성 물질의 활성 억제

생강

향 성분인 진기베렌과 세스키테르펜에는 위를 건강하게 하는 효과, 해독, 악취 제거 효과, 기침을 멎게 하는 효과 외에 감기의 모든 증상을 완화하는 효과도 있다.
매운 성분인 진저롤과 쇼가올에는 강한 항균 작용이 있어, 프로스타글란딘의 합성을 저해하여 염증과 암세포 증식을 억제한다.

마늘

독특한 향 성분인 알리신은 혈류를 좋게 하는 작용과 피로 회복 효과, 강한 항균 작용이 있어 몸에 들어온 감기 바이러스 등을 무력하게 한다. 스코르디닌scordinin은 혈행을 좋게 하고 세포를 활성화하여 강장, 피로 회복, 해독 작용, 소화 촉진에 도움을 준다. 또 신진대사를 높이고 지방의 축적을 방해하여 혈중 콜레스테롤 수치를 떨어뜨린다.

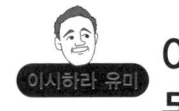 아침 단식의 놀라운 효능이 몸을 살린다

누구나 쉽게 하는 단식

―― 요즘 사람들은 너무 많이 먹는다. 일어나서 아침, 낮에는 점심, 오후에는 간식, 밤에는 저녁. 이렇게 살뜰하게 챙겨 먹고도 야식에 텔레비전이나 책을 보면서 과자까지 먹는 사람도 있다. 항상 무언가를 먹기 때문에 내장이 쉴 틈이 없다. 50년 전만 해도 사람들은 전쟁이나 천재지변으로 늘 굶주렸다. 그 때문에 우리 몸은 굶주림에 효율적으로 대응하기 위해 유전자에도 영양을 축적하려는 경향이 남아 있다. 하지만 포식에 대응하는 방법은 아직 익히지 못했다. 그 때문에 비만이나 고지혈증, 당뇨병, 통풍, 고혈압이 생긴다.

일본 속담에 '배 8할이면 병이 없고, 배 12할이면 의사도 소용없다'는 말이 있다. 하루치 식사량을 3분의 1만 줄여도 병을 모르는 튼튼한 몸을 만들 수 있다.

식사량을 줄이려면 아침을 건너뛰는 것이 좋다. 아침은 영어로 'breakfast', 'break'는 그만두다, 'fast'는 단식이라는 의미가 있다. 전날 밤부터 아무것도 먹지 않던 단식을 끊는다는 의미이다.

'흡수는 배설을 방해한다'는 몸의 법칙대로 위가 소화, 흡수를 하는 동안에는 체내 영양물이나 노폐물을 충분히 연소할 수 없기 때문에 나쁜 물질을 배설할 수 없다. 하지만 밤부터 아침까지는 위가 쉬므로 자는 동안 배설 기능이 풀가동하여 아침이면 입 냄새가 나고, 눈곱, 콧물, 짙은 소변 등이 나온다. 이것은 모두 우리 몸이 체내 영양물을 연소하고 남은 찌꺼기이다.

　단식 직후의 아침에는 생강 홍차나 당근 사과 주스로 위에 부담이 가지 않는 양질의 당분을 보충하면 좋다. 점심은 그날 처음 먹는 고형식이므로 소화, 흡수가 잘 되는 메밀국수에 양념을 듬뿍 넣어 먹어서 체온 상승을 돕는다. 저녁때는 된장국과 채소를 중심으로 먹고 반주를 곁들여도 좋다.

　일주일 정도만 아침 단식을 해도 체중이 변화와 배설 촉진 효과를 실감할 수 있다. 효과를 더 보려는 사람은 반나절 단식에 도전한다. 아침은 당근 두 개와 사과 한 개로 만든 주스, 점심에는 혈당치를 높이기 위해 당근 한 개와 사과 두 개로 만든 주스를 먹는다. 저녁 밥상은 쌀밥을 먹을 생각이라면 평소대로 밥을 짓고, 현미라면 죽으로 한 공기, 된장국 한 그릇, 매실장아찌, 멸치볶음 등으로 차린다. 단식 중에는 체내의 염분이 줄기 때문에 염분 보충에 유의한다.

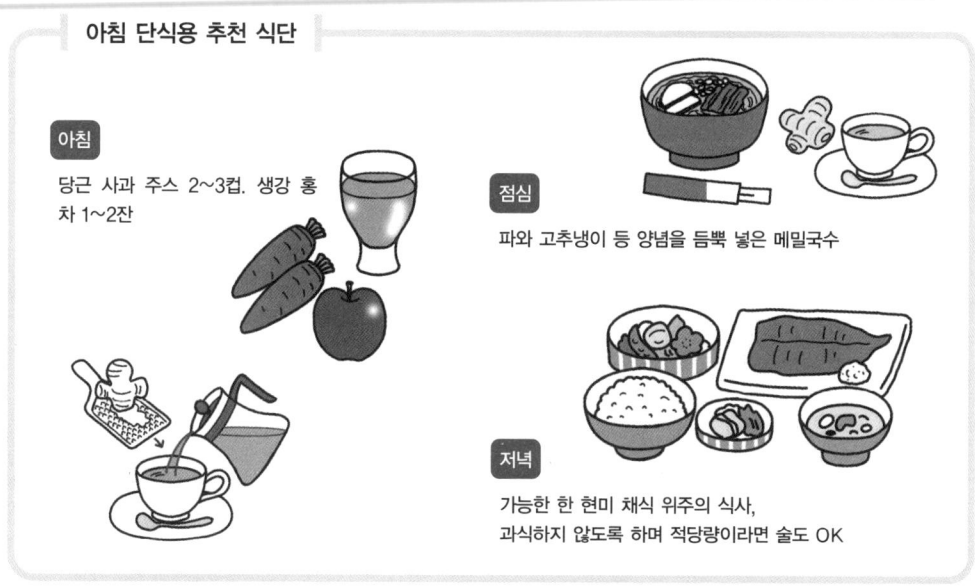

아침 단식용 추천 식단

아침
당근 사과 주스 2~3컵, 생강 홍차 1~2잔

점심
파와 고추냉이 등 양념을 듬뿍 넣은 메밀국수

저녁
가능한 한 현미 채식 위주의 식사, 과식하지 않도록 하며 적당량이라면 술도 OK

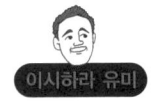 # 체질 개선을 위한 단식에 도전하자

단식을 돕는 보양 시설

반일 단식을 체험한 사람에게 추천하는 것이 본격적인 1일 단식이다. 주말에 하는 것도 좋다. 체질 개선을 위해 3~10일 정도 단식을 생각하고 있는 사람이라면, 경험이 전혀 없는 상태에서는 위험할 수 있으므로 단식 프로그램을 운영하는 전문 시설을 선택 한다.

단식을 계속하면 몸의 약한 부분에 통증이 생기는 등 이상 증상이 나타나기도 하는데 몸이 좋아지기 위한 호전 반응이므로 걱정하지 않아도 된다.

단식 중에는 배설이 촉진되므로 특히 변비에는 걸리지 않도록 유의한다. 갈증이나 공복감이 느껴지면 생강 홍차나 허브차 등을 마셔 수분을 보충한다.

단식을 시작하고 나서 배설이 최고조에 이르는 것은 약 4일째 되는 날이다. 소변 색깔이 짙어지고 입 냄새가 심해지면서 설태가 두껍게 끼고 색도 짙어 입 속이 텁텁한 느낌을 받게 된다.

많은 사람이 한꺼번에 단식하기 때문에 단식원의 공기에서도 독특한 냄새가 느껴질 정도이다. 먹지 않으면 오히려 배설이 촉진된다는 사실을 알 수 있다.

단식 중에 현기증이 나고 손발이 마비되고 심장이 두근거리는 등 저혈당 증상이 나타난다면 사탕을 하나 먹는다. 그래도 증상이 개선되지 않으면 단식을 중단하고 의사의 진단을 받는다. 다른 병을 치료

중이거나 요양 중인 사람은 반드시 의사와 상담을 한 후에 단식을 진행해야 한다.

단식 보양 시설의 일과표_히퍼크래틱 시내토리엄

AM 8시	AM 10시	PM 12시	PM 3시	PM 5시
당근 사과 주스 3잔	된장국	당근 사과 주스 3잔	생강차	당근 사과 주스 3잔

- 단식은 3~7일 정도 한다.
- 단식을 할 때보다 하고 난 뒤의 관리가 중요하다.
- 단식을 끝낸 뒤 원래의 보통식으로 되돌아가기까지 단식한 날수만큼의 기간을 두고 유동식부터 먹기 시작해 위가 적응할 수 있게 한다. 예를 들면 단식 후 1일째는 현미 미음 2회, 2일째는 미음에 가까운 죽 2회에 매실장아찌, 간 무, 3일째는 묽은 죽 2회에 매실장아찌, 간 무, 된장국 국물만, 4일째는 걸쭉한 죽 2회에 매실장아찌, 간 무, 된장국 등으로 서서히 양을 늘려간다.

당근 수프 만드는 법(12인분)

[재료]
당근 1kg(4~5개), 당근 주스 1.3L(15~18개), 양파 150g(중간 크기 1개)

주서로 당근 주스 1.3L를 만들어 압력솥에 넣고 준비한 당근과 양파도 넣어 끓인다. 압력솥의 추가 돌기 시작하면 불을 줄여 약 5분 정도 끓이다가 불을 끄고 식힌 다음, 건더기는 버리지 말고 함께 믹서에 갈아서 완성한다.
*당근의 크기에 따라 양은 다르다.

현미 미음 만드는 법(12인분)

[재료]
현미 1컵(200cc), 물 10컵(2000cc)

프라이팬에 씻어서 물기를 뺀 현미를 넣고 약한 불로 타지 않도록 갈색이 될 때까지 천천히 볶는다. 냄비에 볶은 현미와 물을 넣어 중간 불에 30분 정도 끓이다 물이 반으로 줄면 불에서 내려 식힌다. 식히면 믹서에 갈아 체로 걸러 완성한다.

단식 보양 시설의 식사 지도

생강 효능 100% 활용하기

생강은 상온에서 보관하는 것이 가장 좋다.

냉장고에 보관하면 생강이 찬 기운을 이기지 못해 힘을 잃는다. 젖은 채로 판매되는 생강도 효능이 떨어진다.

여름에는 생강을 햇볕에 40분 정도, 겨울에는 한 시간 정도 말린다. 햇볕을 쬐어주면 생강이 힘을 되찾아 영양이 풍부해진다.

생강의 영양분은 껍질에 많다. 껍질은 사람의 피부와 같아서 세균이나 이물질이 침입하여 상하지 않도록 지켜주기 때문에 그만큼 좋은 기운이 강하다. 껍질째 조리해 영양과 효능을 충분히 누리자.

좋은 재료를 골라 효과적으로 조리하기

- **시금치** : 시금치에 함유되어 있는 철분의 약 70%는 뿌리의 붉은 부분에 있으므로 뿌리까지 쓴다. 뿌리가 붉고 줄기가 굵은 것, 잎이 두껍고 진한 녹색을 띠는 것이 좋다. 색이 짙을수록 태양을 많이 받아 단맛이 강하므로 설탕이나 소금을 넣지 않고 조리해도 맛있다.
- **호박** : 햇볕을 많이 받은 윗부분의 속은 주황색에 가깝고 껍질은 짙은 녹색을 띠는 것이 찌면 보송보송하고 당도도 높다. 땅에 닿은 아랫부분은 속이 노랗고 껍질은 누르께한데 찌면 진득진득하다.
- **무** : 무는 소화를 돕고 위를 보호하는 좋은 식품이지만 계절에 따라 맛에 차이가 난다. 여름 무는 수분이 많아 싱겁기 때문에 찜 요리에 잘 쓰지 않는다. 겨울 무는 찌면 부드럽고 맛도 좋다. 또 껍질 쪽에 영양의 70%가 집중되어 있으므로 얇게 깎은 껍질을 채 썰어 말려 무말랭이로 만들어 먹는다.
- **채소볶음** : 봄 채소와 가을 채소는 수분 함량이 다르다. 수분이 적은 가을 채소는 다른 재료와 함께 볶거나 삶을 때 일찍 넣고, 수분이 많은 봄 채소는 마지막에 넣는 것이 맛있게 조리하는 비결이다.

- **감자** : 전분질이 적어 삶아 으깨기 쉽다. 파삭파삭한 감자는 일반 감자에 비해 껍질을 벗기기 쉽고 전분질이 많아 삶아도 잘 뭉개지지 않으므로 카레나 스튜 등을 만들 때 넣으면 좋다.

생강의 영양을 효과적으로 섭취하는 방법

- 감기 기운이 있을 때 생강을 생으로 먹는다. 생강의 매운맛 성분인 진저롤이 혈행을 촉진하여 몸을 따뜻하게 하고 냉증을 개선한다.
- 감기에 걸려 열이 날 때 70℃ 정도의 뜨거운 물에 생강즙을 짜 넣어 60℃ 정도의 생강탕으로 만든다. 단숨에 마시고 푹 잔다.
- 자양강장 생강을 저며 꿀에 재워둔다. 꿀에 절인 생강은 산화하지 않으므로 60℃ 정도의 뜨거운 물을 부어 마시면 좋다.
- 감기 기운으로 한기가 느껴질 때 반찬으로 돼지고기 생강 구이가 최고다. 돼지고기는 비타민 B₁이 풍부하여 피부 점막을 강하게 하고 피로 회복에 도움을 준다. 저민 생강을 볶아 구운 돼지고기에 올린 다음 생강 소스로 맛을 낸다.

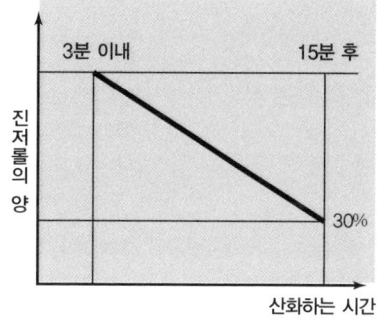

공기에 접촉한 시간과 진저롤의 양

*3분 이상 경과하면 산화하기 시작해 15분 후에는 30%까지 감소한다.

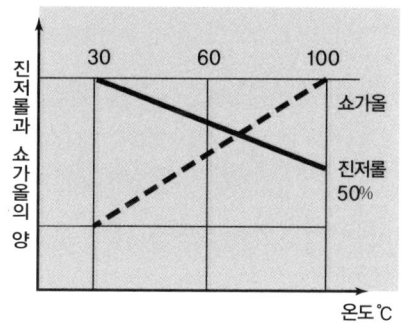

온도와 진저롤과 쇼가올의 비율 변화

*30℃를 넘으면 진저롤과 쇼가올 함량이 변화하기 시작해 100℃에서는 비율이 완전히 바뀐다.

생강은 가열하면 쇼가올 성분이 많아진다. 살균 작용을 하는 쇼가올은 기름에 볶으면 효과가 배가된다. 생강탕이나 생강 홍차를 마신 후 15분 정도는 섭취한 유효 성분이 배출되지 않도록 별도의 수분은 섭취하지 않는다. 간 생강은 산화하기 쉬우므로 3분 이내에 조리한다.

침도 약이 된다

후쿠다 미노루

침을 활용해 부교감신경 우세 상태를 만들 수 있다

─── 현대는 너무나 풍족한 사회여서 무엇이든, 언제든 손에 넣을 수 있는 시대이다. 세계적으로 수만 명의 아이들이 기아로 생명을 잃어가고 있지만, 우리 주변에서는 하루에도 몇 톤씩 음식물 쓰레기가 버려지고 있다.

풍요로운 것은 좋지만 원하는 것을 맘껏 먹을 수 있는 사회에는 그만큼 아토피성 피부염 등의 알레르기 질환이 많아진다.

불규칙한 식사로 무너진 균형을 바로잡으려면 그 지역에서 수확된 제철 식품, 설탕이나 합성 조미료로 단맛을 낸 것보다는 자연스러운 단맛과 풍미가 있는 것, 부드러운 것보다는 딱딱한 것을 골라 먹어야 한다.

나도 우울증으로 냉증이 생기고 심한 초조감에 시달리며 괴로워하던 무렵, 현미를 먹으면서 평온을 되찾고 위도 제 기능을 다할 수 있게 되었다.

현미에 함유된 가바GABA 성분이 스트레스를 해소하여 뇌에서 알파파가 나오게 한다는 것은 이미 알려진 사실이지만, 음식이 몸과 마음에 어떻게 영향을 끼치는지 스스로 체감하면서 다시 한 번 그 우수성에 놀라게 됐다.

좀처럼 냉증이 개선되지 않는 환자에게는 현미에 한천 가루나 으깬 한천 한 스푼을 넣고 볶아서 먹으라고 권한다.

위가 약해서 현미를 소화하기 힘든 사람은 발아 현미나 잡곡, 80% 정도만 도정한 쌀로 밥을 지어 먹으면 좋다. 배를 80% 정도만 채운다는 생각으로 과식하지 않고 잘 씹어서 타액의 성분을 활용한다.

침은 치아 표면의 세균을 씻어내는 작용을 하고, 침 속의 무틴은 입 안이 마르는 것을 막아 점막을 보호하고 음식을 삼키기 쉽게 한다.

알파아밀라아제는 침전물을 소화시키고 단백질 분해 효소인 티오시안산이온, 면역글로불린, 라이소자임lysozyme 등의 항체는 충치 원인균을 없앤다. 나아가 침은 발암성 물질의 독성을 없애고 파로틴parotin은 젊음을 유지하는 작용을 한다. 이렇듯 몸에 이로운 침은 오래 씹을수록 많이 분비된다.

한편 침은 스트레스나 긴장이 심하거나 나이가 많아지면 감소한다. 충치와 치주염을 일으키거나 입 냄새의 원인이 되기도 한다.

충치나 치주염은 침 분비가 적어지는 수면 시간 동안 진행되기 때문에 자기 전에 이를 꼼꼼히 닦아야 한다.

침과 건강

침 분비량
1일 약 1,000~1,500mL
안정 시 매분 0.3~0.4mL
자극 시 매분 1~2mL

침의 주요 작용
● 정화 ● 살균 ● 소화
● 재석탄화 ● 완충

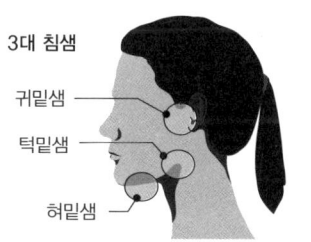

3대 침샘: 귀밑샘, 턱밑샘, 혀밑샘

침이 잘 나오게 하는 방법
잘 씹는 습관을 들인다. 말을 많이 한다. 표정을 풍부하게 쓴다. 스트레스를 받지 않는다. 충분한 수분을 섭취한다. 입 안 보습에 유의한다. 가벼운 운동으로 자율신경을 활발히 한다. 양치질을 잘 한다.

● 구강건조증의 원인
약의 부작용, 스트레스, 갱년기장애, 신부전증, 쇼그렌 증후군, 당뇨병, 근력 저하
● 구강건조증에 의해 일어나는 증상
혀의 통증, 미각장애, 감기 등의 감염증, 입 냄새, 위염·식도염 등의 소화기 질환

| 자율신경 면역을 강화하는 음식 |

생명 에너지의 보고, 현미밥

나는 미국에서 마크로비오틱macrobiotic을 공부한 뒤, 침구사 자격을 취득하고, 현재는 자율신경 면역요법을 연구하고 있다.

환자에게 현미 채식을 권하면서 나 자신도 음식이 갖는 힘에 적잖이 놀라곤 한다. 무엇보다 중요한 것은 음식을 대하는 마음이다. 자주 병에 걸리고 회복도 더딘 사람은 음식을 가벼이 여기는 경향이 있다. 음식은 감사하는 마음으로 조리하고, 감사하는 마음으로 먹으면 몸에 영양뿐 아니라 많은 것을 준다.

동양의학에서는 지구상에 존재하는 만물을 '목木, 화火, 토土, 금金, 수水' 다섯 가지 요소에 대입하여 생각하는 '오행설五行說'을 따른다. 각자 서로 돕는 상생 관계, 서로 억제하는 상극 관계가 있어서 몸과 병의 치료에 이용된다.

나는 요리를 할 때 다양한 조리 기구를 사용하는 편인데, 신기하게도 오행을 이루는 '금'이나 '토' 소재의 철제 냄비나 흙 냄비를 사용하면 밥이 더 맛있게 느껴진다. 현미밥도 하룻밤 물에 담가놓고 밤의 기운을 받은 뒤 지으면 왠지 더 맛있다. 밤에 성장호르몬을 분비해 몸을 회복하는 사람의 신체 리듬과 같은 이치일지도 모른다.

먹고 남은 현미밥은 냉동 보관할 수 있는데, 데울 때는 찌는 것이 좋다. 전자레인지는 음식 속부터 데우기 때문에 생명 에너지를 파괴하며, 바로 식어 버린다. 전자파 때문에 양성 음식이 음성이 되거나 몸을 차게 하기도 한다.

알루미늄 냄비는 조리한 채로 넣어두면 알루미늄이 녹아 나와 알츠하이머병의 원인이 된다고 한다. 테플론 가공을 한 프라이팬은 가볍고 조리 도중에 재료가 달라붙지 않아 편리하지만, 화학물질이 녹아 나올 위험성을 안고 있다. 채소를 얇게 써는 슬라이서도 편리하지만 직접 칼로 썰어 조리하면 수고한 만큼 보이지 않는 정성이 더해진 덕분인지 음식 맛이 훨씬 좋다. 생활의 많은 부분이 점점 디지털화되고 있지만 먹거리만큼은 정성을 담아 아날로그화되는 것도 좋지 않을까.

최근에는 전기로 조리하는 조리 기구를 사용하는 가정이 늘고 있는데, 전자파의 영향을 생각하면 그런 조리 기구는 그리 권하고 싶지 않다.

정성껏 만든 음식을 먹는 것은 재료를 키우고 요리한 사람들한테서 말로 표현할 수 없는 긍정적인 에너지를 받는 일일 것이다. 그것이 마크로비오틱이나 자율신경 면역요법의 기본이다.

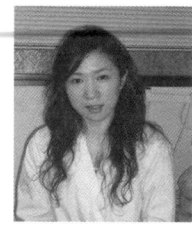

후쿠다 리에福田理恵
1971년생. 2005년 미국에 본사를 둔 국제적인 마크로비오틱 교육기관인 쿠시 인스티튜트Kushi Institute에서 수학한 뒤 마크로비오틱 트레이너로 활동 중이다. 2008년 침구·안마·지압 마사지 국가 자격을 취득했다.

현미밥 맛있게 짓는 방법

현미는 잡티를 제거할 정도로만 가볍게 헹군다. 냄비에 넣고 현미의 1.3~1.5배 되는 물에 밤새도록 담가둔다. 흙솥이나 압력솥, 무쇠솥 등에 지으면 밥맛이 더 좋다. 소금은 조금만 넣어도 양의 기운이 넘친다. 양성이 되는 것을 원치 않으면 다시마를 한 조각 넣어도 좋다. 추운 겨울에는 콩, 더운 여름에는 율무를 밥 짓기 직전에 넣는다. 각자 몸 상태에 맞춰 재료를 더하면 된다.

현미는 쌀겨가 붙은 상태이기 때문에 백미처럼 산화가 진행되지 않는다. 생명력이 넘치는 주식이다. 함유된 피트산에는 유해 물질의 배설을 돕는 작용이 있다. 농약 없이 유기 재배한 현미를 고르면 흙의 기운을 흡수하고 자란 그 생명력을 그대로 받아들일 수 있다. 의식하지 않아도 자연히 씹는 횟수가 늘어난다. 위장이 약한 사람은 소량이라도 현미를 먹는 게 좋은데, 소화하는 게 부담된다면 현미죽을 쑤어 먹는다.

칼럼 4 아보 도오루

디자이너 푸드
암 예방 효능으로 늘어난 채소와 과일 소비량

식품과 암의 상관관계에 대한 연구 중 '디자이너 푸드designer food'라는 프로젝트가 있었다. 미국 정부가 국민 건강 증진 정책의 일환으로 1990년에 시작한 이 프로젝트는 미국국립암연구소에서 실시한 것으로 식품의 암 예방 효과를 과학적으로 밝혀 주목받았다.

암 예방 효과가 있는 채소, 과일, 곡류, 향신료 등의 식물성 식품에 초점을 맞춘 이 연구를 통해 식물성 식품 중에서 40여 종이 항산화 작용을 하거나, DNA를 손상시키는 활성산소를 억제하는 효과가 있는 것으로 확인되었다.

이 연구를 계기로 미국 국민의 식생활이 채소와 과일 중심으로 바뀌어 암 발병률과 암에 따른 사망률이 감소하기 시작했다. 미국 국민에게는 쾌거라 할 만큼 의미 있는 일이었다.

음식을 통해 면역 시스템을 강화할 수 있다. 특히 음식의 영향을 가장 많이 받는 것은 백혈구이다. 암을 예방하는 채소와 과일 등 좋은 음식을 먹으면 백혈구의 수가 늘어 면역력이 높아지고, 정보 전달 물질인 사이토카인이 만들어진다.

미국국립암연구소에서 암을 예방하는 식물성 식품으로 발표한 채소와 과일은 다음과 같다.

↑ 높음
중요도

피라미드 (위에서 아래로):
- 마늘, 양배추, 감초, 콩, 생강, 당근, 셀러리, 파스닙*
- 양파, 차, 강황, 현미, 전립분(곡류), 아마, 오렌지, 레몬, 자몽, 토마토, 가지, 피망, 브로콜리, 콜리플라워, 양배추 싹
- 멜론, 바질, 타라곤, 납작보리, 박하, 오레가노, 오이, 백리향, 차이브, 로즈메리, 세이지, 감자, 보리, 베리

*암을 예방할 수 있는 디자이너 푸드(미국국립암연구소 발표)
*파스닙 : 미나릿과의 한해살이 또는 두해살이풀로 설탕당근이라고도 한다.

채소·과일 베스트 5

백혈구를 늘리는 채소
① 당근 ② 차조기 잎 ③ 양파
④ 생강 ⑤ 양배추

사이토카인을 분비하는 채소
① 양배추 ② 가지 ③ 무 ④ 시금치 ⑤ 오이

사이토카인을 분비하는 과일
① 바나나 ② 수박 ③ 파인애플
④ 포도 ⑤ 배

제 5 장

단순한 운동과 자극이 필요하다

―

체온을 올리는 근육운동과 혈류 자극법

" 아주 단순하고
쉬운 운동을 매일 하는 것!
건강은 실천하는 사람에게만 허락된다. "

균형을 찾는 호흡법

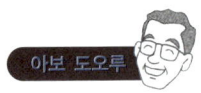

숨을 천천히 내쉬는 복식호흡

── 자율신경은 무의식중에 작용하여 체온과 혈압, 호흡을 조절하지만 마음이나 감정의 영향을 받기 쉽다.

이를테면, 사람들 앞에서 이야기를 하면 긴장해서 맥박이 빨라지고 갑자기 가슴이 답답하거나 얼굴이 빨개질 때가 있다. 그럴 때는 호흡도 거칠고 빨라져 교감신경이 우세한 상태가 된다.

이와 반대로 침착한 상태에서는 호흡도 여유롭고 깊어지며 부교감신경이 우세한 상태가 되어 몸도 편안하다. 이렇듯 마음과 몸은 매우 밀접한 관계에 있어서 의식적으로 여유 있고 깊은 호흡을 하려 노력하면 스트레스도 줄일 수 있고 자신의 심신 상태도 파악할 수 있다.

호흡 조절을 통해 심신의 건강을 도모하는 방법으로는 요가, 태극권, 좌선, 기공 등이 잘 알려져 있다. 이들 건강법에서는 각각 숨을 깊고 천천히 내쉬거나, 가늘고 길게 내쉬는 것을 중시하는 심호흡과 복식호흡을 권하고 있다.

이 호흡법은 우리가 평상시에 하는 횡격막을 쓰지 않는 가슴호흡과는 다르다.

요가 등 여러 건강법에서 권하는 복식호흡은 실제로 건강 증진 효능이 있는 것으로 알려져 있다. 배를 부풀려 숨을 들이쉬어 머물게

했다가 내쉬는 방법으로 호흡하는데, 실제로는 횡격막 상하 운동에 따른 호흡이라서 횡격막 호흡이라고도 한다.

횡격막이 상하로 움직이기 때문에 운동 범위가 넓어 들이쉬는 공기의 양이 가슴호흡 때의 3~5배에 이른다. 복강腹腔의 내압도 크게 올라가서 그 자극으로 위의 작용이 활발하고 소화 기능이 좋다. 그 밖에 정체되어 있던 혈액의 흐름이 원활해져 냉증에도 효과적이며 가슴호흡과 비교했을 때 정신 안정, 혈압 상승 억제 효과가 높다.

의식적으로 복근을 조여 길게 숨을 내쉬는 호흡을 계속하여 일정 리듬으로 근육을 수축하면, 피로한 뇌를 건강하게 하는 세로토닌이라는 호르몬이 분비되어 뇌가 활성화된다. 또 복근이 단련되어 허리 통증을 예방하는 데도 좋다.

이러한 호흡법은 장소를 가릴 필요도 없고 특별한 체력이 요구되지도 않으므로 누구나 쉽게 부교감신경을 우세하게 만들 수 있는 휴식법이다.

| 복식호흡의 포인트

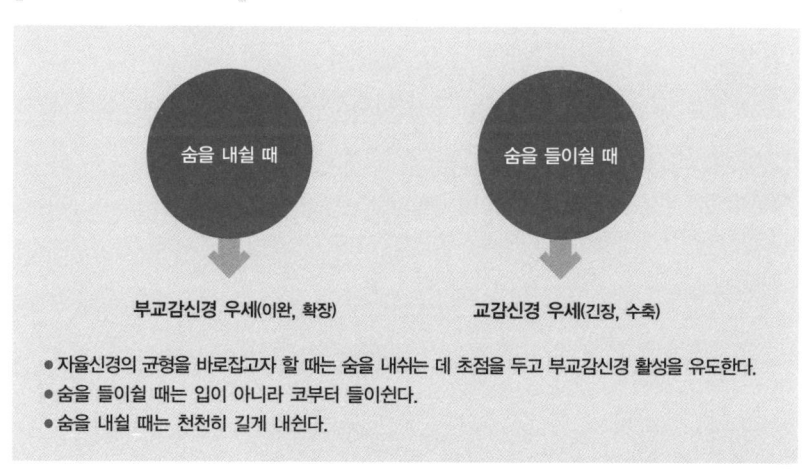

숨을 들이쉬면 교감신경으로, 내쉬면 부교감신경으로 자율신경의 주도권이 넘어간다.

숨을 내쉴 때는 의식적으로 천천히 코부터 숨을 내쉬기 시작해 서서히 폐의 공기까지 내보내면 좋다. 충분히 내쉬면 저절로 공기를 들이마시게 되므로 코부터 공기를 마실 수 있다.

입으로 숨을 쉬다 보면 세균이나 바이러스 등이 공기와 함께 입 속으로 들어와 꽃가루 알레르기나 충치, 안면 비대칭, 무호흡 증후군 등의 원인이 되기도 한다. 입 속을 마르게 해 면역력을 떨어뜨릴 수도 있으니 반드시 코로 호흡한다.

횡격막을 움직이는 복식호흡은 몸을 쪼그린 상태에서는 불가능하다. 자기도 모르게 몸이 구부정해지는 사람은 등을 곧게 뻗어 자세를 바로잡은 다음 복식호흡을 한다. 지하철이나 사무실 의자에 앉아서도, 자기 전 누운 상태에서도 호흡을 해본다. 처음 시작할 때는 숨을 깊게 들이마시고 길게 내쉬는 심호흡부터 하면 된다.

특별히 병이 없고 건강한 사람은 복식호흡과 가슴호흡을 같이 하는 것이 좋다. 고민이 있을 때는 복식호흡으로 마음을 안정시키고, 힘을 내야 할 때는 가슴호흡으로 에너지를 충전하는 것이다. 의식적으로 복식호흡과 가슴호흡을 구분하여 하면 쉽게 자율신경의 균형을 이룰 수 있다.

호흡법은 장소를 가릴 필요도 없으므로 어디서든 틈나는 대로 실천해보자.

제하단전 호흡법

배꼽에서 세 마디 아래 부위를 단전丹田이라고 한다. 신장의 동기動氣라 일컫는 곳이 바로 여기이다. 동기란 배 속에 병이 있을 때 배꼽 부위에서 뛰는 맥을 이른다. 《난경難經》이라는 의서에서는 '제하臍下와 신장 사이의 동기는 사람의 생명이다. 십이경十二經의 근본이다'라고 했다. 여기서 말하는 십이경이란 모든 경맥 가운데 기본이 되는 열두 개의 경맥을 이른다. 동기에는 생명의 근본이 모여 있다. 기를 모을 때는 항상 허리를 곧게 펴 심기를 단전에 모으고, 호흡은 고요하고 거칠지 않게 하며, 일을 할 때는 가슴속에서부터 몇 차례 가볍게 기를 토해내어 가슴 속에 기를 모으지 않고 단전에 기를 모아야 한다. 이렇게 하면 기는 올라가지 않고 가슴은 소란스럽지 않으며 몸에 힘이 솟는다.

— 가이바라 에키겐貝原益軒의 《양생훈》(일본인들의 상수 비법과 인생철학을 담은 고전).

단전으로 기를 받아들이는 호흡법

1 누군가가 머리 위에서 정수리를 끌어당긴다는 생각으로 등을 곧게 뻗는다. 그 상태로 배꼽에서 약 9cm 아래에 있는 단전을 의식한다.
동양의학에서 단전은 에너지의 원천인 '기'가 모이는 중요한 혈 중 하나이다. 먼저 나 자신을 바라본다는 생각으로, 단전을 의식하면 몸의 힘이 서서히 빠져나가는 것을 느낄 수 있다.

2 코로 최대한 숨을 들이쉬고, 들이마신 공기를 머리 꼭대기까지 보냈다가 단전으로 내려, 온몸으로 퍼져나가게 한다는 생각으로 들숨을 쉰다. 날숨을 쉴 때는 입을 오므려 최대한 천천히, 몸속의 나쁜 기운을 모두 내뿜는다는 기분으로 가늘게 그러나 끊어지지 않게 숨을 내쉰다.
숨을 들이쉴 때보다 내쉴 때 더 오랜 시간을 들여 부교감신경이 우세한 상태를 오래 유지해야 이완 효과를 높일 수 있다.

근육의 기능

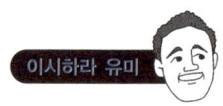

몸속 최대의 발열기

───── 근육은 우리가 몸을 움직이거나 짐을 들 때도 필요하지만, 원활한 호흡과 위장의 기능을 촉진하는 역할도 한다. 또 체온을 유지하고 외부 충격으로부터 내장을 보호하는 등 다양한 기능을 한다. 그 중에서도 가장 큰 기능이 체온 유지이다.

우리가 음식을 먹으면 거기에 들어 있는 탄수화물이나 당분이 포도당으로 분해되어 소장에서 혈액으로 들어가 온몸으로 퍼진다. 그리고 포도당은 혈액의 적혈구가 운반하는 산소와 반응하여 에너지를 만들어낸다.

근육은 에너지를 이용하는 과정에서 열을 내 체온을 유지한다. 실제로 체온의 40% 이상이 근육에서 만들어진다.

우리 몸에 있는 근육의 종류는 200여 종, 그 수는 650여 개에 이른다. 그 크기도 생김새도 다양하며 성인 남성은 체중의 약 45%, 여성은 체중의 약 36%를 근육이 차지한다. 물론 개인차가 있어서 근육을 단련하는 사람은 50%를 넘기도 하며, 운동을 하지 않거나 비만인 사람은 30% 이하인 경우도 있다.

근육은 구조와 작용의 차이에 따라 골격근骨格筋, 평활근平滑筋, 심근心筋의 세 종류로 나뉜다.

일반적인 근육은 골격근이라 불리는 근육으로, 안정적일 때 골격근이 생산하는 열의 양은 전체의 약 22%로, 가장 많은 체열을 생성한다. 다음으로 많은 열을 내는 것이 간으로 약 20%이며, 그 밖에 뇌가 약 18%, 심장이 약 11%의 열을 생성한다. 또 근육을 움직이는 것은 체온 상승과 밀접한 관계가 있어서, 평소 근육을 충분히 단련하는 사람은 운동하는 동안 80%에 이를 정도로 열 생산량이 높아진다.

근육운동으로 체온을 1°C 올리면 면역력은 5~6배나 강해진다. 이와 반대로 체온이 1°C 내려가면 면역력은 30% 이상 떨어진다.

추위로 오한을 느낄 때, 근육이 긴장했을 때도 열이 난다. 이는 운동신경의 자극으로 의지와 관계없이 자율적으로 일어나는 골격근의 불수의운동不隨意運動에 따른 것으로 열을 내 체온을 유지하려는 몸의 방위 반응이다.

열의 생성

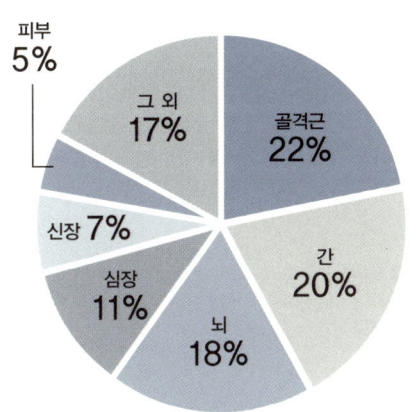

근육의 종류

골격근
뼈와 뼈를 잇고 근육의 수축 등으로 관절을 자유자재로 움직이는 기능을 한다. 가로무늬를 볼 수 있어 가로무늬근이라고도 하며 자신의 의지대로 자유로이 움직일 수 있는 수의근隨意筋이다. 일반적인 근육이다.

평활근
내장을 구성하는 평활근은 내장근內臟筋이라고도 하며 가로무늬가 없어 민무늬근이라고도 한다. 자신의 의지대로 자유로이 움직일 수 없는 불수의근不隨意筋이다. 혈관, 소화기, 비뇨기의 벽을 이루는 근육으로 위와 장을 움직이고 소변 따위를 운반하는 작용을 한다.

심근
심장 벽을 이루는 근육으로 불수의근이다.

움직이는 근육에서만 분비되는 성분

―――― 근육은 단련하면 발달하고, 내버려두면 약해진다.

노인의 등이 구부정해지는 것은 근육이 약하고 불안정하게 변하기 때문이다. 병이나 상처 때문에 근육을 장기간 쓰지 않으면, 움직일 수 없게 되거나 약해진다.

평소 별 생각 없이 하는 운동으로도 근육은 만들어지는데, 운동을 하면 지방이나 신경세포, 혈관 등 온몸의 세포나 조직에 작용하는 30여 종의 물질이 만들어진다. 이 물질은 마이오카인(myokine, 신체 활동에 따라 골격근에서 발현되거나 합성되는 활성 물질)에 속하며 미량으로 면역 작용 등의 활동을 하는 생리 활성 물질 사이토카인의 친구다. 격한 근육 트레이닝은 10분 정도, 자전거 타기 등의 유산소운동은 한 시간 정도 하면 근육에서 분비되기 시작한다. 이때 분비되는 사이토카인에는 지방 분해를 촉진하는 다이어트 효과, 뇌 신경세포의 감소를 막아 치매 등을 예방하는 효과, 동맥의 염증을 억제하여 동맥경화를 예방하는 효과 등이 있다.

병의 예방에 필요한 근육

―――― 배에는 위장, 췌장, 비장, 담낭, 신장, 자궁, 난소 따위의 중요한 장기가 담겨 있다. 특히 장내에는 파이어판이라고 하는 면역세포가 모인 조직이 있다.

이 조직을 지키는 것이 바로 복부 근육이다. 등에는 등뼈가 있지만 복부에는 뼈가 없기 때문에 근육이 층을 이루어 보호하는 것이다. 그런데 복근은 사라지고 배에 지방이 붙으면 장기를 압박하여 내장이 제 기능을 하지 못한다. 그뿐 아니라, 내장 지방은 혈관으로 들어가기 쉬워 메타볼릭 증후군 등 생활습관병으로 이어지기도 한다.

근육이 약해 복부의 압력이 떨어지면서 위가 정상적인 위치보다 아래로 처지는 위하수, 신장 아래로 옮겨가 일어나는 직장탈출증, 자궁하수나 자궁탈출증 따위도 모두 복근이 약해서 생긴다.

엉덩이 근육이 빠져 엉덩이가 처지는 현상은 하반신의, 특히 발의 근육이 약해지는 것을 예견하는 신호다. 근육의 70%가 하반신에 있기 때문에 발 근육이 약해지는 것은 노화의 원인이다.

동양의학에서는 환자를 똑바로 눕게 하고 손바닥으로 배 위와 아래를 차례차례 누르는 복진腹診을 한다. 배꼽 아래를 눌렀을 때, 저항력 없이 납작해진 상태를 '제하불인臍下不仁'이라 하고 신허腎虛라 진단한다. 신허는 하반신의 혈류가 나빠 신장, 부신, 비뇨기, 생식기 같은 장기의 힘이 약해지며 하반신이 차고, 붓고 저리고 아픈 등의 증상을 보이고 빈뇨가 나타난다.

걷기만 해서는 하체 근육은 좀처럼 붙지 않는다. 근육을 붙게 하려면 짧은 시간에 40%가 넘는 부하를 가해야 한다.

근육에는 수백에서 수천 개에 이르는 근조직이 있으며, 하나의 근조직 주위에 수백의 모세혈관이 있다. 하반신의 근육이 줄어들면 근육을 따라 있는 모세혈관의 수 역시 감소하여 그곳을 흐르던 혈액은 갈 곳을 잃고 상반신에 모여 고혈압을 일으킬 확률이 높다. 하반신을 단련하여 온몸의 혈행을 촉진하는 것은 병을 낫게 하고 건강해지는 지름길이다.

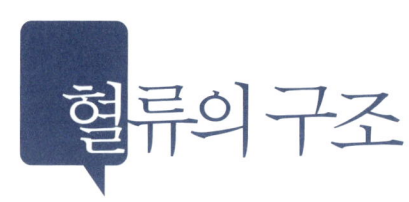

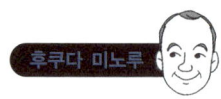

동맥을 흐르는 혈액과 정맥을 흐르는 혈액의 차이

───── 알다시피 혈액의 흐름을 원활하게 유지하는 것은 건강의 비결이다. 혈액은 온몸의 세포에 산소나 영양, 면역세포를 운반하고 이산화탄소나 노폐물을 회수하는 기능을 한다.

만약, 체온이 낮아 혈류가 원활하지 않으면 운반되어야 할 것들이 정체되어 온몸의 조직은 활력을 잃고 면역력이 떨어지다 결국 병에 이른다.

우리 몸의 혈관의 길이는 총 9만km로, 대략 지구 두 바퀴를 도는 분량이다. 이 혈관 속을 혈액이 도는데, 순환 경로는 크게 체순환體循環과 폐순환肺循環 두 가지로 나눌 수 있다.

체순환은 심장에서 내보낸 혈액이 온몸을 돌고 다시 심장으로 되돌아가는 통로이다. 심장의 펌프 작용으로 산소와 영양소를 포함한 혈액이 동맥을 거쳐 모세혈관을 지나면서 60조 개에 이르는 세포에 공급된다. 한편, 세포에서 이산화탄소와 노폐물을 흡수한 혈액은 정맥을 거쳐 심장으로 되돌아간다. 심장에서 나온 혈관은 동맥을 따라 몸속 깊은 곳을 지나기 때문에 밖에서는 볼 수 없다. 심장으로 되돌아가는 혈관은 정맥을 따라 흐르므로 피부에 푸르게 드러난다.

폐순환은 심장과 폐를 잇는 짧은 통로로, 폐동맥을 거쳐 심장으로 되돌아온 정맥혈에 산소를 공급하여 신선한 동맥혈로 바꾸어 폐동맥을 거쳐 심장으로 되돌아온다.

혈액이 몸속을 일주하는 데는 체순환과 폐순환을 합해 50초 정도 걸리므로, 욕조에 몸을 담그는 시간이 길수록 전신에 따뜻한 혈액이 흐를 수 있다.

심장은 수축과 이완을 반복하며 혈액을 몸 구석구석까지 보내는 펌프 기능을 한다. 혈액을 밀어내기 위해 수축할 때 혈관에 가하는 압력이 최고혈압(수축기 혈압)이다. 확장하여 혈액을 깊숙이 흡수시킬

정맥과 동맥

혈액	동맥	정맥
운반 내용물	영양소와 산소를 운반한다.	이산화탄소와 노폐물을 회수한다.
혈관	둥근 형태로 탄성이 좋으며 혈관 벽이 두껍다.	조금 찌부러진 형태로 탄성이 별로 없고 혈관 벽이 얇다.
흐르는 형태	혈관 중막의 평활근이 심장의 움직임에 맞춰 수축, 이완하여 내보낸다.	신장 위는 중력으로, 아래는 손발에 붙어 있는 골격근이 수축, 이완하여 혈액을 밀어 올린다.

혈액순환의 구조

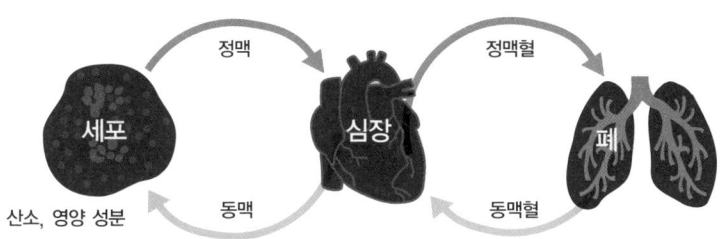

체순환 코스 → 심장 → 우심방·우심실 → 폐동맥 → 폐순환 경로로
폐정맥(신선한 혈액) → 좌심방·좌심실 → 대동맥 → 체순환 경로로

때 내려가는 혈압이 최저혈압(확장기 혈압)이다. 예를 들어, 수축기 혈압이 150mmHg라면 물 2톤 가까이를 들어 올리는 힘과 비슷하다. 심장에서 동맥으로 기세 좋게 치솟은 혈액은, 탄력적으로 운동하는 대동맥의 두꺼운 혈관 벽의 도움을 받아 모세혈관을 거쳐 우리 몸 구석구석에 있는 세포로 보내진다. 두께 0.01mm 이하의 아주 얇은 모세혈관 벽에서 각 세포로 산소와 이산화탄소, 영양소와 노폐물이 전해진다.

세포는 안지오제닌angiogenin이라는 물질을 만들어 산소와 영양소를 공급받기 위해 모세혈관을 끌어들여 새로운 혈관을 만든다. 근육이 생기면 새로운 혈관이 늘고, 일부 혈관이 막히면 우회 혈관을 만들어 세포와 이어진다.

정맥의 혈관은 혈액을 원활하게 심장으로 돌려보낼 수 있도록 얇고 늘어나기 쉽게 생겼다. 혈관 곳곳에 있는 판을 개폐, 혈액의 양을 조절하여 역류를 방지한다.

심장은 정맥 내의 혈액을 되돌려 흡수하지 못한다. 따라서 상반신을 한 바퀴 돈 혈액은 중력의 도움으로 비교적 쉽게 심장까지 되돌아오지만, 심장보다 아래쪽으로 내려간 혈액은 중력에 역행해 심장까지 되돌아와야 한다.

정맥은 근육 속을 달리기 때문에 주변 근육의 도움을 받는다. 주변 근육이 수축과 이완을 반복하며 펌프 기능을 하는 덕분에 중력에 역행하여 심장까지 되돌아올 수 있다. 근육이 정맥을 죄면서 혈액을 누르는 작용은 마치 젖소에서 젖을 짜는 것과 같아서 밀킹 액션milking action이라고도 한다.

하반신의 근육이 약해지면 심장으로 되돌아가는 피의 양이 감소한다. 그러면 적은 양의 혈액을 온몸으로 보내기 위해 심근을 강하게 수축하기 때문에 혈관의 압력을 높일 수밖에 없다.

나이가 들면서 혈압이 높아지는 것은 근육이 약해져서 혈압을 올려도 혈액이 온몸에 고루 퍼지지 않기 때문이다. 혈관도 점점 굳어 말초에까지 혈액을 보내려면 혈압이 높아질 수밖에 없다. 노폐물인 산화 물질이 축적되면서 과립구가 늘어 교감신경이 긴장하고, 그 결과 혈관이 긴장하여 좁아지는 것도 한 원인이다.

고령자가 혈압이 높아지는 것은 지극히 자연스러운 현상이다. 그렇다고 혈압강하제를 먹는 것은 쓸데없이 혈관을 수축해 교감신경을 긴장 상태로 만들 뿐이다. 몸은 어떻게든 혈압을 높여 말초에까지 혈액을 보내려 하기 때문이다. 특히 강압이뇨제는 몸속의 수분을 없애는 약이기 때문에, 일단 혈압은 내려가더라도 탈수 증상이 일어나 혈액의 점성이 높아져 끈적끈적해진다.

그러면 몸은 어떻게든 끈적끈적한 혈액을 흘려보내려고 더욱 교감신경을 긴장시킨다. 교감신경이 긴장하면 혈관도 긴장하여 혈류가 나빠지고 혈관이 가늘어져 뇌혈전이나 심근경색을 일으키기 쉽다.

또 혈류 부족에 민감한 장기인 눈과 뇌, 신장이 큰 타격을 입을 수도 있다. 수분이 부족해 순환장애가 일어나면서 혈압이 높아져 녹내장이나 백내장을 일으키거나, 혈액이 제대로 걸러지지 않고 소변도 잘 나오지 않아 신부전이 될 수도 있다. 혈압을 낮추려는 인공적인 치료가 원인이 되어 인공투석이 필요할 정도로 몸이 나빠지는 사람도 적지 않다. 뇌에 충분한 혈액이 공급되지 않아 일찍 치매 증상이 나타날 수도 있다.

혈압이 높을 때는 체온이 떨어지지 않도록 유의하며 하반신에 근육을 붙여 혈행을 좋게 하는 것이 중요하다.

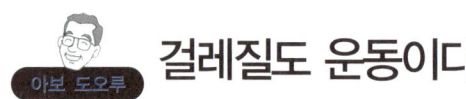
걸레질도 운동이다

걸레질로 상반신을 단련한다

일상생활에서 전혀 몸을 움직이지 않는 사람은 발열을 담당하는 근육이 쇠퇴하여 체온이 점점 떨어진다. 면역력뿐 아니라 근육이나 뼈, 신체 기능도 약해진다.

물론 나이 들어서도 젊었을 때처럼 과격한 운동을 계속하는 것도 좋지 않다. 교감신경이 늘 긴장 상태에 놓여서 몸속에서 활성산소가 대량으로 만들어지기 때문이다. 줄넘기같이 골격을 자극하는 운동도 면역력을 떨어뜨린다.

그러므로 적당히 움직이면서 꾸준히 할 수 있는 운동을 매일 하는 습관을 들이는 것이 좋다. 운동 후에 알맞게 땀이 나서 몸 전체가 편안하게 이완될 정도의 운동이면 족하다.

생활이 편리해지면서 몸을 움직일 일은 점점 줄어간다. 밖에서는 엘리베이터나 에스컬레이터를 이용할 때가 많아 걸어 다닐 일도 줄고, 집에서는 전자제품이 발달하여 설거지조차 식기세척기에 그릇을 넣고 버튼만 누르면 끝난다. 청소도 편안하게 할 수 있는 도구가 개발되어 걸레질하는 모습을 거의 볼 수 없게 되었다.

나는 상반신을 단련하기 위해 식구들이 일어나기 전에 부엌 바닥을 걸레로 닦는다. 오해할까봐 미리 말해두자면, 절대 아무도 하지 않아서 내가 나서는 것이 아니다. 식구들한테는 비밀이지만 나의 상반신 단련을 위해 걸레질을 하는 것이다.

걸레를 짤 때는 손끝에도 힘이 들어간다. 걸레질하는 자세는 복근과 등 근육 단련 효과가 뛰어나다. 여기저기 팔을 뻗으며 하는 걸레질 동작은 팔의 움직임에 따라 뼈 주위의 작은 근육까지 자극한다. 게다가 열심히 닦으면 칼로리도 소비된다.

아침 일찍 걸레질을 하면 교감신경이 자극되어 하루를 활기차게 보낼 수 있을 뿐 아니라, 깨끗해진 바닥을 보면 기분도 상쾌하다. 걸레질 동작을 조금만 응용하면 팔뚝과 허리 군살을 빼는 데도 효과를 볼 수 있다.

걸레질로 날씬한 허리 만들기

양 무릎을 바닥에 댄 채 몸을 좌우로 움직여 걸레질을 하는 동작이다.

1. 먼저 걸레를 들고 꿇어앉는다. 무릎이 바닥에서 들리지 않게 하고 양손을 모아 걸레에 올린 다음 가능한 한 멀리까지 닦는다.

2. 팔을 뻗을 때는 오른쪽 앞으로 뻗었다가 정면으로 돌아온 후, 다시 왼쪽 앞으로 뻗는다. 정면이 아닌 좌우로 움직인다. 이때 옆구리를 의식한다.

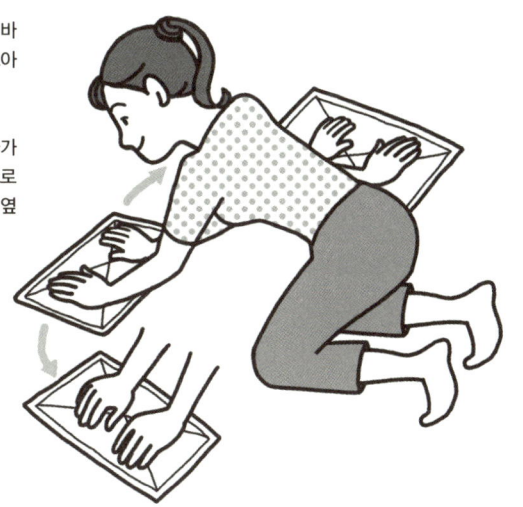

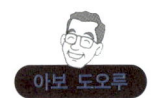
햇볕은 든든한 건강 지원군이다

아침 일찍 일어나서 하는 맨손체조

'일찍 일어나는 새가 벌레를 잡는다'는 말이 있는데, 나는 여기에 한마디를 덧붙이고 싶다. '일찍 일어나는 새가 건강하다'라고 말이다. 햇볕에는 각별한 건강 증진 효과가 있다. 옛날 사람들은 틀림없이 태양의 은혜를 알고 있었던 것 같다.

나이가 들면 체내시계의 균형이 무너져 숙면을 취하기가 어렵다. 이럴 때 아침에 일어나자마자 햇볕을 쬐면 체내시계가 재정비되고 수면 사이클을 조절하는 세로토닌 분비가 촉진되기 때문에 밤에 잠이 잘 와서 상쾌한 아침을 맞을 수 있다. 아침에 햇볕을 쬐는 것만으로도 자율신경이 본래의 균형 잡힌 상태로 되돌아가는 것이다.

또, 다른 비타민은 체내에서 만들어내지 못해서 반드시 음식으로 섭취해야 하지만 비타민 D는 햇볕을 쬐는 것만으로 충분하다. 햇볕을 쬐면 체내의 콜레스테롤이 비타민 D로 바뀌기 때문이다. 비타민 D는 칼슘의 흡수를 도와 뼈와 이를 튼튼하게 유지하여 넘어지거나 뼈가 부러지는 것을 예방하고, 근육의 원활한 수축과 이완을 돕는다.

그 외, 햇볕을 쬘 때 몸속 깊숙이 따뜻해지는 느낌을 받는 것도 햇볕에 포함된 원적외선의 효과이다. 몸이 따뜻해지면서 미토콘드리아를 자극하여 활성화하기 때문에 나타나는 현상이다.

하지만 오존층이 파괴되면서 자외선이 날로 증가하여 직사광선이 강한 자외선에 장시간 피부가 노출되는 데 따른 우려도 높아지고 있다. 자외선에 피부 콜라겐이 파괴되어 기미와 주름을 만들고, 피부암이나 백내장을 일으키는 '광노화'의 원인이 되기 때문이다.

어릴 적, 아침 햇살을 맞으며 라디오에서 나오는 소리에 맞추어 했던 '국민체조'에는 실로 깊은 의미가 있었다. 이른 아침부터 혈류가 몸 구석구석까지 샅샅이 미치게 하여 몸의 기능이 원활하게 하고, 자칫 게을러지기 쉬운 방학에도 체조를 꾸준히 하여 부교감신경을 우세하게 만들고, 공동체 의식을 갖게 하는 운동이었다. 그 덕분에 옛날 아이들이 잔병치레가 잦지 않았는지도 모른다.

지금도 나는 매일 어릴 때 배운 국민체조를 응용하여 목과 상반신, 허리를 전후좌우로 흔들거나 손을 높이 올려 흔드는, 일명 '흔들흔들 체조'를 한다.

햇볕은 우리에게 상쾌함과 다양한 건강 효과를 전해준다.

세계 여러 나라 사람들이 새해가 되면 일출을 보며 두 손을 모아 소원을 빈다. 그만큼 태양은 신비롭고 큰 자연의 힘을 지니고 있다. 인간의 정상적인 리듬은 일출과 함께 일어나 일몰과 함께 쉬는 것이며, 그것은 건강의 기본 중의 기본이다.

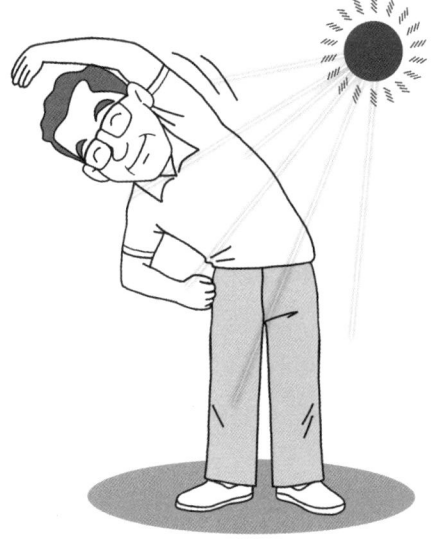

하반신을 튼튼하게! 체온 조절 체조면 충분하다

이시하라 유미

3분의 기적

1. 뼈를 강화하는 플라밍고 체조

한 발로 오래 서 있을 수 있는 사람일수록 넘어지거나 뼈가 상하는 일이 없다는 것은 잘 알려진 사실이다. 한 발 서기는 좁은 장소에서도 할 수 있고, 짧은 시간에 뼈의 형성을 촉진하기 때문에 충분한 운동 효과를 얻을 수 있다. 오래 하면 골다공증도 예방된다.

쇼와대학 정형외과 사카모토 게이조阪本桂造 교수는 1분간 한 발로 서게 하는 것을 '다이내믹 플라밍고 요법'이라 이름 붙이고 오랜 기간 환자에게 지도해왔다. 사카모토 교수는 한 발 서기를 좌우로 1분씩만 해도 다리뼈에는 적어도 한 시간을 걷는 것과 같은 정도로 효과가 있어 골다공증이나 골절 예방에 아주 좋은 운동이라고 강조한다.

실제로 한 발 서기를 하루 3회, 한 번에 1분씩 3개월간 꾸준히 한 사람의 60% 이상이 대퇴부 윗부분의 골밀도가 높아졌다고 한다. 또 40~80대 여성 약 100명을 대상으로 6개월간 좌우 1분씩 하루 3회 한 발 서기를 한 조와 하지 않은 조를 비교했더니, 한 발 서기를 계속한 조는 한 발 서기가 가능한 시간이 평균 65초인데 비해, 하지 않은 조는 34초에, 넘어진 횟수는 3배 이상 많았다고 한다. 뼈뿐 아니라 고관절과 허리 등 주변 근육도 단련되어 고관절통과 등과 허리 통증이 개선되었다는 사람도 많았다.

뼈를 강화하는 플라밍고 체조

운동할 시간도, 장소도 없는 사람을 위한 플라밍고 체조.
한 발에 1분씩 양발 2분 운동으로 1시간 가량 걸은 것과 같은 운동 효과가 난다.

다리를 높이 올리면 넓적다리 등의 근육을 단련하는 효과가 높지만, 균형이 무너지기 쉬우므로 고령자는 올린 다리를 앞으로 걸어 나가는 느낌으로 바닥에서 5cm 정도 뜨게 하는 것이 좋다.

한 발 서기를 할 때는 넘어지지 않도록 주의한다. 미끄러지지 않는 바닥에서, 처음에는 벽이나 의자 등을 한 손으로 잡고 실시한다.

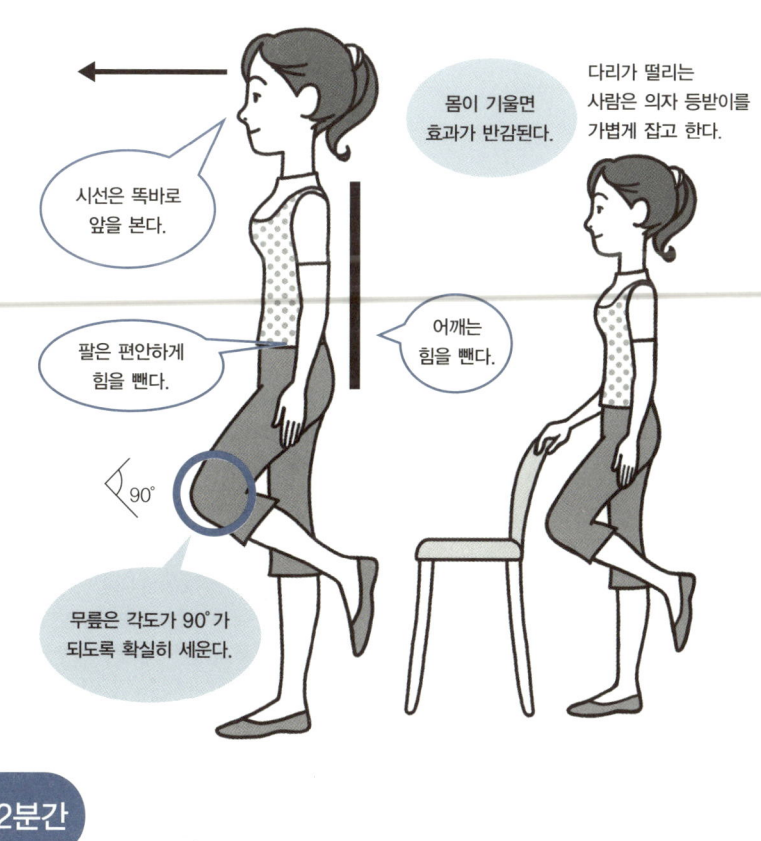

- 시선은 똑바로 앞을 본다.
- 몸이 기울면 효과가 반감된다.
- 다리가 떨리는 사람은 의자 등받이를 가볍게 잡고 한다.
- 팔은 편안하게 힘을 뺀다.
- 어깨는 힘을 뺀다.
- 무릎은 각도가 90°가 되도록 확실히 세운다.

2분간

2. 근력을 강화하는 아이소메트릭스

스포츠클럽이나 헬스클럽에 다니기가 부담스러운 사람, 트레이닝 기구를 구입하고도 잘 사용하지 않는 사람에게 추천하고 싶은 것이 간단하게 근육을 자극하는 '아이소메트릭스 트레이닝isometrics training'이다. 1970년대 독일에서 만들어진 트레이닝 이론에서 생겨났다. iso는 '동일하다', metric은 '길이'를 뜻하는데, 등척성 수축等尺性收縮이라고도 하며 관절은 움직이지 않으면서 근육에만 힘을 주는 운동법을 말한다. 힘을 유지하는 시간이 길어 다이어트에도 효과가 있다.

아이소메트릭스는 관절의 위치를 바꾸지 않고도 할 수 있고, 동작도 크지 않아서 복잡한 지하철이나 비행기 등 한정된 공간에서도 쉽게 할 수 있다.

덤벨을 들고 굽혔다 폈다 하는 종래의 근육 트레이닝 방식은 단축성 수축短縮性收縮이라고 하는데, 근육을 수축하면서 힘을 주는 방식이다.

이 단축성 수축은 운동의 속도와 부하가 커서 근육과 힘줄이 다치기 쉽지만, 아이소메트릭스는 운동의 속도는 중요하지 않으며 효과도 크고 안전하다.

핵심은 단련하는 부분의 근육을 의식하면서 밀거나 당기는 것이다. 한 동작을 7~10초간, 자신이 가진 힘의 60% 이상을 발휘하여 실시한다. 근육은 힘을 주기 시작해서 5~6초가 되면 최대 근력을 발휘하므로 수 초간 계속하면 근력이 붙기 시작한다. 반드시 호흡에도 집중한다.

1
팔, 가슴, 등, 복부를 긴장시켜 상반신 근육을 강화

가슴 높이에서 양손을 잡은 다음 힘을 주어 좌우로 당긴다. 이때 팔은 반드시 수평을 이루도록 한다

어떤 근육을 단련할 것인지 의식함으로써 근육 향상을 효과적으로 도모할 수 있다.

짧은 시간이라도 근육과 소통하는 시간을 즐긴다.

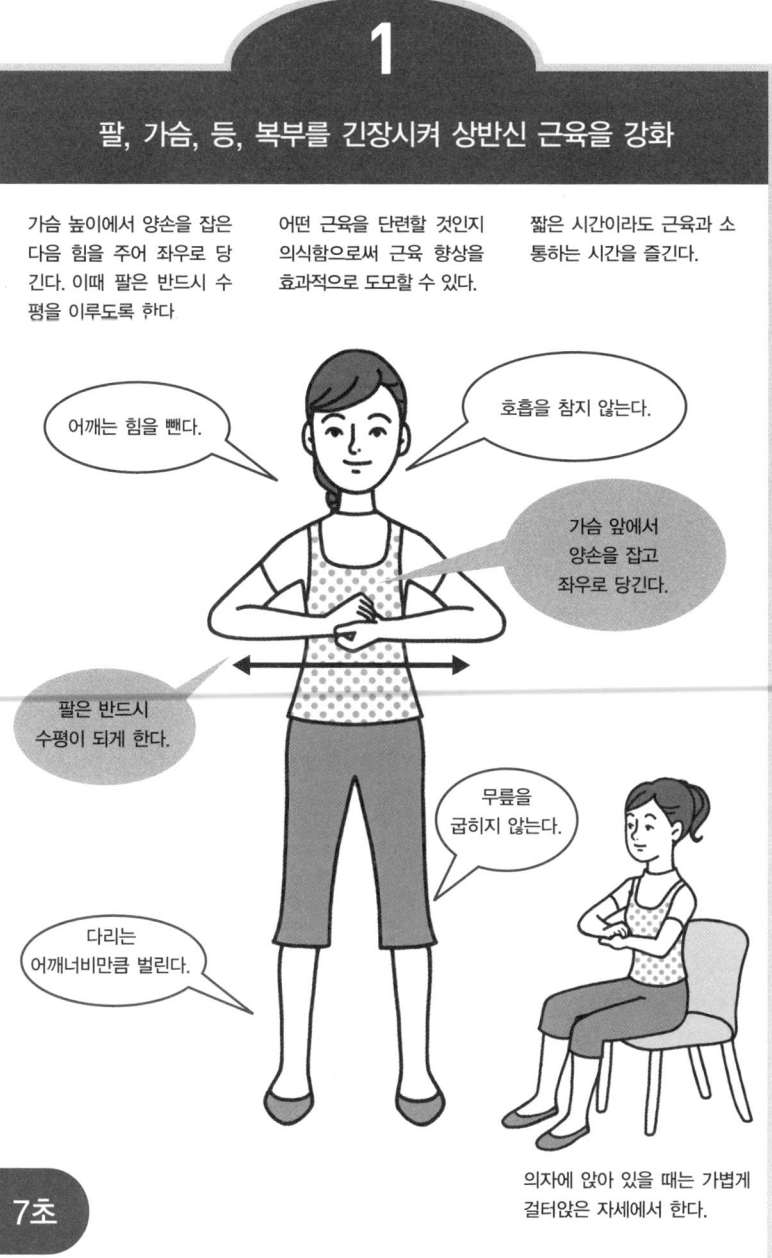

- 어깨는 힘을 뺀다.
- 호흡을 참지 않는다.
- 가슴 앞에서 양손을 잡고 좌우로 당긴다.
- 팔은 반드시 수평이 되게 한다.
- 무릎을 굽히지 않는다.
- 다리는 어깨너비만큼 벌린다.
- 의자에 앉아 있을 때는 가볍게 걸터앉은 자세에서 한다.

7초

2
목, 등 근육, 복부를 강화

머리 뒤쪽에서 양손을 깍지 낀 다음 힘을 주어 좌우로 당긴다.

얼굴이 아래를 향하지 않도록 자세를 바르게 해 몸이 앞으로 쏠리지 않게 한다.

뒤에 소개하는 세 종류 운동(3, 4, 5)도 같은 자세로 한다.

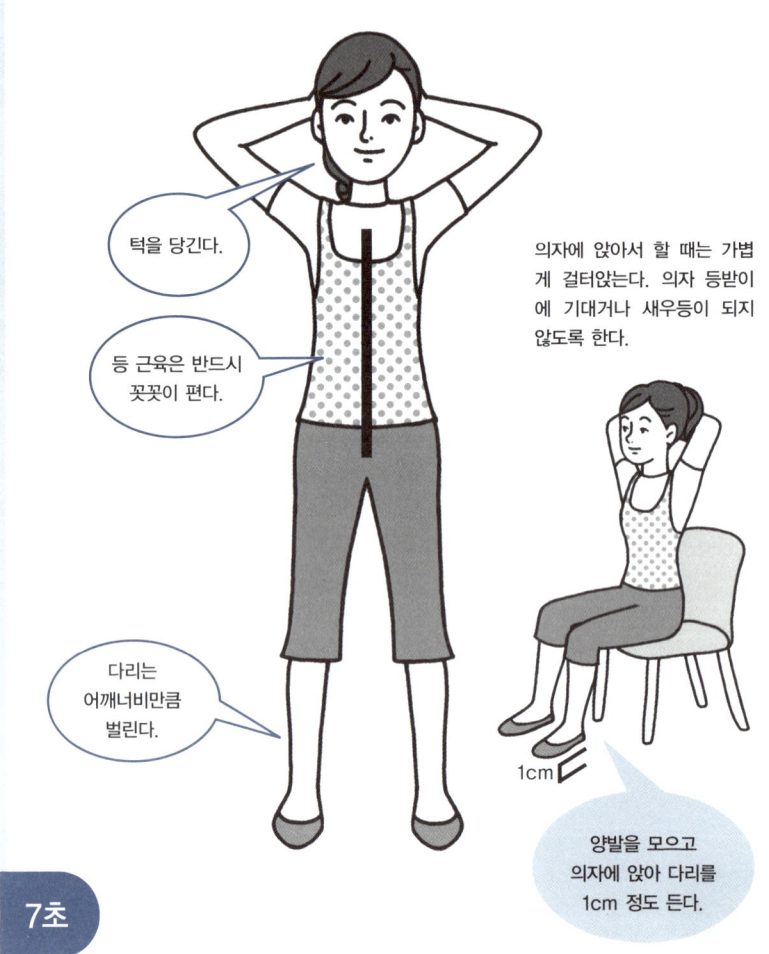

- 턱을 당긴다.
- 등 근육은 반드시 꼿꼿이 편다.
- 다리는 어깨너비만큼 벌린다.

의자에 앉아서 할 때는 가볍게 걸터앉는다. 의자 등받이에 기대거나 새우등이 되지 않도록 한다.

양발을 모으고 의자에 앉아 다리를 1cm 정도 든다.

7초

3
복부를 단련하여 허리를 강화

머리 뒤쪽에서 양손을 깍지 낀 다음, 선 채로 복부에 힘을 준다.

어떤 근육을 단련할 것인지 의식하면 해당 근육을 더욱 효과적으로 강화할 수 있다.

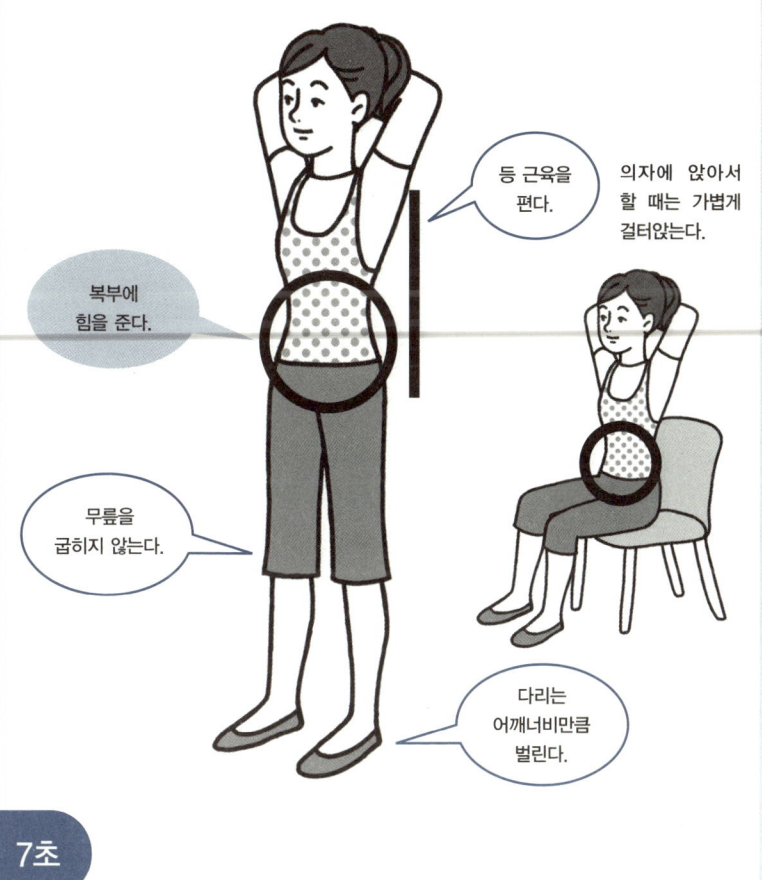

- 등 근육을 편다.
- 의자에 앉아서 할 때는 가볍게 걸터앉는다.
- 복부에 힘을 준다.
- 무릎을 굽히지 않는다.
- 다리는 어깨너비만큼 벌린다.

7초

4

복부, 넓적다리, 다리 근육을 단련하여 허리, 엉덩이, 장딴지를 강화

머리 뒤쪽에서 양손을 깍지 낀 다음, 선 채로 양다리에 힘을 준다.

의자에 앉아서 하는 경우에는 가볍게 걸터앉아 한쪽 발목을 양손으로 감싸 몸 쪽으로 끌어당기듯 힘을 주고 다리는 양손을 밀어내듯이 힘을 준다.

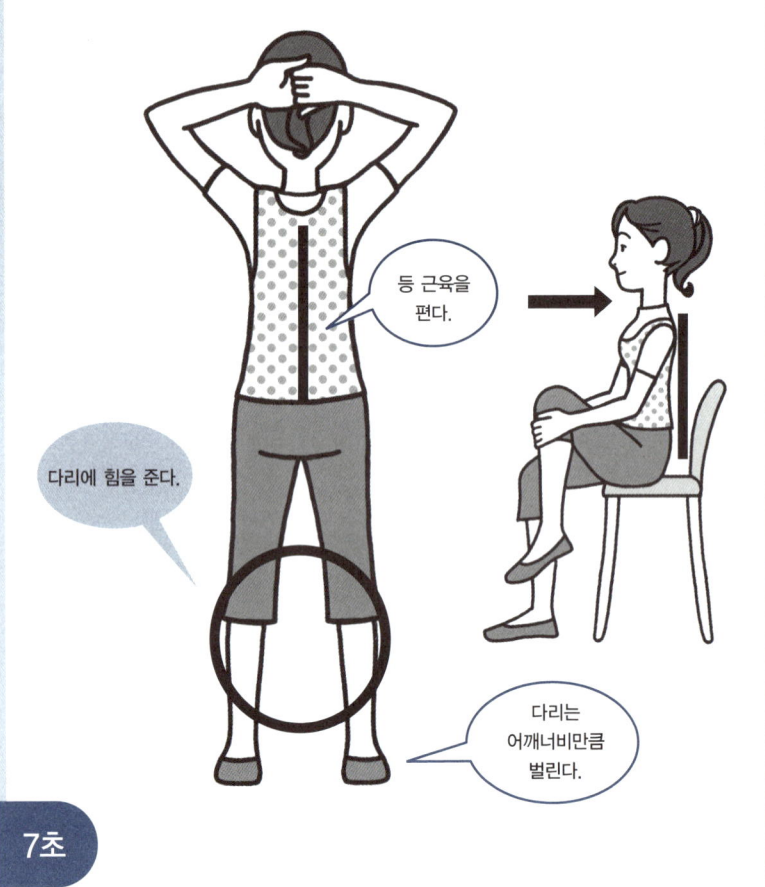

등 근육을 편다.

다리에 힘을 준다.

다리는 어깨너비만큼 벌린다.

7초

5
넓적다리, 엉덩이를 죄어 하반신 근육을 강화

똑바로 선 상태에서 양손을 머리 뒤쪽에서 깍지 낀다. 등 근육을 곧게 세워 가슴을 편 채로 숨을 들이쉬면서 무릎을 서서히 굽힌다.

힘들면 바로 앞 동작에서 잠시 멈춘다. 숨을 내쉬면서 천천히 무릎을 뻗어 일어선다.

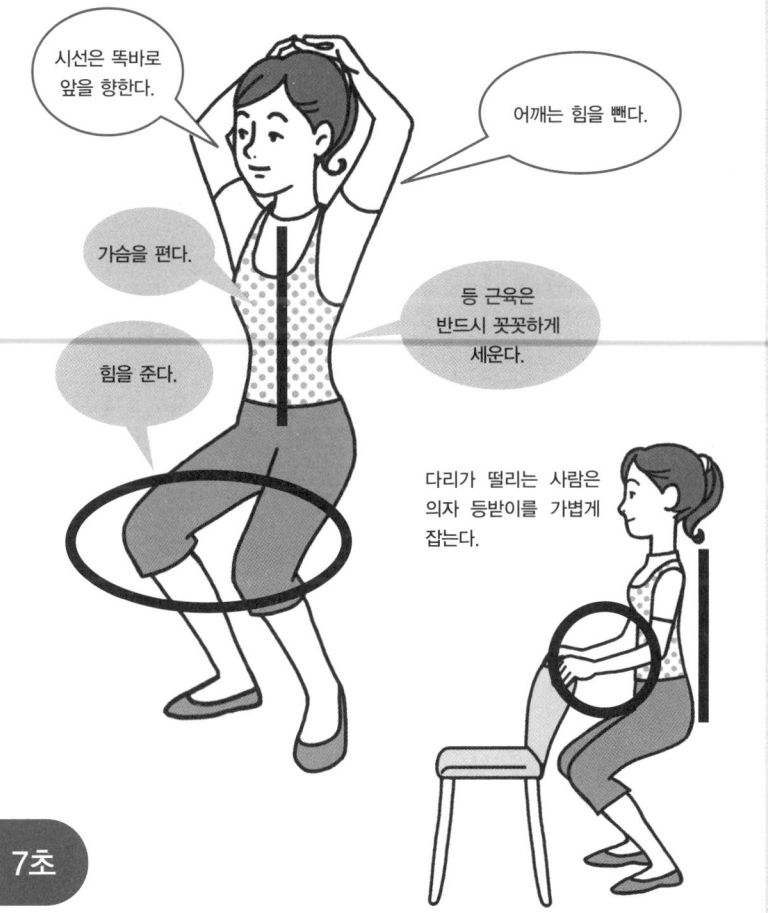

- 시선은 똑바로 앞을 향한다.
- 어깨는 힘을 뺀다.
- 가슴을 편다.
- 등 근육은 반드시 꼿꼿하게 세운다.
- 힘을 준다.
- 다리가 떨리는 사람은 의자 등받이를 가볍게 잡는다.

7초

5장 | 단순한 운동과 자극이 필요하다

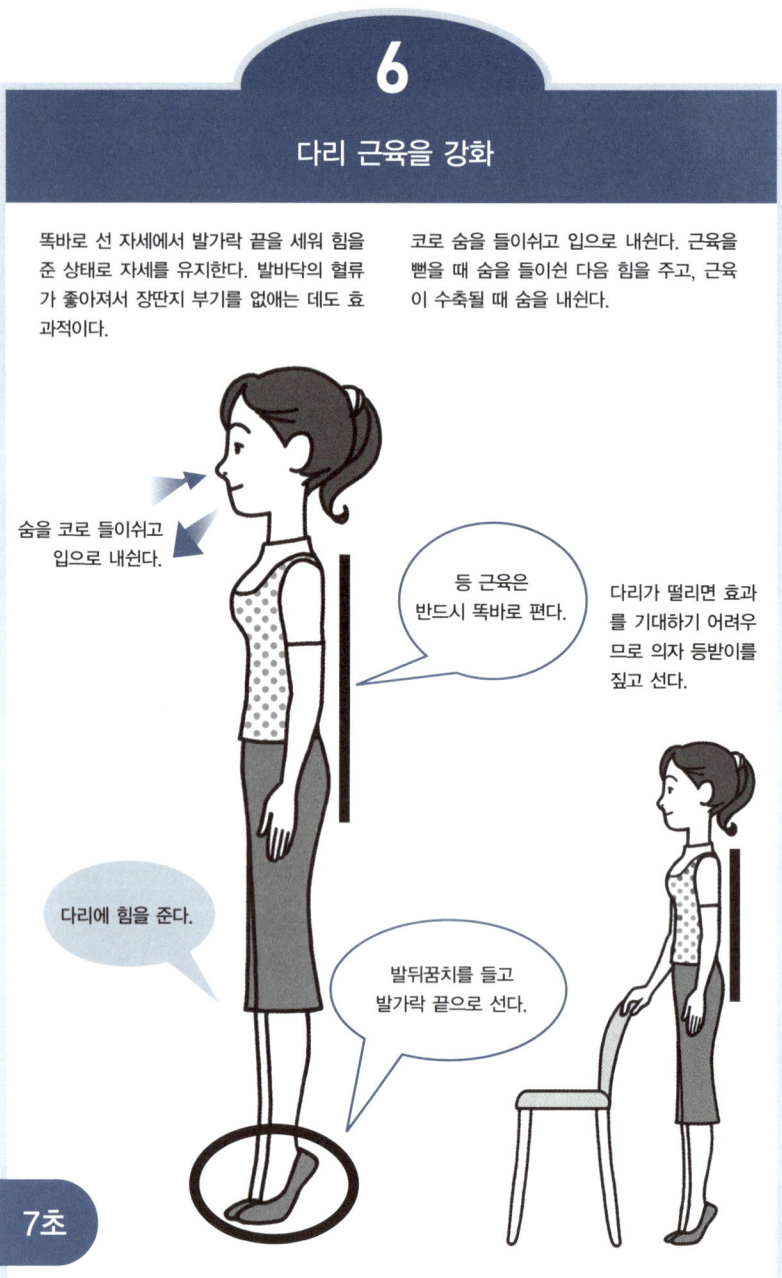

하반신 근육이 약하면 병에 걸리기 쉽다

고혈압은 대부분 하반신의 근육이 줄어들면서 근육을 따라 자리하던 모세혈관의 혈액이 갈 곳을 잃고 상반신으로 모여들어 생긴다.

스쿼트squat 운동은 하반신을 단련하고 모세혈관을 늘려 전신의 혈행을 촉진하여 상반신에 모인 혈액을 하반신으로 순환시키는 운동이다.

숨을 들이쉬면서 천천히 쭈그려 앉고, 내쉬면서 천천히 일어선다. 5~10회를 한 세트로 5세트를 반복한다. 근육통이 생길 수 있으므로 무리하지 않는다.

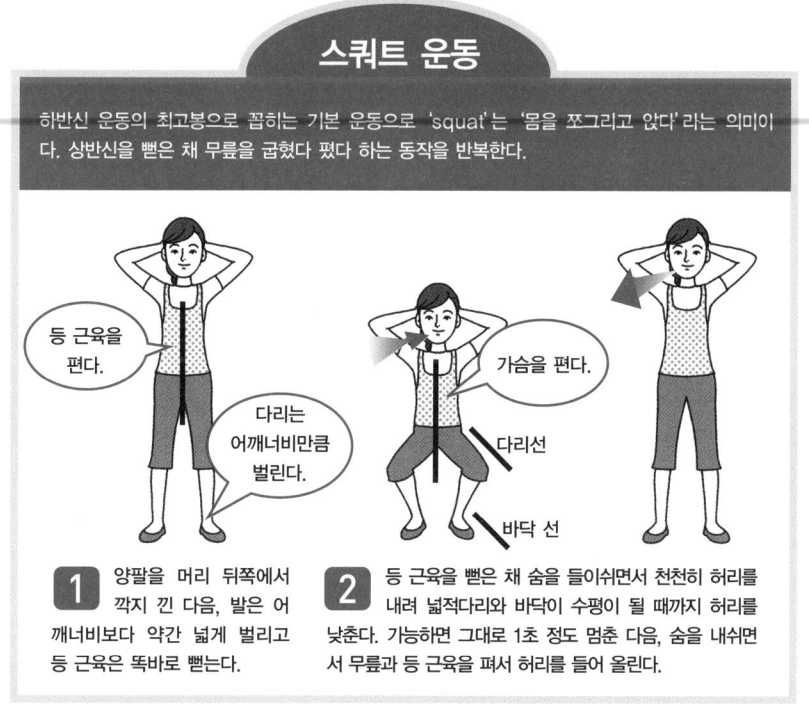

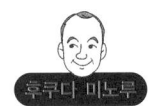 # 건포마찰로 면역력을 높인다

온몸의 면역력을 높여 병을 예방한다

―――― 건포마찰은 말 그대로 마른 수건을 직접 몸에 비비는 건강법으로, 누구나 쉽게 할 수 있는 감기 예방법이다.

건포마찰을 하면 피부의 체온 조절 기능이 좋아져 혈행이 원활해지고 전신의 순환 기능이 자극된다. 또 알몸으로 해야 하기 때문에 자연스럽게 풍욕의 효과도 볼 수도 있어 추위와 더위에 대한 피부 저항력을 높일 수 있다.

특별한 기구는 필요 없지만, 수건은 견絹으로 된 것이 좋다. 견은 우리 피부에 가장 가까운 섬유로 단백질과 아미노산을 함유하고 있다. 그 아미노산에는 피부를 촉촉하게 유지하는 성분이 함유되어 있고, 모공 안쪽의 노폐물을 제거하는 효과도 있어 매끈한 피부로 가꾸어준다. 자극이 강한 수세미를 사용하는 경우도 있다.

문지를 때는 아플 정도로 자극을 주는 것이 좋다. 자극을 주면 한쪽으로 치우친 자율신경이 영향을 받아 원래의 균형으로 돌아가는 데 도움이 된다. 교감신경이 강한 사람은 혈관을 이완시키고 부교감신경이 강한 사람은 혈관을 수축해 혈류를 조정해주기도 한다.

건포마찰의 자극에는 경혈에 있는 신경에서 갈라진 감각신경으로 자극이 전해지고, 나아가 그 신경에서 갈라진 신경에도 자극이 전해지는 축삭반사軸索反射와 온몸에 흩어져 있는 땀샘에서 땀이 나게 하는 내장반사內臟反射가 관여한다. 이는 침·뜸 요법에서 나타나는 치료 효과 중 하나이기도 하다.

처음에는 부드럽게 서서히 자극을 주며 시작한다. 언제든 실내에서 할 수 있으므로 일단은 20분 정도 온몸을 문지른다.

나는 매일 아침에 일찍 일어나서 가볍게 체조를 하고 건포마찰을 한다.

매일 건포마찰을 하는 사람들과 하지 않는 사람들을 비교한 결과, 확실히 건포마찰을 하는 사람들이 감기에 걸리거나 습진이 생기는 비율이 낮게 나타났다. 기관지 천식을 앓는 아이들을 조사한 결과에서는 건포마찰을 한 아이들이 눈에 띄게 발작 비율이 낮았다.

어린이는 한 번에 몇 분 정도씩 손이나 부드러운 수건으로 손과 발, 가슴 등을 문질러준다. 유아는 상반신을 벗기고 마른 수건으로 온몸을 문지르고, 초등학생 이상의 아이들에게는 스스로 아침에 일어났을 때나 밤에 목욕하기 전에 옷을 벗고 가슴, 등, 배 등을 마른 수건으로 문지르게 하면 좋다. 피부가 좋아지고, 깨끗해질 뿐 아니라, 팔을 움직이는 데 따른 에너지 소비도 있기 때문에 체지방이 줄어드는 효과도 기대할 수 있다. 중·장년층에게는 몸 전체의 저항력을 높여주므로 병을 예방하는 방법으로 좋다.

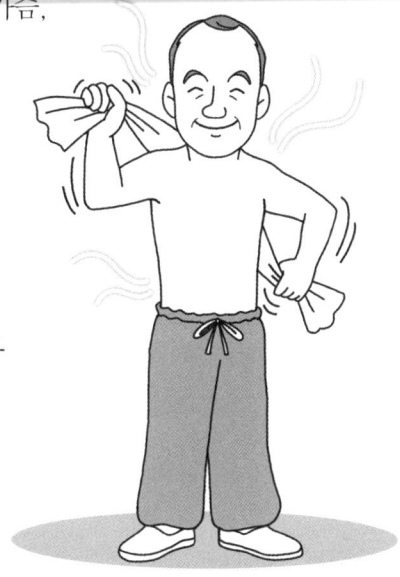

후쿠다 미노루 손끝 누르기 요법으로 부교감신경을 깨운다

다섯 손가락을 자극하여 백혈구의 균형을 조정한다

———— 손톱 뿌리 부분은 신경섬유가 모여 있어 예민한 부분이다. 이 부분을 자극하는 손끝 누르기 요법을 매일 하면 교감신경 쪽으로 치우친 자율신경을 부교감신경 쪽으로 되돌려놓아 림프구를 늘릴 수 있다. 이는 면역력의 회복으로 이어진다.

병을 치료하기 위해서는 환자 본인의 의지가 가장 중요하다. 병의 경중에 상관없이 백혈구 분획 검사인 혈액검사로 상태를 지켜보며 손끝 누르기 요법을 실천하면 건강을 관리할 수 있다.

손끝 누르기 요법으로 자극을 줄 때는 양쪽 손가락을 모두 자극한다. 모든 손끝의 뿌리 부분은 각각 내장과 신경에 연결되어 있다. 따라서 각 질병의 증상에 대응하는 손톱 뿌리 부분을 자극하면 부교감신경의 반사를 통해 여러 가지 변화가 일어난다.

손톱 뿌리 부분을 자극하면 내장과 내분비계의 활동이 활발해지고, 혈류가 좋아져서 면역력의 균형을 되찾을 수 있다.

손끝 누르기 요법을 고안했을 당시에는 대부분의 병이 부교감신경이 과도하게 긴장해 오는 것이라 생각하여 교감신경을 자극하는 약손가락은 자극하지 말라고 지도했었다.

하지만 니가타대학원 의학부 면역학 교실 와타나베 마유미渡辺まゆみ 선생의 연구를 통하여 교감신경이 우세한 사람이든, 부교감신경이 우세한 사람이든 다섯 손가락을 모두 자극하는 것이 백혈구의 균형

을 회복하는 데 좋다는 것이 밝혀졌다.

연구는 자원자를 모집하여 4주간 손끝 누르기 요법을 실시한 후 백혈구 수치를 조사하는 방식으로 진행했다. 손끝 누르기 요법을 약손가락를 제외한 네 손가락만 한 그룹, 약손가락만 한 그룹, 다섯 손가락 모두 한 그룹으로 나누어 그 효능을 검증해보았다.

그 결과 약손가락만 자극하면 림프구의 비율과 수가 모두 감소하여 면역력이 떨어지는 것을 알 수 있었다. 네 손가락을 자극한 그룹은 림프구의 비율과 수가 모두 늘어 면역력은 높아졌지만 일부 림프구의 비율이 45%를 초과하는 경우도 있었다.

다섯 손가락을 모두 자극한 그룹은 림프구 비율은 낮아졌지만 지나치게 많았던 림프구의 수치가 정상 범위에 들어와 있었다. 결국 손끝 누르기 요법이 백혈구와 림프구의 수를 큰 폭으로 늘려 백혈구의 균형을 조정한 것을 알 수 있었다.

이로써 손끝 누르기 요법은 다섯 손가락에 모두 하는 것이 효과적이라는 사실이 밝혀졌다.

손끝 누르기 요법 효과 실험

	약손가락를 제외한 네 손가락을 자극	약손가락만 자극	다섯 손가락 모두 자극
백혈구 수(개/mm³)	5500 → 5900	5600 → 6200	4444 → 6515
과립구(%)	54.5 → 52.1	51.9 → 58.9	55.5 → 57.9
림프구(%)	35.7 → 39.5	37.3 → 32.9	42.8 → 39.8
림프구 수(개/mm³)	1963 → 2330	2089 → 2040	1920 → 2579

다섯 손가락 모두 자극하는 것이 백혈구의 균형을 조정하는 데 효과적이다. 효과를 높이려면 스스로 병을 고치겠다는 의지를 갖고 매일 꼬박꼬박 하는 것이 중요하다. 즉효를 보이는 건 아니지만 꾸준히 하면 분명히 효과가 있다.

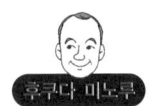 가마 누르기 요법으로 기를 뚫는다

전신에 기氣를 통하게 하는 핵심은 가마

나는 스스로 두한족열 요법의 효능을 경험한 것을 계기로 새로운 치료법을 연구하기 시작했다. 많은 환자의 머리에는 울혈이 있는데, 머리의 울혈을 풀어 혈류 상태를 정상으로 만들고 차가워진 발을 따뜻하게 하는 것이 두한족열의 원리이다.

그래서 울혈을 제거하기 위해 머리 꼭대기에 있는 혈인 백회百會부터 손발 끝까지 치료해보았더니 의외로 쉽게 울혈이 풀렸다. 이를 계기로 발전시킨 것이 가마 누르기 요법이다.

백회 주변을 사방으로 더듬어가면 지름 1cm 정도 되는 파인 부분이 만져지는데 이곳이 바로 머리 가마다. 중요한 기의 통로로서 관자놀이까지 연결된다.

환자의 머리를 눌렀을 때 압통을 느끼는 곳도 백회가 아닌 머리 가마이다. 치료 거점을 백회에서 머리 가마로 바꾸자 이전과 비교가 되지 않을 정도로 빠르게 환자의 병세가 호전되었다.

'가마 누르기 요법'은 머리 가마를 기점으로 하여 후두부와 목으로 이어지는 여섯 개의 가상의 선을 눌러서 자극하는 건강법이다. 여섯 개의 선 가운데 특히 통증이 느껴지는 곳을 집중적으로 누른다.

우선 머리 한가운데에서 가마를 찾는다. 여러 개가 있는 사람은 그중에서 가장 크고 꾹 눌렀을 때 가장 통증이 심하게 느껴지는 곳을 머리 가마로 보면 된다.

그림처럼 A에서 C까지의 가상의 선을 위에서 아래로 조금씩 위치를 옮겨가며 두 번씩 자극을 준다. 특히 통증이 있는 곳은 혈액이 정체되어 있으므로 5회 정도 집중적으로 눌러준다. 손가락으로 꾹 눌러도 되고 통증을 완화할 정도로 부드럽게 주물러도 괜찮다.

머리 가마를 누르면 혈류가 좋아지고 머리가 맑아지지만, 머리 쪽에 정체되어 있던 피가 내려와 어깨가 결리거나 아플 수 있다. 머리와 어깨를 돌려주거나 건포마찰을 하여 정체된 피를 아래쪽으로 흘려보낸다.

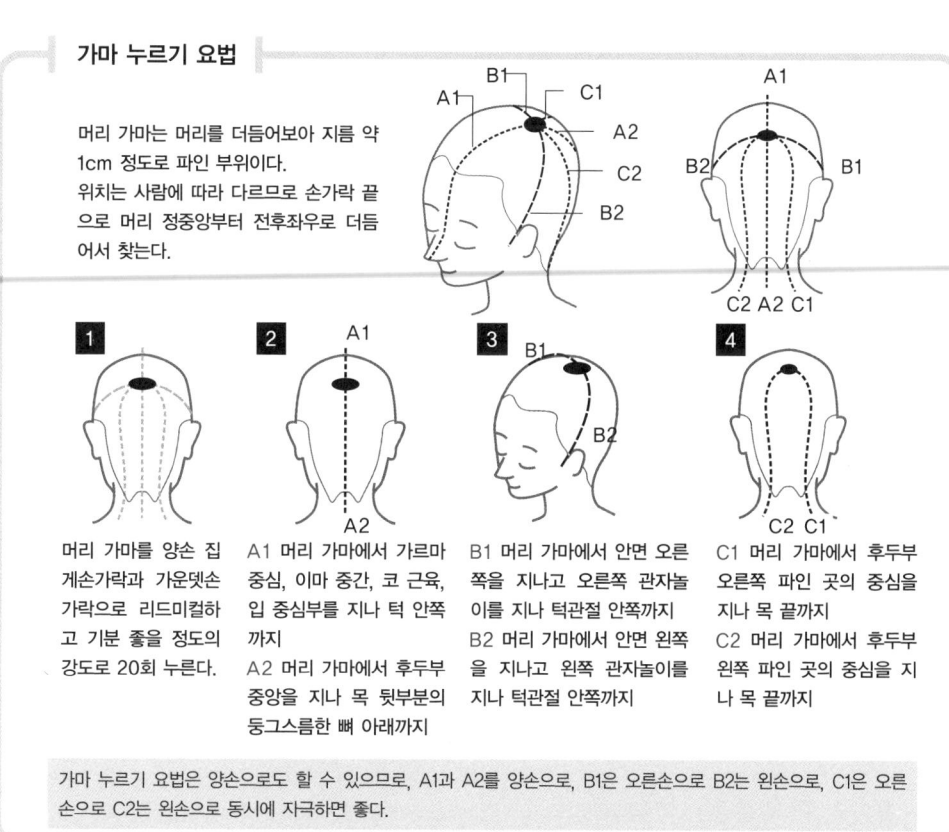

가마 누르기 요법

머리 가마는 머리를 더듬어보아 지름 약 1cm 정도로 파인 부위이다.
위치는 사람에 따라 다르므로 손가락 끝으로 머리 정중앙부터 전후좌우로 더듬어서 찾는다.

1 머리 가마를 양손 집게손가락과 가운뎃손가락으로 리드미컬하고 기분 좋을 정도의 강도로 20회 누른다.

2 A1 머리 가마에서 가르마 중심, 이마 중간, 코 근육, 입 중심부를 지나 턱 안쪽까지
A2 머리 가마에서 후두부 중앙을 지나 목 뒷부분의 둥그스름한 뼈 아래까지

3 B1 머리 가마에서 안면 오른쪽을 지나고 오른쪽 관자놀이를 지나 턱관절 안쪽까지
B2 머리 가마에서 안면 왼쪽을 지나고 왼쪽 관자놀이를 지나 턱관절 안쪽까지

4 C1 머리 가마에서 후두부 오른쪽 파인 곳의 중심을 지나 목 끝까지
C2 머리 가마에서 후두부 왼쪽 파인 곳의 중심을 지나 목 끝까지

가마 누르기 요법은 양손으로도 할 수 있으므로, A1과 A2를 양손으로, B1은 오른손으로 B2는 왼손으로, C1은 오른손으로 C2는 왼손으로 동시에 자극하면 좋다.

누구나 할 수 있는 해피 존 마사지로 젊어지자

후쿠다 미노루

잠들기 전에 하는 마사지

―――― 선인혈은 극도로 예민하고 중요한 부위로 전문 지식이 없는 사람이 함부로 만져서는 안 되는 곳이다.

그러나 선골 뒤쪽은 누구라도 안전하게 마사지하여 건강을 꾀할 수 있다. 가정에서 손쉽게 할 수 있는 방법을 소개한다.

허리부터 엉덩이에 걸쳐 있는 선골은 위쪽을 쓰다듬어 내리기만 해도 혈류가 좋아져 심신의 건강에 도움을 준다. 목욕 후 잠자기 전 잠옷으로 갈아입고 하면 좋다.

밤에는 부교감신경이 우세하므로 선골의 위치와 거의 겹치는 일명 해피 존happy zone을 자극하면 잠들기가 훨씬 수월해진다.

해피 존을 마사지했더니 정력이 좋아졌다는 사람부터 피부가 깨끗해졌다는 사람까지 많은 사람들이 회춘 효과를 보고 있다.

마사지 방법은 아주 간단하다.

엄지손가락과 새끼손가락을 제외한 세 손가락으로 골반에서 꼬리뼈 쪽으로 건포마찰을 할 때와 같은 방법으로 자극을 준다. 정확한 위치에 얽매이지 않아도 된다. 한 손으로 하든 두 손으로 하든 상관없다.

엉덩이가 갈라지기 시작하는 부분이 선골과 요추골腰椎骨이 닿는 부분에 해당하는데, 엉덩이가 갈라진 곳부터 꼬리뼈 위까지는 돌출한 뼈의 양옆을 따라 뼈 주위에 정체된 혈류를 풀어 아래로 흐르게 하는 것이 핵심이다.

마사지하는 도중에 오돌토돌한 응어리 같은 게 만져지면 더 신경을 써서 세심하게 문질러 응어리를 풀어준다.

하루에 한 번, 잠자기 전 해피 존 마사지를 5회 정도 하면 몸이 편안하게 이완되고, 기분도 나른하고 좋아진다. 부부가 함께 마사지하면 사이가 더욱 좋아지고 건강도 한층 좋아질 것이다.

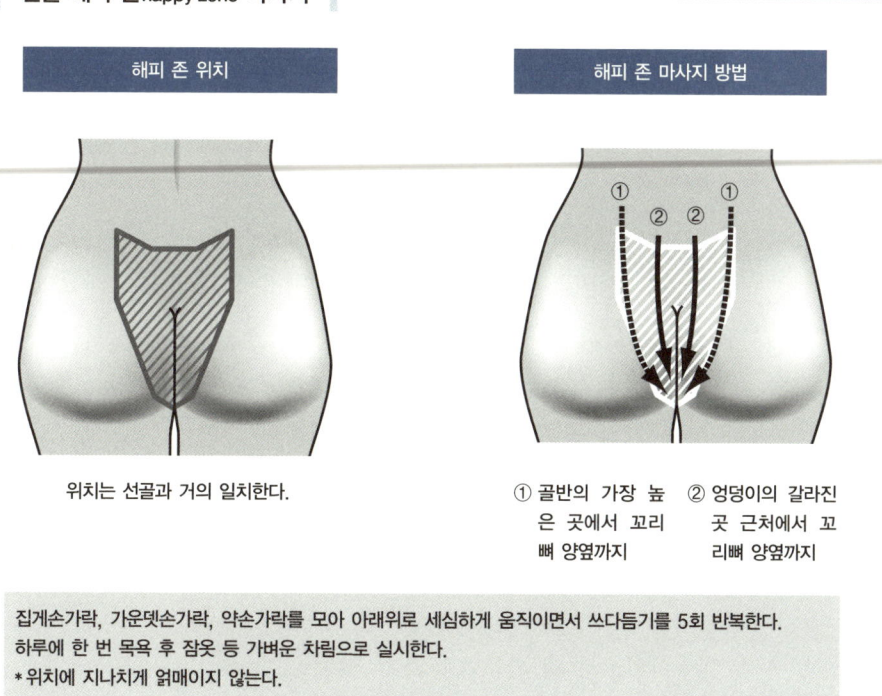

선골 해피 존happy zone 마사지

해피 존 위치
위치는 선골과 거의 일치한다.

해피 존 마사지 방법
① 골반의 가장 높은 곳에서 꼬리뼈 양옆까지
② 엉덩이의 갈라진 곳 근처에서 꼬리뼈 양옆까지

집게손가락, 가운뎃손가락, 약손가락를 모아 아래위로 세심하게 움직이면서 쓰다듬기를 5회 반복한다. 하루에 한 번 목욕 후 잠옷 등 가벼운 차림으로 실시한다.
* 위치에 지나치게 얽매이지 않는다.

장딴지 마사지로 혈류를 회복한다

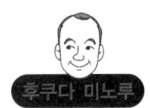

장딴지는 제2의 심장

장딴지 마사지를 처음 알게 된 것은 2001년 내가 뇌경색을 일으켜 협심증 수술을 하기 전이었다. 처음 장딴지 마사지를 받을 때는 기절할 만큼 아팠다. 당시에는 겨우 한 번 받고 말았는데, 지금 생각해보면 손끝 누르기와 장딴지 마사지만 꾸준히 했으면 협심증 수술을 하지 않을 수도 있었겠다 싶을 만큼 훌륭한 건강법이다.

이시카와 요이치石川洋一 선생은 우연히 팔에 꽂은 점적點滴 주사액이 잘 흡수되지 않을 때, 장딴지를 자극하면 주사액이 잘 흡수된다는 것을 알게 되었다고 한다. 이후 장딴지의 중요성에 주목하여 장딴지 건강법을 연구하기 시작했다.

다리에서 혈액순환에 가장 큰 영향을 미치는 장딴지를 '제2의 심장'이라 정의하며 장딴지 마사지의 치료 효과를 증명해왔다. 장딴지 마사지는 이코노미 클래스 증후군(좁은 좌석에 장시간 앉아 있을 경우 다리 정맥에 혈괴가 발생하여 폐색전을 일으키는 질환)에도 매우 효과적이어서 많은 환자들에게 권하고 있다.

혈액은 심장이라는 펌프의 기능으로 몸속을 돌아다닌다. 심장은 산소나 영양소를 운반하는 혈액을 동맥으로 내보내고, 정맥 주변의 근육이 수축과 이완을 거듭하며 압력을 가해 노폐물을 운반한 혈액을 심장으로 돌려보낸다. 심장에서 먼 발 쪽으로 내려간 혈액이 심장에 다시 도달하는 데는 장딴지 근육이 중요한 영향을 미친다.

혈액이 가장 정체되기 쉬운 곳은 정맥으로, 특히 넓적다리부터 아래 장딴지 부위가 가장 정체되기 쉽다. 그 때문에 장딴지는 잘 붓고 하루에도 몇 번씩 굵기가 변하여 림프의 흐름이 정체된다.

따라서 장딴지를 마사지해 잘 풀어주면 혈액이나 체액, 림프를 정상적으로 순환시키는 데 큰 효과를 발휘하여 몸 전체의 혈류가 좋아진다. 장딴지 마사지는 심장병에서 고혈압, 천식, 냉증, 불면증까지 개선하는 효과가 있다. 림프가 흐르는 방향인 아래에서 위로, 발목에서 넓적다리 방향으로 마사지하는 것이 중요하다.

장딴지로 알 수 있는 건강 상태

장딴지 건강의 포인트는 온도·부드러운 정도·탄력

건강한 사람	따뜻하고 부드럽다. 탄력이 강하다.
병에 걸린 사람	딱딱하다. 차갑다. 내부에 심지 같은 응어리가 있다. 혹은 너무 부드러워 탄력이 없다.
어깨 결림, 두통	딱딱하다.
고혈압	뜨겁고 전체적으로 딱딱하다.
심장병	딱딱하고 활기가 없다. 차다. 눌러도 저항감이 없다.
위가 나쁜 사람	딱딱하다. 배도 차갑고 딱딱하며 만지면 아프다.
간이 나쁜 사람	부드럽고 전혀 저항감이 없다.
급성 염증, 감기	뜨겁고 딱딱하지 않다.
냉증, 부인병	차갑고 딱딱하다.
자율신경 실조증	차갑고 딱딱하다.
당뇨병	차갑고 부드럽다.
신장병	차갑고 부드럽고 탄력이 없다.

고혈압, 협심증, 부정맥, 심근경색 등 심장이나 혈관, 순환계 질환에는 장딴지 마사지가 놀라운 효과를 발휘한다.
다리 관절이나 장딴지에 염좌, 관절염, 정맥염 등 염증이 생긴 경우, 1년 이내에 다리가 부러진 적이 있는 경우, 고열이 있을 때, 수술 후에는 혈전이 생기기 쉬우므로 피한다.
뇌경색, 심근경색 직후에는 적극적으로 마사지한다. 아토피성 피부염에도 효과가 좋으므로 목욕 후나 자기 전에 하는 것이 좋다.

*이시카와 요이치의 《만병에 듣는 장딴지 마사지》 중에서.

앉아서 하는 장딴지 마사지

바닥에 앉아 장딴지를 아래에서 위로 혈액이 흘러가도록 손으로 강하게 주무른다. 그런 다음, 넓적다리를 양손으로 아래에서 밀어 올리듯 주무르면서 올라간다. 양발을 각각 5회씩 강하게 천천히 주무른다.

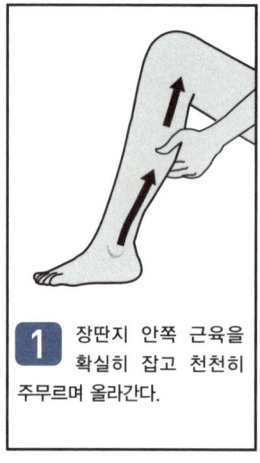

1 장딴지 안쪽 근육을 확실히 잡고 천천히 주무르며 올라간다.

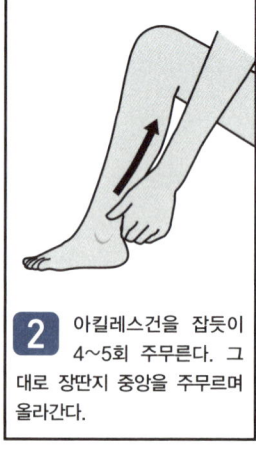

2 아킬레스건을 잡듯이 4~5회 주무른다. 그대로 장딴지 중앙을 주무르며 올라간다.

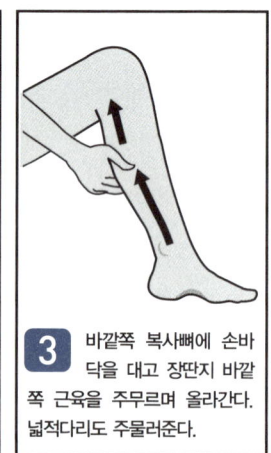

3 바깥쪽 복사뼈에 손바닥을 대고 장딴지 바깥쪽 근육을 주무르며 올라간다. 넓적다리도 주물러준다.

증상별로 반응하는 장딴지 위치

바깥쪽	아킬레스건~중앙	안쪽
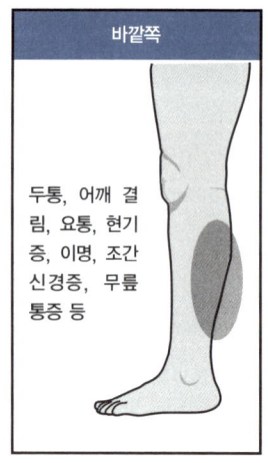	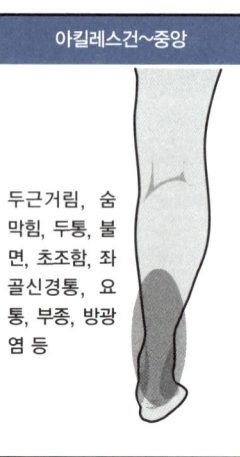	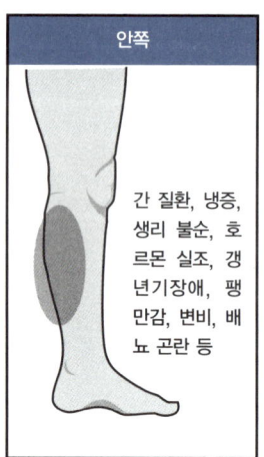
두통, 어깨 결림, 요통, 현기증, 이명, 조간신경증, 무릎 통증 등	두근거림, 숨막힘, 두통, 불면, 초조함, 좌골신경통, 요통, 부종, 방광염 등	간 질환, 냉증, 생리 불순, 호르몬 실조, 갱년기장애, 팽만감, 변비, 배뇨 곤란 등

*안쪽, 정중앙, 바깥쪽의 세 부분으로 나누어 마사지로 자극을 준다.
*장딴지는 기가 모이는 곳이기도 하므로 기분 좋은 통증을 느낄 정도의 강도면 좋다.

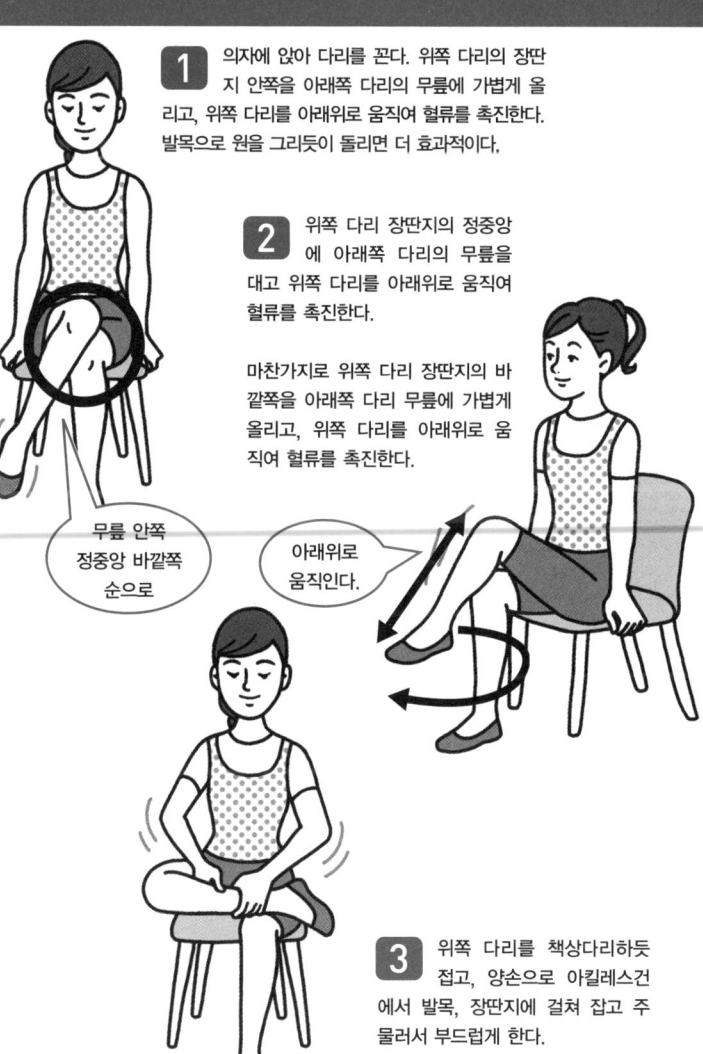

칼럼 5 이시하라 유미

치아 형태와 식사 방법
병을 부르는 육류 과다 섭취

고기를 주로 먹는 동물은 식성이 이빨에 그대로 드러난다. 소나 기린은 이빨이 넓적해 식물밖에 먹지 못하지만, 사자나 호랑이는 날카로운 육식용 이빨을 가졌다. 사람도 이 상태나 몸 상태를 보면 그 사람의 식습관을 알 수 있다.

인간의 치아는 서른두 개로 그림과 같다.

육식 습관은 기후가 춥고 농작물이 잘 자라지 않아서 수렵에 의존해야 했던 유럽에서 시작되었다. 그 결과 유럽인은 산성으로 부패하기 쉬운 고기를 빨리 배설하기 위해 장이 짧아졌고, 또 그것을 담는 몸통도 짧아지면서 다리가 길어졌다.

동양인의 몸통이 길고 다리가 짧은 체형은 농작물이 풍부하여 육식을 할 필요가 없는 생활에 맞게 진화한 결과이다.

서구형 식생활을 받아들여 '몸에 맞지 않는 음식을 먹게 된 것'도 생활습관병이 늘어난 원인이다.

치아의 구조

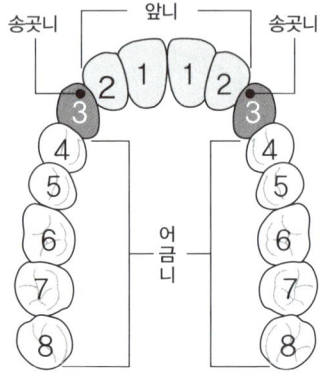

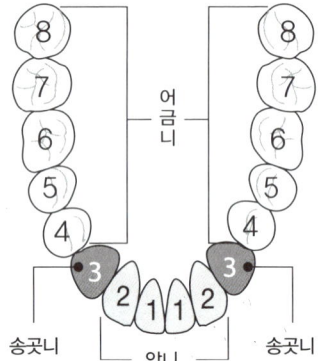

이상적인 식사	
쌀이나 빵 등의 곡물	60% 이상
채소나 과일	25%
생선과 육류	10% 내외

어금니	곡물을 먹는 이	20개	62.5%
앞니	과일, 채소, 해조 등을 먹는 이	8개	25%
송곳니	생선이나 육류를 먹는 이	4개	12.5%

제 6 장

체온이 바로 생명의 힘이다

―

머리에서 발끝까지 온몸을 따뜻하게 한다

> 먹는 법, 목욕하는 법, 민간요법까지 몸을 따뜻하게 하는 습관을 들이면 병은 멀어진다.

호르메시스 효과

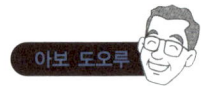

미량의 방사선은 건강에 도움이 된다

——— '호르메시스hormesis'. 익숙하지 않은 말이지만 미량의 방사선이 우리 몸에 미치는 긍정적인 효과를 뜻한다.

호르메시스는 1982년 미국 미저리대학교 교수 토머스 D. 러키 박사가 만든 말로, 알기 쉽게 말하자면 라듐 온천 효과(알칼리 토류 금속에 속하는 방사성 원소인 라듐 성분을 함유한 온천수는 만성 관절염과 류머티즘·신경통·통풍·창상 등에 효과가 있다.)와 같은 것이다.

다량의 방사선은 해롭지만, 미량의 방사선은 우리 몸의 다양한 기능을 활성화하여 긍정적인 효과를 주기도 한다.

자연계의 공기나 우주, 대지, 음식 등에서는 미량의 방사선이 배출되어 우리에게 영향을 주기도 하고 직접 몸으로 침투되기도 한다. 누구라도 1년에 2.4mSv 정도의 방사선은 항상 쬐고 있다.

오래전부터 방사선에 노출될수록 그 인체에 유해한 성분이 몸에 축적된다고 생각해왔는데, 최근에는 소량의 방사선은 몸을 활성화한다는 주장이 나오고 있다.

방사선이라 하면 먼저 떠오르는 것이 방사선 치료인데, 호르메시스 방사선은 미량으로 면역력을 높이는 효과가 있다. 몸에 적당한 자극을 주어 삶의 에너지를 더하는 것이다.

그러나 자연에서 방출되는 미량을 흡수하는 것은 좋지만, 체내에서 좋은 역할을 하는 호르몬이나 사이토카인(인터페론)을 화학적으로 합성하여 강제로 투여하는 것은 몸을 괴롭히는 일이다.

방사선을 이용할 때 가장 중요한 것은 양적 개념이다. 어느 정도 양이 몸에 해롭지 않은지에 대해서는 아직 의견이 분분하다. 호르메시스 효과가 어떠한 구조로 나타나는지도 아직은 밝혀지지 않았다.

실험용 쥐를 대상으로 방사선과 면역력의 연관성을 조사했더니 방사선을 쮠 직후에는 면역력이 약간 낮아졌지만, 이후 중·장년 이후에

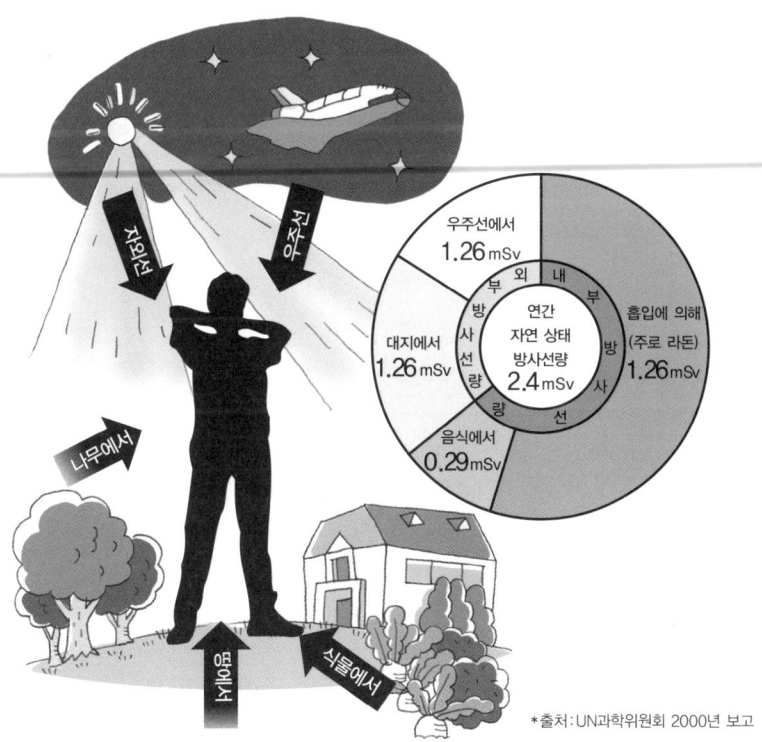

*출처: UN과학위원회 2000년 보고

| 6 장 | 체온이 바로 생명의 힘이다   243

NK세포와 가슴샘외분화T세포를 중심으로 면역력을 지탱해주는 림프구군이 회복하기 시작했다.

젊은 사람의 면역력을 지탱하는 주역인 T세포나 B세포는 방사선에 대한 생체의 민감성을 뜻하는 '방사선 감수성'이 높아 바로 회복되지는 않는다. 이렇듯 초기 반응은 스트레스가 되지만 미량의 방사선은 자극이 되어 호르메시스 효과를 발휘해 면역력을 높인다. 중·장년의 면역을 담당하는 NK세포와 가슴샘외분화T세포는 체내의 암세포나 이상 세포를 정리하는 작용을 하기 때문에 든든한 아군이다. 같은 온천이라도 라듐 온천은 특히 중·장년을 위한 온천이라고 할 수 있다.

단 미량의 방사선도 견딜 수 없는 중병을 앓는 사람에게는 직접적인 스트레스가 될 수 있으므로 주의한다.

호르메시스 효과가 주목을 끌면서 많은 사람들이 라듐 함유량이 높은 온천을 찾아 나서고 있다. 라듐 온천은 우라늄이나 모나자이트 monazite처럼 천연 방사선을 내뿜는 광물을 통해 효능이 생긴 방사능천, 즉 호르메시스 효과가 있는 온천이다.

광석에서 모습을 바꿔 공기 중에서 이온화한 라돈radon이나 토론thoron을 들이마시거나, 그 성분이 든 탕에 들어가면 건강 증진 효과가 높다. 라돈이나 토론 이온이 몸에 들어오면 혈류가 좋아져 중성지방, 콜레스테롤, 질소화합물을 배출하고, 결리거나 아픈 증상의 원인인 노폐물의 분해를 촉진한다. 산화가 환원되어 병이 낫고, 신진대사를 촉진해 몸에 생명력과 원기를 불어넣는다.

이것과 동시에 작용하는 원적외선이나 마이너스 이온의 상승 효과도 빠뜨릴 수 없다.

원적외선은 몸속 깊은 곳의 조직에 침투하여 뿌리부터 따뜻하게 만들기 때문에 혈류를 개선한다. 사람의 몸과 광석에서 뿜어져 나오는 같은 파장의 원적외선이, 한 부분의 전압이나 전류가 특정 주파수 부근에서 급격히 크게 변화하는 공진共振을 하여 세포를 활성화하고 세포 내에 쌓인 유해 금속 물질까지도 배출한다. 몸속에 들어온 마이너스 이온은 활성산소와 반응하여 항산화제로 작용하여 부교감신경 우세 상태로 만들어준다.

미량의 방사선을 사용한 생쥐 실험에서는 항산화 산소 SOD Super oxide Dismutase 활성이 높아지는 효과, 동맥경화를 일으키고 노인성 뇌내출혈의 원인이 되는 과산화지질을 감소시키거나 세포막의 유동성을 높여 신진대사를 개선하거나 스트레스를 없애는 효과가 보고되고 있다. 옛날 사람들이 왜 질병 치료를 목적으로 장기간 라듐 온천에 다녔는지 그 비밀이 밝혀지기 시작한 것이다.

최근 전 세계적으로 온열요법이 유행이다. 지구온난화로 옛날에 비해 기온이 올랐음에도 난방 기구나 방한복이 불티나게 팔리고, 보조 난방 용품이나 호르메시스 효과를 적용한 침구와 속옷에 이르기까지 다양한 보온 상품 줄줄이 출시되고 있다.

체온이 낮은 젊은이들이 늘어난 것도 원인일 수 있지만 이러한 유행의 배경에는 본능이 영향을 끼치는 것이라고 본다.

이러한 온열요법 붐 속에서 왜 몸을 따뜻하게 하는 것이 좋은지, 건강과 체온의 연관성이나 병, 약의 진정한 의미를 젊은 사람들에게 전할 수 있다면 의료계의 미래도 조금은 변하리라 생각한다.

체온과 면역력

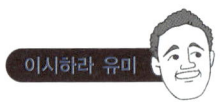

체온은 생명력 그 자체다

―― 생명을 영위하는 데는 일정한 체온이 필요하며, 체온의 저하는 온갖 병을 불러온다.

그만큼 체온과 면역력은 밀접한 관계가 있으며, 체온은 면역력을 나타내는 가장 알기 쉬운 지표이다.

건강하고 면역력이 높은 사람의 평균 체온은 36.5~37°C이다. 체온이 1°C 내려가면 면역력이 30% 이상 내려가고, 체온이 1°C 올라가면 면역력은 5~6배 올라간다. 체온이 내려가면 혈류가 나빠져서 신진대사가 떨어지고 다양한 장애가 생기기 시작한다.

암세포는 체온이 35°C일 때 가장 많이 증식하며 39.3°C 이상에서는 사멸한다고 한다. 암도 어떤 면에서는 체온이 낮아서 생기는 병이라 할 수 있다.

암으로 목숨을 잃는 환자의 수는 날로 증가하고 있다. 의사 수도 늘어나고, 연구나 치료법 역시 발전하고 있는데도 암 환자는 늘어나기만 한다.

인류에게 털이 없는 것을 보면 인류의 기원은 열대지방으로 여겨지며, 학설에 따르면 300만 년 전 아프리카 대륙의 고릴라에게서 진화했다고도 한다. 그 때문에 더위에는 잘 견디지만 추위를 견디는 조

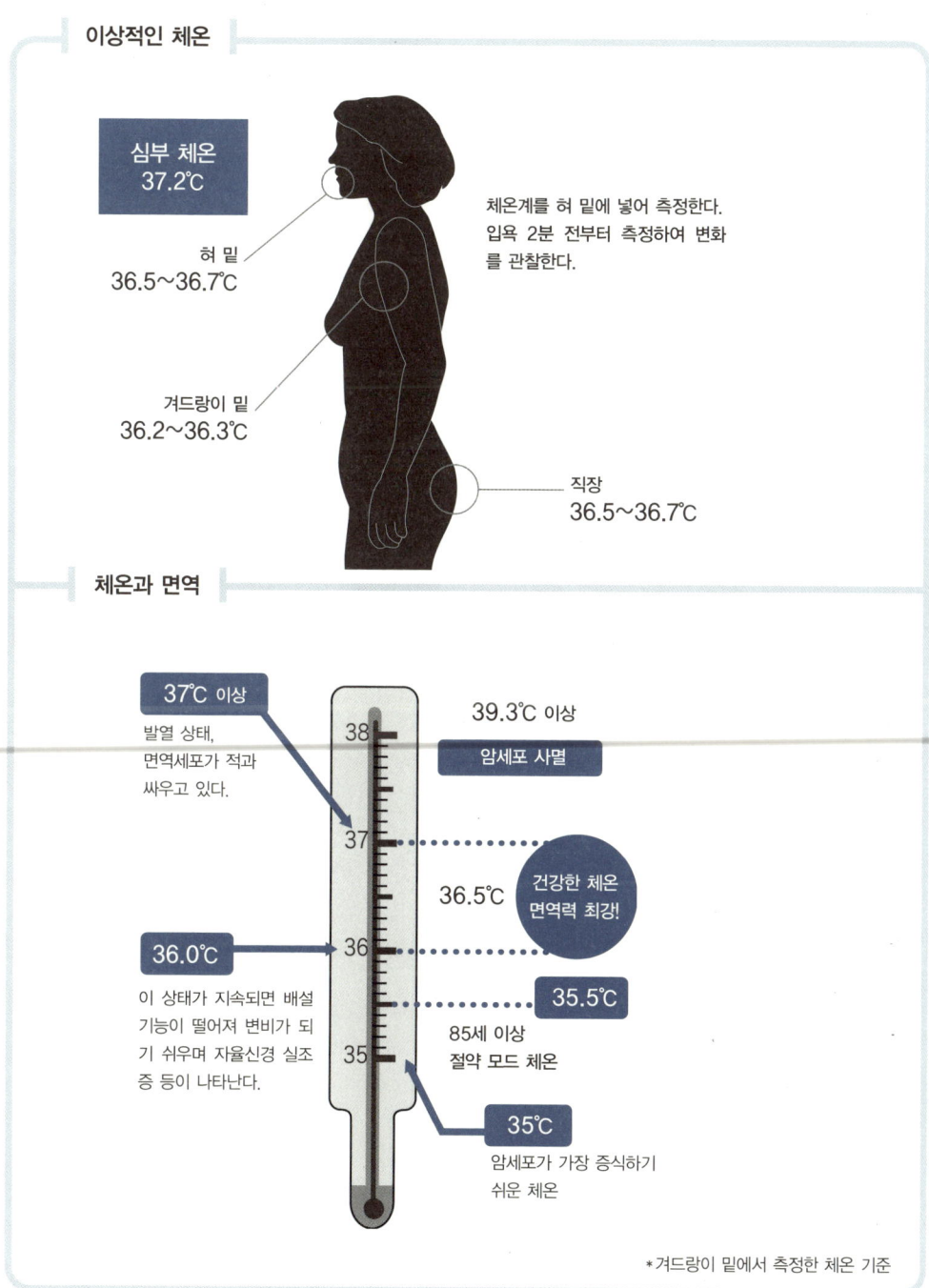

절 기능을 갖고 있지 않아서 냉기에 약하고 체온이 떨어지면 병에 걸리기 쉽다는 가설이 가능하다.

암, 신장병, 당뇨병, 교원병 등 많은 병에서 체온이 낮으면 사망률이 높아진다. 단 0.5°C만 내려가도 몸은 냉기를 느껴 타격을 입는다. 저체온 상태가 계속되면 체내에 있는 3만 종류의 효소도 제 기능을 다하지 못해 배설 기능이 떨어지고 자율신경 실조증, 알레르기 증상 등이 나타난다.

열로 움직이는 인간의 몸에 체온은 생명력 자체인 것이다.

체온의 변화를 보면 하루 중 체온이 가장 낮아지는 시간대는 오전 3시부터 5시경이며, 그 후 오후 5시경까지 계속 높아진다. 최고 체온과 최저 체온의 차이는 1°C 정도이다. 오전 3시부터 5시까지는 사망률이 가장 높은 시간대이다. 천식이나 이형협심증 발작, 궤양성 위염 등의 복통 발작도 이 시간대에 많이 일어난다.

또 체온은 연령의 증가와 함께 변화한다.

갓난아기는 적혈구가 많아 체열이 높은 상태로 태어나기 때문에 빨갛다가 나이가 들면서 일반적인 수준으로 체열이 내려가기 때문에 노인이 되면 백발이 되고, 백내장을 앓고, 피부에 백반 등이 생기기 시작한다. 몸이 차가워지면서 희고 굳어간다.

노인이 되면 몸 근육이나 뼈, 관절 등이 굳고 뻣뻣하거나, 관절의 가동 범위가 줄고 통증이 생기기 시작한다. 몸 안팎은 표리일체表裏一體라서 바깥쪽이 굳는데 안쪽이 부드러울 리 없다.

따라서 몸 안쪽 역시 굳기 시작해 심근경색이나 뇌경색이 일어나게 된다. 경색의 근본 원인은 혈액 덩어리인 혈전이다. 몸속에 혈액 덩어리인 혈전이 생기는 것은 원래라면 따뜻해야 할 몸이 차가워진 것을 나타낸다. 스트레스와 운동 부족, 냉기나 부적절한 식생활, 에어컨, 샤워, 약품 등 생활 속에는 우리의 체온을 떨어뜨리는 원인이 아주 많다.

몸 안팎을 두루 따뜻하게 하여 몸이 차가워지지 않도록 주의한다. 몸 바깥쪽을 따뜻하게 하려면 운동을 한다. 근육은 70% 이상이 발을 중심으로 한 하반신에 모여 있어서, 걷기나 스쿼트 등 하반신을 단련하는 운동은 열 생산량을 늘려 냉기를 막아준다.

샤워보다는 욕조에 몸을 담그는 목욕을 통해 혈류를 좋게 하고 신진대사를 촉진해 체온을 올리도록 한다.

몸속을 따뜻하게 하려면 음식의 선택이나 먹는 방법도 신경을 써야 한다. 몸을 차갑게 하는 음성 식품의 지나친 섭취나 수분의 과다 섭취, 염분의 과잉 제한은 체온을 떨어뜨리는 원인이 된다. 과식은 위에 혈액이 집중돼 온몸의 근육으로 보내는 혈액이 적어지게 하여 저체온의 원인이 된다. 소식을 실천하는 것이 체온을 높이는 손쉬운 방법이다.

또 갑상샘 호르몬제를 제외한 대부분의 약도 저체온의 원인이 된다. 약을 장기간 쓰지 않도록 유의하여 더 건강해질 수 있게 한다.

가장 건강하고 면역력 높은 평균 체온인 $36.5 \sim 37°C$를 목표로 체온이 낮아지는 원인이 되는 요소들을 피해야 한다.

체온이야말로 건강을 확인하는 가장 중요한 바로미터이다.

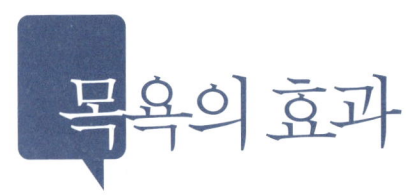

목욕의 효과

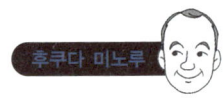

온천의 효능

―― 내가 존경하는 고토 곤잔(後藤艮山, 1659~1733)은 에도시대 중기의 의학 혁신 운동의 선구자이다. 그는 평생 마을 의사로 지내면서 다른 의사에게 버림받은 환자까지 모두 치료했기 때문에 늘 환자가 문전성시를 이루었고, 제자가 200명을 넘었다고 전해진다.

그는 일기유체설―氣留滯說, 즉 모든 병은 기가 통하지 못해서 생긴 것이라 보며 기의 흐름을 정상으로 되돌리는 치료를 중시했다.

책이나 민간요법 중에서 효험이 있는 것을 채택하고, 뜸, 웅담, 온천, 장어나 달걀 등을 이용한 영양요법도 활용했다.

온천욕이 체온을 높여 피부에 윤기를 주고 혈류를 좋게 하여 신진대사를 활발하게 한다는 사실을 깨달은 뒤, 이를 치료에 응용해야 한다고 주장한 과학적 온천요법의 창시자이기도 하다.

고토 곤잔의 연구를 계승한 수제자 가가와 슈토쿠香川修德는 병의 원인은 인체의 기가 퍼지지 못하고 한곳에 몰려 머물러 있는 울체이며, 이를 푸는 데는 온천이 가장 좋다고 권했다. 그 후 온천수의 함유 성분에 따른 치료 효과를 설명하는 온천 분석학을 발전시켰다.

나도 현대의 고토 곤잔을 목표로 기의 흐름을 개선하는 효과적인 방법을 여러 가지 고안하여 정진해나가려 한다.

체온을 올려줄 뿐 아니라 기의 정체까지도 완화하는 온천은 성분에 따라 아홉 가지로 나뉜다. 가끔은 편안한 마음으로 온천욕을 즐겨 보자.

온천의 종류

온천은 주요 성분에 따라 아홉 종류로 나눌 수 있다. 자신의 증상에 맞춰 치료 효과가 높은 온천을 선택한다.

종류	특징과 효능
단순천	온도 25°C 이상, 온천수 1L에 함유 성분이 1g 이하인 것. 함유 성분의 농도가 엷다. 무색투명하고 무미 무취이며, 탕이 부드러워 자극이 약하다. 고혈압, 동맥경화 등에 효과가 있으며 누구에게나 잘 맞는다.
이산화탄소천	온천수 1L에 유리탄산이 1g 이상, 다른 성분이 1g 이하 함유된 것. 심장에 부담을 주지 않고 혈행을 촉진해 '심장탕', 냉천冷泉이 많고 탄산가스 거품이 일어 '거품탕'이라고도 부른다. 고혈압, 동맥경화, 류머티즘 등에 효과가 좋다. 마시면 탄산 같은 청량감이 느껴진다.
염화물천	맛을 보면 바닷물 같이 짜다. 염분 덕분에 온천 효과가 높고, 식지 않는 '열탕'이 많다. 관절통, 류머티즘에 좋다. 마시면 위산 분비를 억제하여 장운동을 활발하게 하기 때문에 '위장탕'으로 소개되기도 한다.
탄산수소염천	나트륨천, 마그네슘천 등으로 분류된다. 나트륨천은 피부가 매끈해지고 피부 표면을 부드럽게 해 피부병 등에 좋다. 지방이나 분비물을 유화시켜 피부가 매끈해져 일명 '미인탕'으로 통한다.
유산염천	나트륨천, 칼슘천, 마그네슘천으로 분류되며 마시면 변비, 두드러기에 효과가 있다.
유황천	동맥경화, 고혈압 등에 좋다. 마시면 변비, 금속 중독에 좋다고 한다. 달걀 썩는 듯한 냄새가 나며 탕이 뿌옇다. 단순 유황천과 단순 유화수소천으로 구분한다. 치료 효과가 높은 만병통치 온천이다.
함철천	보온 효과가 높고 공기에 접촉하여 산화하면 다갈색이 된다. 탄산철천과 녹반천 두 종류가 있다. 철분을 많이 함유해 빈혈에 좋다.
산성천	다량의 수소이온을 함유하여 산성도가 높다. 신맛이 있어 피부에 자극을 준다. 산성명반천, 산성녹반천 등으로 분류되며, 항균 기능이 있고 자극이 강해 살이 짓무를 수 있다.
방사능천	라듐 온천. 온천수 1L당 100억 분의 30Ci(퀴리) 이상의 라돈을 함유한 온천으로, 예로부터 만병통치 온천으로 여겨졌다. 통풍, 요로결석 등에 좋고, 진정 작용이 있는 것이 특징. 난소나 고환 기능을 높인다.

목욕의 효과

━━━ 뜨거운 탕은 활동 신경이라 일컫는 교감신경을 자극하고, 미지근한 탕은 휴식 신경인 부교감신경을 자극한다. 따라서 아침에는 뜨거운 탕에 몸을 담그면 산뜻하게 하루를 시작할 수 있고, 밤에는 잠자기 전 미지근한 탕에 몸을 담그면 혈관이 확장되어 혈행이 좋아지고 뇌에서 알파파가 나와 심신이 편안해진다. 또 면역력이 높아져 병을 예방하거나 개선하는 데 도움을 준다. 그러므로 자신의 몸 상태나 상황에 맞추어 잘 활용하면 건강을 유지하고 증진하는 데 도움을 받을 수 있다.

몸을 담그는 데 적당한 온도는 자신의 체온에 4°C 정도를 더한 온도이다. 평소 체온이 36°C인 사람은 약 40°C이며, 실제로 자신이 들어가보고 기분 좋게 느끼는 온도가 가장 좋다.

온열 효과

목욕으로 몸이 따뜻해지면, 산소나 영양소가 혈액에 의해 원활하게 내장이나 근육으로 흘러가고 신장이나 폐의 노폐물 배설작용도 촉진되어 혈액이 깨끗해진다. 온열 효과에 의해 혈전을 녹이는 산소 플라스민(혈장 중 단백질 분해 효소)이 늘어 혈액순환이 원활해진다.

플라스민은 노폐물이 많은 혈액 속에서는 생산량이 부족하기 때문에 혈전이 녹지 않은 채로 흐르고, 그 결과 혈류가 나빠지고 혈관이 좁아져 동맥경화를 일으킨다. 목욕은 피로 회복, 깨끗한 피부는 물론 뇌경색, 심근경색, 여성에게 많은 하지정맥류 등의 예방에도 좋다.

수압 효과

일반 가정의 욕조에서 들어갈 때 부하되는 탕의 정수압(목욕 중에 몸에 가해지는 압력)은 약 500kg으로, 어깨까지 탕에 담그고 있는 동안 가슴 주위는 2~3cm, 배 주위는 3~5cm, 장딴지는 1cm 줄어든다. 수압으로 혈관이 가늘어지며 전체 혈액량의 약 3분의 1이 모여 심장 쪽으로 혈액을 밀어 올린다. 그 때문에 심장의 움직임이 활발해지고 림프나 혈액의 흐름이 좋아져서 마사지 효과를 기대할 수 있다. 특히 신장의 혈류가 좋아지기 때문에 배뇨량이 늘어 부종이나 냉증을 개선한다.

부력 효과

욕조에 잠기면 체중이 약 10분의 1이 된다. 부력 덕분에 평소 몸을 지탱하는 관절이나 근육의 부담이 줄어들기 때문에 물속에서는 통증을 느끼지 않는다. 이때 운동을 하면 통증이나 저리는 증상을 치료하고, 근력을 강화하는 데 효과가 있다.

뜨거운 탕과 미지근한 탕의 효과 비교

	뜨거운 탕(42°C 이상)	미지근한 탕(38~41°C)
자율신경	교감신경이 작용한다.	부교감신경이 작용한다.
혈압	갑자기 높아진다.	변화가 없거나 천천히 떨어진다.
심박(맥박)	활발하다.	완만하다.
기분	긴장한다.	편안하다.
위장의 활동	줄어든다. 위액 분비 저하	활발해진다. 위액 분비 촉진
입욕 시간	10분 이내	20~30분
대상	위궤양, 위산과다 증상이 있는 사람, 아침에 잘 못 일어나는 사람, 식욕을 억제하고 싶은 사람	스트레스가 많은 사람, 식욕부진인 사람, 위가 허약한 사람, 고혈압, 불면증, 바제도병이 있는 사람

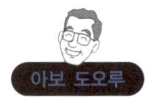 샤워보다 입욕이 건강에 좋다

샤워를 좋아하는 사람이 상대적으로 병에 잘 걸린다

생활이 서구화되고 바빠지면서 씻을 때 욕조에 몸을 담그기보다는 간단하게 샤워로 끝내는 사람들이 많다. 계절적으로는 여름철에 샤워로 끝내는 사람이 많은데, 샤워만 해서는 몸 깊은 곳까지 따뜻해지지 않는다.

일상생활에서 몸속까지 데우는 가장 손쉬운 방법은 목욕이다. 샤워만 하는 사람과 입욕을 즐기는 사람 중에서 확실히 입욕을 즐기는 사람이 체온이 높게 나타난다.

보통 젊은 사람일수록 림프구의 수와 비율이 높고, 나이가 들어감에 따라 림프구 수와 비율이 낮아진다.

최근 한 회사에서 실시한 혈액검사 결과를 보면, 20대 사원의 대부분이 50대 사원보다 림프구의 수와 비율이 낮은 것으로 나타났다. 림프구의 수와 비율이 낮은 20대 사원 대부분이 입욕보다는 샤워를 선호하는 사람들이었다.

그에 비해 50대 사원보다 림프구의 수와 비율이 높은 20대 사원은 입욕을 즐기는 사람이었다. 단정할 수는 없지만, 입욕을 하는 쪽이 샤워만 하는 쪽보다 림프구의 수와 비율이 높은 것이 아닐까 하는 생각이 든다.

바쁜 생활로 느긋하게 탕에 몸을 담글 시간이 없는 사람은 간편한 샤워를 선호한다. 그런데 이런 생활을 10년 가까이 지속하면 체온에도 서서히 차이가 생겨 40대에는 암에 걸릴 위험도 배제할 수 없다. 가능한 한 38~40°C 정도의 미지근한 물에 10분 이상 몸을 담그는 것이 좋다. 지병이 있는 사람이라도 반신욕은 크게 부담이 가지 않는다.

최근에 주목받는 것이 HSP, 즉 열충격 단백질heat shock protein이다. HSP는 장소나 원인을 가리지 않고 파괴된 세포를 복구하는 단백질이다. 열로 자극을 주어 만들 수 있으며 뜨거운 물에 목욕을 한 지 3일째에 HSP가 최고점에 달하는 것을 알 수 있다. HSP를 만드는 방법으로 수술을 못할 정도로 기력이 없던 암 환자가 수술할 수 있게 되거나, 올림픽에 참가한 선수가 최고 기록을 낸 경우도 있었다. 다만 너무 따뜻하면 오히려 스트레스가 되므로 39°C 정도로 기준을 정한다.

목욕 습관과 백혈구

	림프구		과립구	
	개수	%	개수	%
입욕파	2248 ± 915	33.2 ± 10.9	4176 ± 1434	60.9 ± 11.5
샤워파	1901 ± 799	25.9 ± 9.2	5037 ± 1784	68.4 ± 8.7
이상치	2200 ~ 2800	35 ~ 41	3600 ~ 4000	54 ~ 60

*2005년 6월, 20~40대 모 대기업 사원 18명을 대상으로 조사한 결과로, 입욕파에는 여성 1명, 샤워파에는 여성 2명이 포함되었다.

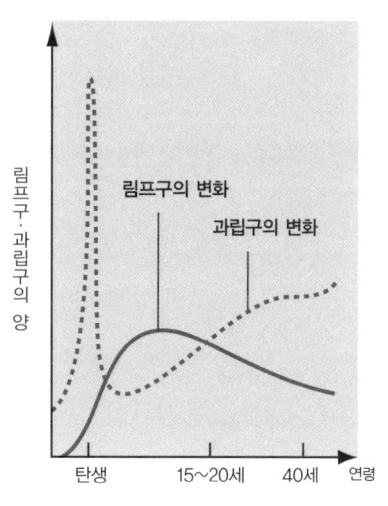

연령에 따른 백혈구의 균형

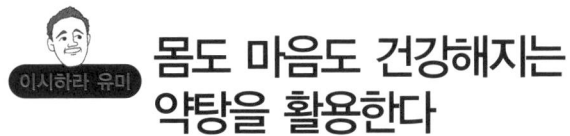
몸도 마음도 건강해지는 약탕을 활용한다

목욕으로 병을 고친다

─── 식물 잎이나 뿌리, 껍질이나 열매를 목욕물에 넣은 것을 약탕이라고 한다.

약탕은 식물의 혈액이라고 할 수 있는 정유精油의 향 성분이 비점막에서 혈액으로 흡수되어 뇌로 전해져 신경을 이완하는 효과와, 내분비계와 면역계를 자극하여 심신을 건강하게 해주는 효과가 있다.

또 탕에 녹아 나온 정유 성분이나 비타민, 미네랄 등이 피부 표면을 코팅하여 보습 효과를 높여주어 피부를 부드럽게 만든다. 식물에 따라서는 피부 염증을 억제하거나 습진이나 땀띠에 효과가 있는 성분도 있다.

식물의 정유 성분이 탕에 충분히 녹아 나온 40°C 정도의 욕조에 10~15분 정도 몸을 담근다. 향이 좋다고 무조건 오래 있어서는 안 된다.

아로마 오일도 좋지만 피부 트러블이 일어나기 쉬운 감귤계를 쓸 때는 주의해야 한다. 라벤더는 부교감신경을 우세하게 해주지만 지나치게 강한 향은 역효과가 난다.

세계적으로 손꼽는 건강법의 하나인 목욕은 현대인에게는 소중한 휴식 시간이기도 하다. 최대한 즐기도록 하자.

약탕의 종류

재료	방법	효능
천일염	굵은 소금을 한 줌 욕조에 넣는다. 입욕 후 가볍게 샤워해 씻어낸다.	냉증 개선, 군살 제거, 감기 예방
생강	생강 한 개를 갈아서 목욕물에 풀거나 베주머니에 넣어 띄운다.	냉증, 신경통, 요통, 류머티즘, 불면증 개선, 감기 예방
무화과	생무화과 잎이나 말린 무화과 잎을 3~5장 잘게 썰어 목욕물에 넣는다.	신경통, 류머티즘, 치질, 변비 개선
국화	잎 몇 장을 베주머니에 넣어 목욕물에 띄운다.	엽록소의 살균 작용으로 상처 치료
벚꽃 잎	생잎이나 말린 잎 몇 장을 목욕물에 띄운다.	습진, 땀띠 개선
창포	창포를 뿌리째 씻어 그대로 목욕물에 넣는다.	식욕 증진, 피로 회복, 냉증 개선, 피부병 개선
무청	햇볕에 일주일 정도 말린 무청 5~6줄기를 달인 즙을 목욕물에 넣는다.	냉증, 신경통, 생리통, 부인병 개선
장미	꽃잎 몇 장을 목욕물에 띄운다.	스트레스 해소, 숙취 개선
쑥	생잎이나 말린잎을 10장 정도 목욕물에 넣는다.	냉증, 생리 과다, 치질, 자궁근종 개선
비파	생잎이나 말린 잎 5~6장을 목욕물에 넣는다	습진, 옻, 땀띠 개선
귤	3~4개분의 귤껍질을 햇볕에 말려 목욕물에 넣는다.	스트레스 해소, 냉증, 초기 감기, 기침 개선
복숭아	잎을 가늘게 썰어 베주머니에 넣어 목욕물에 띄운다.	습진, 아토피성 피부염 개선
유자	한 개를 반으로 갈라 목욕물에 넣는다.	신경통, 류머티즘, 튼 살 개선
레몬	한 개를 반으로 갈라 목욕물에 넣는다.	스트레스 해소, 피부 보습, 불면 개선

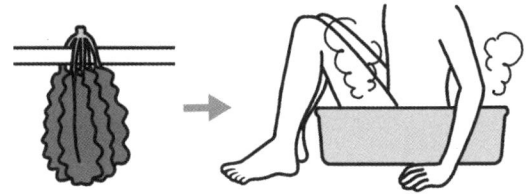

무청을 그늘에서 말려 달인 물을 적당한 온도의 목욕물에 넣어 좌욕을 하면, 자궁근종, 방광염, 부인병, 치질 등의 하반신 질환 개선을 기대할 수 있다.

* 모든 사람에게 맞는다고는 할 수 없다. 피부에 이상을 느끼는 경우에는 바로 입욕을 중지한다.

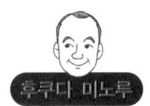 # 다양한 온욕으로 건강한 땀을 내자

누구에게나 권하는 온욕법
―――― 전신욕이 부담스러운 사람이나 류머티즘이나 교원병 등으로 통증이나 냉증이 있는 사람에게 권한다.

반신욕半身浴
반신욕은 명치 아래 부분만을 탕에 담그는 목욕법이다. 어깨까지 담그는 전신욕에 비해 심장에 부담이 덜해 호흡기나 심장, 순환계 질병이 있는 사람도 안심하고 할 수 있다.

또 반신욕은 하반신을 집중적으로 데우기 때문에 신장을 포함한 허리 아래쪽 혈류를 좋게 한다. 그 결과 배뇨를 촉진해 체온을 올려주는 효과가 있다. 30분 이상 반신욕을 하면 땀이 많이 나 세포와 세포 사이의 남아도는 수분이 몸 밖으로 배출되기 때문에 부종이나 하지 통증이 개선된다. 누구라도 두한족열의 효과를 느낄 수 있는 방법이다.

겨울철에는 미리 욕실을 데워두고 어깨에 마른 수건을 걸쳐 열을 빼앗기지 않도록 유의한다.

수욕手浴
세면기에 42~43°C 정도의 물을 붓고 양손을 물에 10~20분 담그는데, 도중에 물이 미지근해지면 뜨거운 물을 더 넣는다.

정체된 혈액의 흐름을 좋게 하여 어깨 결림, 두통, 팔꿈치나 손목

관절 통증을 개선한다.

수욕을 1~2회 반복하거나 수욕 후 차가운 물에 손을 1~2회 담그는 냉온욕을 번갈아 하면 체온이 올라간다.

족욕足浴

대야에 42~43°C 정도의 물을 붓고, 양 발목 아래를 물에 10~20분 담그는데, 도중에 물이 차가워지지 않도록 수시로 뜨거운 물을 더 넣는다. 족욕은 요통이나 무릎 통증을 개선하는 효과도 있지만, 발바닥을 데워 자극하기 때문에 하반신의 혈류를 좋게 한다. 그 결과 전신의 혈류가 활발해지고 체온이 올라가면서 신장의 혈류도 원활하고 배뇨가 촉진된다.

수욕과 족욕 모두 물에 소금을 한 줌 넣으면 효과가 상승하여 15분이 경과할 무렵부터 땀이 나기 시작해 몸과 마음이 모두 상쾌해진다.

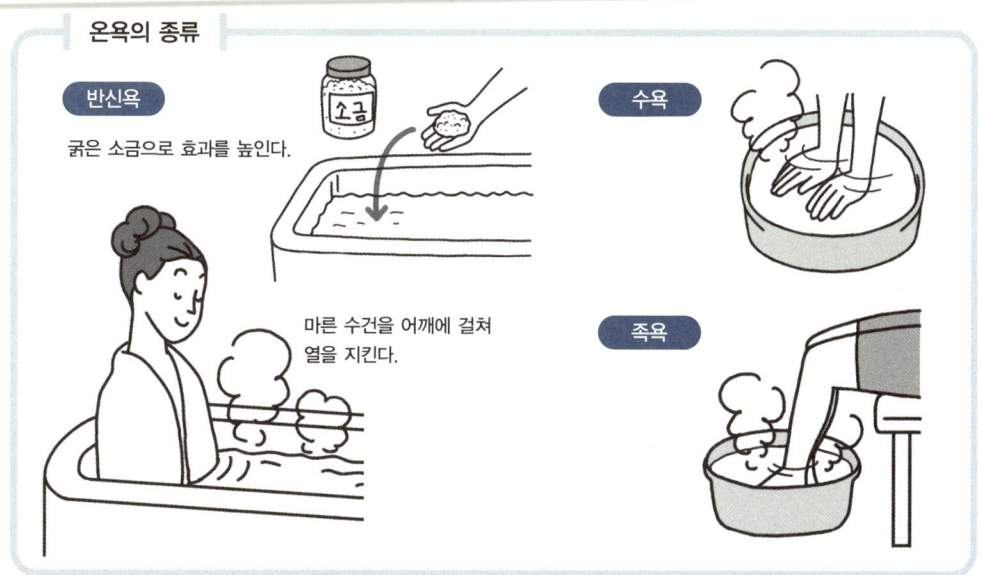

온욕의 종류
- 반신욕: 굵은 소금으로 효과를 높인다. 마른 수건을 어깨에 걸쳐 열을 지킨다.
- 수욕
- 족욕

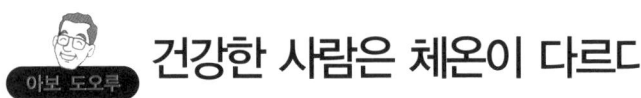
건강한 사람은 체온이 다르다

치유를 위한 발열 반응

——— 건강한 사람의 체온은 35.8~37.2°C 사이이다. 건강한 사람이라도 체온에 차이가 있는 것은 일의 내용이나 성격 등에 따라 체온이 변하기 때문이다. 활발한 사람은 에너지가 많이 필요하기 때문에 아무래도 체온이 높다. 반대로 활동량이 적은 사람은 비교적 체온이 낮다.

한편 병에 걸린 사람의 체온은 대단히 불규칙한데, 특히 암이나 우울증에 걸린 경우 대부분 체온이 낮다. 그러나 발열 상태에 있는 사람도 많기 때문에 평균치는 높은 편이다.

병이 있으면서 평상시 체온이 35°C대로 낮은 사람이 37°C까지 열이 오르면 상당한 열을 방출하게 된다. 발열은 몸이 체온을 올려 혈류를 회복하려는 치유 반응이다. 열이 나는 사람들은 회복하는 중이라고 할 수 있다.

아토피성 피부염이나 파킨슨병에 걸린 사람 중에서도 체온이 37°C 이상인 사람을 볼 수 있는데, 열이 증상 악화를 막고 있다는 걸 미루어 짐작할 수 있다.

사람들은 발열을 나쁜 징조라고 생각하고 바로바로 열을 내리려 한다. 물론 체온이 지나치게 많이 올라가 위험할 정도의 고열이라면 어느 정도 열을 내릴 필요가 있지만 치유 반응인 발열을 약으로 완전히 멎게 하는 것은 병을 낫게 하기는커녕 고질화시키는 원인이 된다.

병은 무리한 생활로 교감신경이 긴장하거나, 지나치게 느긋한 생활로 부교감신경이 우세해 생기므로 근본적으로 생활습관을 먼저 바꾸어나가야 한다.

그러나 일단 고통스러운 병증에서 벗어나고 싶다면 몸을 따뜻하게 하는 것이 최우선이다. 체온을 올리면 면역 활성이 높아지고 혈류가 좋아진다. 혈액은 면역 그 자체이기 때문에 혈류가 좋아지면 병증은 개선되기 마련이다.

발열이야말로 병이 나을 수 있는 절호의 기회라고 생각하면 된다. 난방 기구나 복대를 활용하고 땀을 많이 내자. 발열에는 통증이 따르지만, 그것은 혈류가 좋아지고 있다는 증거이다. 약으로 자연적 치유력을 저해하지 않도록 한다.

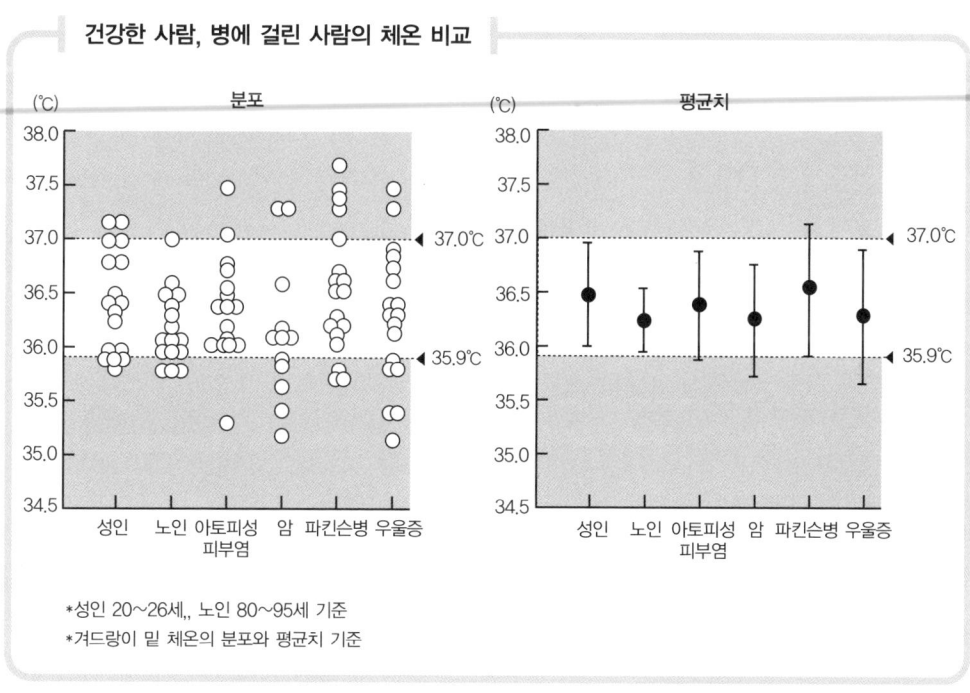

건강한 사람, 병에 걸린 사람의 체온 비교

*성인 20~26세,, 노인 80~95세 기준
*겨드랑이 밑 체온의 분포와 평균치 기준

민간요법, 과학이 증명하다

암의 묘약, 비파 잎 온뜸

─── 예로부터 민간요법에 이용되어온 비파 잎 효과는 '아미그달린amygdalin', 곧 비타민 B_{17}이라는 성분에 있다는 사실이 밝혀졌다. 더구나 비파 씨앗에는 잎의 1,200배가 넘는 아미그달린이 함유되어 있다는 것이 알려지면서 예방의학 차원에서도 주목을 받고 있다.

1950년 미국 생화학자 언스트 크렙스Ernst T. Krebs 박사는 살구씨에서 아미그달린을 추출, 결정화하여 '레이어트릴laetrile'이라 이름 붙이고 비타민 B_{17} 요법, 레이어트릴 요법 등을 창안해 암 치료에 활용했다. 아미그달린이 많이 함유된 식품으로는 살구씨, 비파 씨와 잎, 매실 씨, 아몬드, 자주개자리, 프룬, 죽순, 현미, 콩, 팥, 보리, 참깨 등이 있다.

아미그달린은 체내에 들어오면 암세포에 많이 함유된 베타 글루코시다아제라는 특수 효소에 의해 가수분해되어 청산과 벤즈알데하이드가 서로 유리된다. 이 두 물질의 독성이 상승효과를 발휘하여 암세포를 파괴하지만, 정상 세포에는 로다네제rhodanese라고 하는 보호 효소가 있기 때문에 영향을 끼치지 않는다. 현미경으로 보면 암세포가 마치 살충제에 취한 파리처럼 죽어간다고 한다.

또 아미그달린이 분해되어 생기는 안식향산은 항류머티즘, 살균, 진통에 효과를 발휘하며 그중에서도 진통 작용이 뛰어나, 말기 암의 통증을 완화하거나 신경통, 염좌에도 효과를 발휘한다. 유방암이나 피부암과 폐암, 위암 등에도 효과적이다.

통증에는 생강 습포

통증으로 힘들 때는 생강 습포가 좋다. 생강 습포는 생강의 효능이 피부로 스며들게 하는 것으로 관절통, 요통, 어깨 결림, 복통 등의 통증을 완화하는 작용이 있다.

간 생강을 섞은 뜨거운 물에 수건을 적셔 가볍게 짜 환부에 댄다. 통증이 있는 부분과 양 발바닥에 붙이면 더욱 혈류가 좋아진다. 암뿐 아니라 어깨 결림이나 요통, 부인병, 아토피, 천식 등 모든 병증을 더는 데 효과적이다.

비파 잎 온뜸

비파 잎을 씻어 물기를 없앤다. 환부에 잎의 짙은 부분을 대고 그 위에 천과 종이를 얹고 위에서 불을 붙인 뜸쑥봉으로 압통점을 지압하듯 누른다. 뜨거우면 뗀다. 하루 걸러 아침저녁으로 생강 습포와 번갈아 하면 효과적이다.

생강 습포

[재료(1회분)]
생강 150g, 면 주머니 1개, 물 2L, 두꺼운 수건 2장

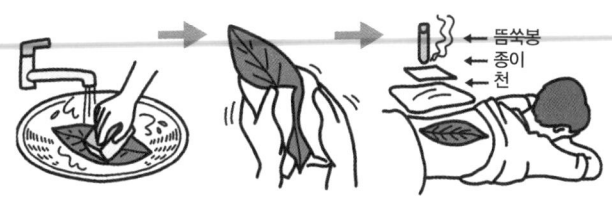

생강을 갈아 면 주머니에 넣고 잘 묶어 냄비에 담은 뒤 물을 부어 끓기 직전까지 데운다. 그대로 약한 불로 줄여 계속 데워 70℃ 정도가 되면 냄비에 수건을 담갔다가 가볍게 짠다.

뜨거운 채로 환부에 대고 식지 않게 랩이나 비닐을 올리고 다시 마른 수건이나 이불 등을 씌운다. 10분 간격으로 2~3회 반복한다.

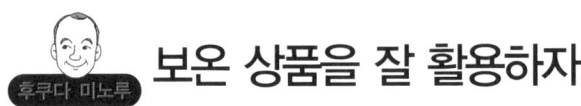
보온 상품을 잘 활용하자

몸을 보온하는 작지만 강한 물건들

복대

대부분 복대라고 하면 할머니들이나 하는 촌스러운 거라고 생각한다. 하지만 허술하고 효능이 있을까 싶은 복대 한 장이 배를 보호하고 심부 체온의 저하를 막는다. 손발의 열을 빼앗기는 것도 방지하고 배도 따뜻하게 유지하고 보호할 수 있다.

탕파

뜨거운 물을 넣어서 몸을 덥히는 기구인 탕파湯婆는 많은 열을 내 몸을 데워준다. 특히 넓적다리나 엉덩이 등의 큰 근육을 데우기에 좋다. 단, 체온 이하로 열이 식은 탕파는 반대로 몸에서 열을 앗아가므로 주의해야 한다. 또 저온 화상을 입지 않도록 커버나 타월 따위로 감싸서 사용한다.

페트병으로 대신할 수도 있다. 페트병 재질에 따라 다르긴 하지만 물을 넣을 때는 100°C보다 낮게, 좀 더 안전하게 하려면 90°C 이하로 한다. 타월로 감싸 화상에 주의하며 몸을 따뜻하게 하고 식으면 물을 바꿔 넣는다. 몸이 차가운 사람은 사계절 내내 밤에는 물론이고, 가능하면 종일 사용하는 것이 좋다. 의자에 앉아 뜨거운 물을 넣은 페트병을 무릎 위에 올리거나, 허리부터 엉덩이를 데우거나, 바닥에 놓은 페트병 위에 발바닥을 올려 발바닥을 따뜻하게 한다.

손난로

일할 때나 외출할 때는 손난로를 이용하면 편리하다. 환경을 생각한다면 일회용이 아닌 여러 번 반복하여 사용할 수 있는 것을 선택한다. 남성이라면 바지 양쪽 주머니와 뒷주머니에 20~30분씩 돌아가며 넣어 몸을 따뜻하게 한다.

건포 마사지를 같이 하면 효과가 배가된다.

칼럼 6 후쿠다 미노루

삼림욕 효과
심신을 편안하게 하는 자연의 치유의 힘

숲에 들어가면 맑고 깨끗한 공기로 기분까지 상쾌해진다. 이것은 삼림에서 나오는 피톤치드 향이나 마이너스 이온의 작용 덕분이다.

최근의 연구에서는 삼림욕이 스트레스를 해소하고 암세포를 공격하는 NK세포를 늘려, 림프구와 과립구의 비율을 이상적인 배합으로 이끄는 효과가 있다는 것이 밝혀졌다.

다만 삼림욕을 하면 자율신경이 균형을 이루는 건 분명하지만, 운동을 하지 않던 사람이 무리해서 걸으면 오히려 NK세포가 감소하는 역효과를 낳기도 한다. 본인의 체력을 가늠하여 피곤하지 않을 정도로만 즐기는 것이 좋다.

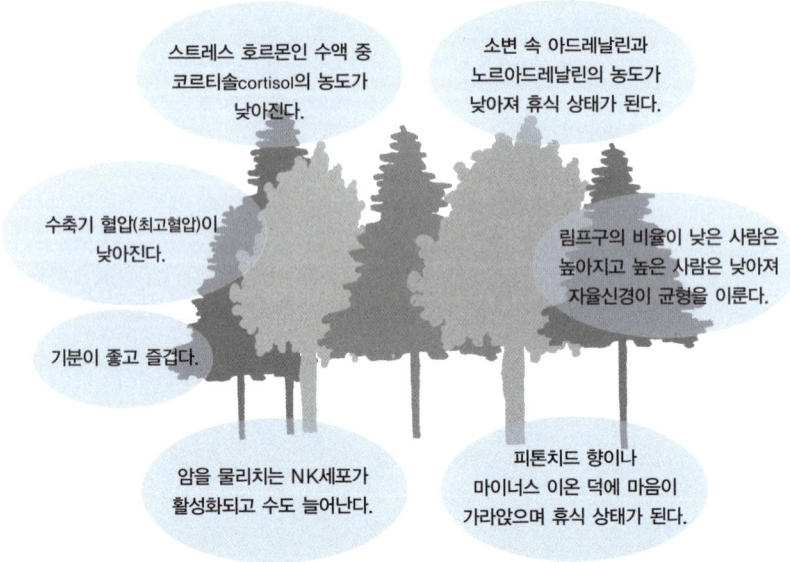

- 스트레스 호르몬인 수액 중 코르티솔cortisol의 농도가 낮아진다.
- 소변 속 아드레날린과 노르아드레날린의 농도가 낮아져 휴식 상태가 된다.
- 수축기 혈압(최고혈압)이 낮아진다.
- 림프구의 비율이 낮은 사람은 높아지고 높은 사람은 낮아져 자율신경이 균형을 이룬다.
- 기분이 좋고 즐겁다.
- 암을 물리치는 NK세포가 활성화되고 수도 늘어난다.
- 피톤치드 향이나 마이너스 이온 덕에 마음이 가라앉으며 휴식 상태가 된다.

제 7 장

건강하게 장수하라

―

생활 방식을 바꾸면 인생이 바뀐다

> "장수하는 사람들의 비결은 특별하지 않다. 잘 먹고 잘 웃고 열심히 움직이는 것이 전부이다."

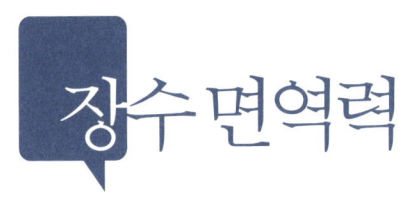

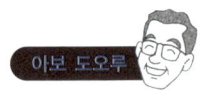

나이가 들면서 면역 시스템이 변한다

——— 우리 몸속에는 생물의 진화와 관련한 두 가지 면역 시스템이 존재한다. 오래전부터 이어져온 면역 시스템과 새롭게 진화한 면역 시스템이다.

오래된 면역 시스템은 생물이 단세포에서 다세포로 조금씩 진화를 거듭하던 무렵에 만들어졌다. 다세포생물은 처음에는 온몸을 덮은 피부와 입에서 항문까지 창자만으로 이루어진 생물이었기 때문에 피부로는 항상 바닷물을 흡수하고, 장으로는 바닷물의 다양한 유해 물질이 들어왔을 것이다. 공기를 빨아들이고 음식물을 섭취하는 장, 외부의 이물질과 접하기 쉬운 피부 등에 마이크로 퍼지가 모이기 시작한다. 이후 NK세포, 가슴샘외분화T세포, 초기 B세포로 진화를 이루었다. 장, 피부, 간, 외분비샘, 자궁 등에서 몸속을 감시하는 시스템이다.

새로운 면역 시스템은 수중 생물이 육상 생물로 진화하면서 만들어졌다. 아가미 호흡이 폐호흡이 되고, 순환계가 발달하여 혈관이 생겼기 때문에 몸속으로 먼지 등의 이물질이 들어올 기회가 많아지자 새로이 나타난 것이다. 아가미는 퇴화하여 일부분이 남은 채로 가슴샘으로 진화하고, 그곳에서 림프구가 발전한 T세포나 진화한 B세포가 만들어진다. 가슴샘이나 림프샘, 비장에서 외부의 침입자에 대응하여 공격하는 시스템이다.

　젊은 시절에는 이 새로운 면역 시스템이 몸을 담당한다. 가슴샘은 심장보다 조금 윗부분에 있는 나뭇잎 모양의 기관으로 주로 T세포를 만들어낸다.
　T세포의 전구세포는 골수에서 만들어져 가슴샘에서 인식 능력과 전투 능력을 쌓아 선발된 최정예 3%만이 T세포로 배출된다. 전구세포란 특정 세포의 형태나 기능을 갖추기 전 단계의 세포를 말한다. 우리 몸은 가슴샘 없이는 적을 공격하는 T세포의 지휘 능력도, 무기가 되는 항체를 만드는 B세포의 전투력도 발휘할 수 없다.
　안타깝게도 가슴샘은 노화가 빠른 편이라, 10대 중반에 가장 커지고 20대를 정점으로 계속 줄어들어 40대에는 원래의 10분의 1 이하로 줄어 해를 거듭할수록 지방 덩어리로 변한다. 따라서 20대 이후에는 T세포의 수도 점점 줄어든다. 나이가 들면서 골수도 지방이 되고 B세포와 림프샘, 비장도 위축된다.
　나이가 들수록 어쩔 수 없는 면역력의 저하나 과잉으로 병이 생기는 거라면 건강하게 나이 드는 것은 불가능한 것처럼 보인다. 하지만 안심해도 좋다. 면역 시스템은 새로운 것과 오래된 것 두 가지가 공존하기 때문에 20세를 정점으로 면역 시스템의 주역이 교체된다. 나이가 들면서 오래된 면역 시스템이 활발해지는 것이다. 몸을 지키는 기본적인 능력을 보유한 장이나 간에서 만들어진 가슴샘외분화T세포, NK세포, 초기 B세포가 그것이다. 가슴샘외분화T세포는 가슴샘에서 만들어진 엘리트 사령관이 아니라 산적 같은 느낌으로 몸속의 이상

세포를 없애는 역할을 다한다.

　나이가 들면서 체내 산화 물질이 늘어 교감신경이 우세해지고 과립구가 활성산소를 방출하여 트러블을 일으킨다.

　암, 당뇨병, 뇌졸중, 교원병 등의 만성병은 활성산소에 의한 산화가 발단이 되는 경우가 많아서 체내의 이상 세포를 발견하여 제거하는 시스템을 중심으로 작용하게 된다.

　젊을 때는 밖에서 침입하는 적에 대항하는 면역 시스템을 강화하여 몸을 지키고, 나이를 먹으면 체내에서 이상을 일으키는 자신의 세포를 감시하여 제거하는 면역 시스템이 작동하기 시작한다.

　나이가 들면서 숙련된 경험을 통해 자리 잡은 실속 있는 오래된 면역 시스템으로 역할이 옮겨간다.

　일반적으로 성격도 나이를 먹으면서 젊을 때의 공격적이고 무모한 성격에서 서서히 둥글고 온화하고 보수적인 성격으로 변해간다. 이러한 성격의 변화도 면역 시스템의 작동에 따른 변화가 아닐까 하는 생각이 든다.

오래된 면역과 새로운 면역

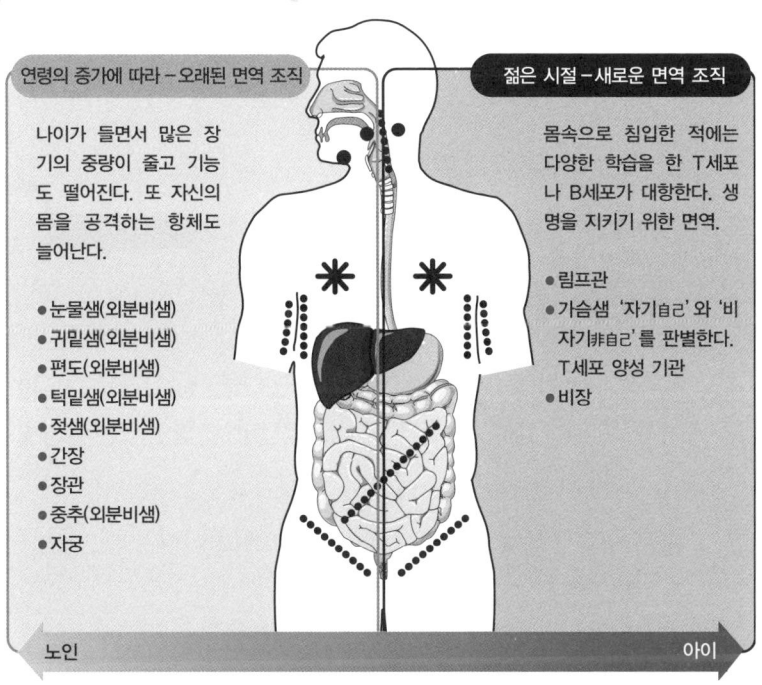

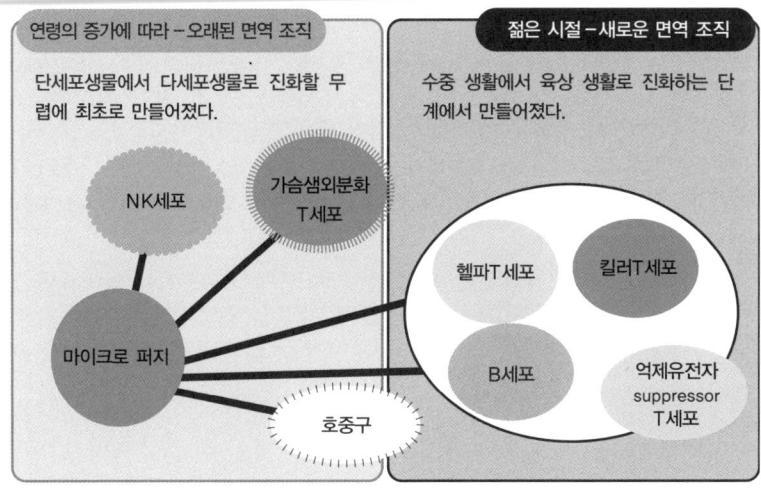

장수의 열쇠

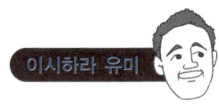
이시하라 유미

세계의 장수촌에서 배우다

요즘 주변을 보면 장수를 기원하면서도 오래 사는 것에 회의를 느끼는 사람이 많다. 장수하면 오히려 힘든 일만 있을 거라고 고통 없이 일찍 죽기를 바라는 사람도 있다. 그러나 태어난 이상, 주어진 수명을 어떻게 다할 것인지는 매우 중요한 일이다.

나는 장수의 비결을 알아내기 위해 흑해와 카스피 해에 둘러싸인 아제르바이잔, 아르메니아, 그루지야 3개국에 걸쳐 있는 캅카스 지역의 장수촌을 찾아간 적이 있다. 몇 군데 장수촌을 방문하여 장수하는 사람들의 생활을 직접 체험하면서 많은 것을 깨달았다.

세계적으로 유명한 장수촌의 한 가정에 초대를 받아 갔을 때의 일이다. 장수하는 사람들은 너 나 할 것 없이 모두 우람한 근육에 자세는 곧았으며 도저히 100세를 넘겼다고는 생각할 수 없는 흰 이를 드러내며 화통하게 웃곤 했다.

장수하는 사람들은 잔치가 시작되기 전 건배할 때부터 남달랐다. "먼 나라에서 오신 분들을 위하여 건배!" "자연에 감사하며 건배!" "장수하는 사람과 그 자손들을 위하여 건배!"… 등 끝없이 '~를 위하여 건배'를 외치며 손수 담근 레드 와인을 큰 잔으로 벌컥벌컥 들이켰다. 모두 살짝 취기가 돌수록 점점 기운이 나는 듯했다.

그들에게 장수의 비결을 물어보았다. 그랬더니 첫째는 '일을 많이 하는 것'이요, 둘째는 '장수하는 사람들로 이뤄진 합창단에서 매일 노래하는 것'이요, 셋째는 '사냥을 나가 자주 걷는 것'이요, 넷째는 '술을 마시고 말을 많이 하는 것'이라고 했다.

그 마을에서는 90~100세 정도는 아직 청춘이고, 110~120세는 되어야 겨우 어른 대접을 받는 듯했다. 모두 하나같이 말하기를 좋아하는 것도 인상적이었다. 이들은 은퇴라는 개념이 없어서 농사나 목축 등 힘에 부칠 듯한 노동도 매일 하고 있었다.

장수하는 사람들이 먹는 음식은 그곳에서 수백 년 이상 이어져 내려오는 전통식이었다. 주식은 옥수수 가루로 만든 죽 '마말리가mamaliga',

| 캅카스 지방 장수촌의 비결 |

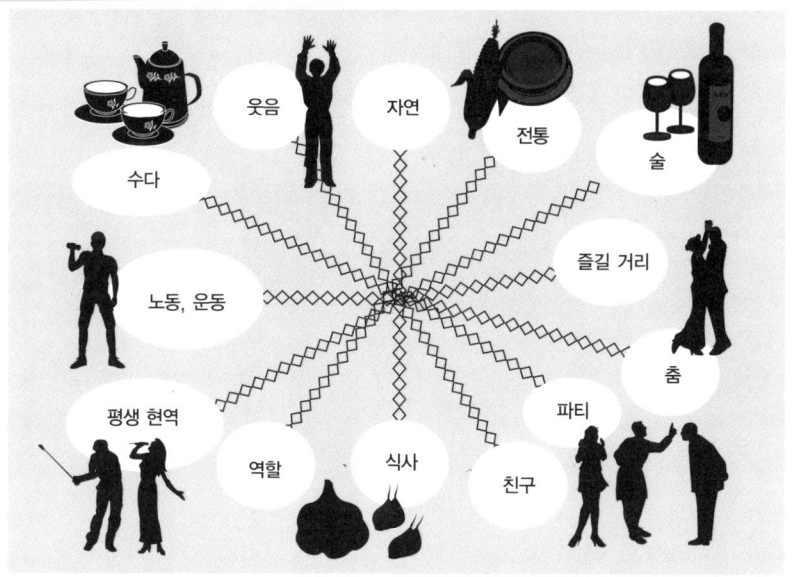

흑빵, 포도, 사과, 배, 버찌, 살구 등의 과일과 치즈, 요구르트, 콩류 그리고 채소류는 마늘, 양배추, 양파, 당근 등이다. 음료로는 와인, 홍차, 허브차를 즐겨 마시고 육류는 소고기를 일주일에 한두 번, 점심에 100~150g 먹는 정도이며 굽지 않고 삶아서 기름기를 빼고 조리한다. 생선은 일주일에 한 번 정도 주로 송어 등의 민물고기를 먹으며, 설탕 대신 벌꿀이나 과일을 사용하고 있었다.

그루지야에서 장수학을 연구하는 연구진을 찾아가 강의를 듣고 의견을 나누면서, 장수에는 유전적 요인이나 환경적 요인, 사회적 요인이 있지만 가장 중요한 것은 음식이라는 결론에 이르렀다.

장수하는 사람들은 다양한 음식을 골고루 먹되, 열량은 자연스럽게 2,000kcal 이하로 제한하고 있었다. 점심에 무게를 두고 저녁은 절대로 배가 부를 정도로 먹지 않는 것도 인상적이었다. 그 때문인지 장수하는 사람 가운데 뚱뚱한 사람은 찾아볼 수 없었다.

장수에 가장 큰 공을 세우는 음식은 치즈, 요구르트 등의 유제품이다. 발효 식품이 지닌 정장 작용과 면역 활성 작용이 중요한 역할을 하기 때문이다.

동맥경화와 혈전을 억제하는 작용이 있는 허브를 차로 우려 수시로 마시고, 점심에는 집에서 만든 레드 와인을 200mL 정도 마시고 있었다.

음식에 넣는 소금은 아르메니아산 천연 소금인 암염巖鹽이었다. 암석 사이에서 나는 이 천연 소금이 치즈에도 듬뿍 들어 있지만 채소나 과일의 칼륨에 의해 소변이나 땀과 함께 배설되어 고혈압에 걸릴 염려는 없는 듯했다.

　장수하는 나라의 노인들은 누구나 열심히 일하고, 노인을 존경과 사랑의 대상으로 생각하는 대가족제도를 기본으로 하는 사회에서 하루하루를 즐겁고 만족스럽게 보내고 있었다.

　그들은 밤 10시에는 잠들고 아침 6시에는 일어난다. 평균 수면 시간은 여덟 시간이며 낮잠을 한두 시간 정도 잘 때도 있다고 한다.

　항상 몸을 바삐 움직이며 일을 하니 근육이 쇠퇴할 틈이 없다. 그러니 몸에는 당연히 어혈이나 수독이 잘 생기지 않고 염분을 과다하게 섭취해도 충분히 배설할 능력이 갖추어져 있다. 사는 보람이 있고 사람과 사람의 유대를 중시하며 노인이 존경받는 사회에서는 스트레스도 많지 않다. 장수촌에서 바라본 건강 장수의 비결은 분명 면역력을 높이는 생활 방식에 있었다.

　최첨단 유전학에서는 인간의 장수를 이끄는 장수 유전자와 그것을 억제하는 노화 유전자가 50~100 정도 발견되고 있다. 두 유전자는 평소에는 잠들어 있지만, 앞으로 어떤 식으로 장수 유전자를 활성화하고 노화 유전자를 억제하는지가 장수의 열쇠가 될 것이다.

　보스턴대학에서 실시한 건강 장수하는 사람의 유전자 조사를 보면, 장수 유전자에 영향을 끼치는 것은 균형 있는 식사, 적절한 운동, 스트레스 조절, 즉 생활습관과 관련이 있다는 사실을 알 수 있다.

　장수촌의 전통이야말로 장수의 비결이라는 것이 과학적으로 밝혀진 셈이다.

웃으면 복이 온다

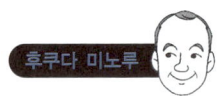

복을 부르는 웃음

최근에 텔레비전에 자주 나오는 전직 레슬링 선수가 있다. 그는 언제나 신나는 듯 큰 기합 소리를 내며 등장한다.

레슬링 선수들의 하루 연습 시간은 많아야 세 시간이다. 언젠가 그는 연습 전 선수 모두 서로 어깨동무를 하고 열을 지어 "하하하, 하하하" 하고 소리치는 '하하하 체조'를 하며 체육관을 걷고 연습을 시작한다고 했다.

선수들은 창피할 수도 있겠지만 이 행동은 사실 굉장히 깊은 의미가 있다. 운동으로 교감신경이 우세해지기 전에 큰 소리로 웃고, 부교감신경이 우세할 때 긴장을 풀며 동료와 서로 연대의식을 충분히 느낀다. 연습이 끝나고 나면 다시 긴장을 풀어주는 철저히 계산된 훌륭한 트레이닝법이다.

자율신경 면역 이론에서 본다면 아주 훌륭한 건강법이다.

웃는 걸 누가 못할까 싶겠지만, 암 등으로 교감신경 긴장 상태가 지속되면 좀처럼 웃을 수가 없다. 인간관계로 고민하는 사람이나 과로로 피곤에 찌든 사람 역시 웃을 여유가 없다.

웃음은 몸의 긴장을 풀어 간단하게 부교감신경이 우세해지게 하고, 동시에 자율신경의 균형이 유지되고 있는지도 알려준다.

자신이 잘 웃지 않는다고 생각되는 사람은 주의를 요한다.

자율신경 면역요법을 실시하는 의사들도 암이나 파킨슨병 같은 난치병 환자들은 웬만해선 웃지 않는다고 하고, 특히 파킨슨병 환자는 거의 웃지 않는다고 한다.

나는 환자의 치료 전과 치료 후의 얼굴을 사진으로 찍어 관찰하는데, 전혀 웃지 않던 환자가 조금씩 웃게 되면 병세도 좋아지는 것을 확인할 수 있다.

웃음이 지닌 치료의 힘을 최초로 주장한 사람은 미국의 유명한 서평지 〈새터데이 리뷰Saturday Review〉의 편집장이었던 노먼 커즌스 Norman Cousins이다.

노먼 커즌스는 완치될 확률이 500분의 1밖에 되지 않는다는 중증 교원병을 직접 겪으면서 불만이나 분노, 괴로움, 절망 등의 부정적 기분은 저항력을 떨어뜨려 몸에 나쁜 영향을 끼친다는 사실을 깨닫게 되었다. 그렇다면 반대로 긍정적인 기분을 느끼게 되는 희망이나 즐거운 기분, 의욕을 갖고 살아간다면 좋은 결과가 나타나지 않을까 하는 생각에 코미디 영화를 보거나 재미있는 책을 읽기 시작했다. 그 결과 10분간 신나게 웃고 나면, 이후 두 시간은 통증 없이 숙면을 취할 수 있었다고 한다. 마침내 증상이 호전되고 자신의 투병 체험과 자연 치유력의 가능성을 취재해 엮은 책은 1979년 당시 미국에서 엄청난 베스트셀러가 되었다. 그는 그해 캘리포니아 의과대학 교수가 되어 웃음의 효능을 연구하는 팀을 만들어 연구를 계속했다.

일본에서 의사이자 웃음 연구가로 '삶의 가치 요법'을 제창한 이타미 진로伊丹仁朗 선생은 암 환자와 심장병 환자가 코미디 공연을 관람하기 직전과 직후에 채혈한 혈액의 변화를 조사했다.

세 시간에 걸쳐 신나게 웃은 후와 웃기 전의 혈액을 비교해보면, 실컷 웃고 난 뒤에 19명 중 14명이 NK세포가 활성화하고 암에 저항하는 면역력이 높아진 것을 알 수 있었다.

NK세포란 림프구의 하나로, 매일 생기는 약 3,000~5,000개의 암세포를 약 50억 개의 NK세포가 공격해 파괴한다.

면역력을 높이는 보조T세포와 면역 과잉 반응을 억제하는 억제T세포의 비율을 조사했더니, 비율이 낮았던 사람은 상승하고 비율이 높았던 사람은 떨어져 정상 범위에 가까워져 있었다. 면역력이 떨어져 생긴 병이나 자기 면역 질환에도 웃음이 좋은 영향을 끼칠 거라는 예측이 가능하다.

또 지진과 같은 자연재해를 겪거나 슬픔, 분노 등 부정적인 감정을 느끼는 스트레스 상태에서는 NK세포의 작용이 둔하다는 것도 알 수 있다.

일본의과대학 명예교수인 요시노 신이치吉野槇一의 흥미로운 연구 보고도 있다. 선생은 여성 관절 류머티즘 환자 26명의 피를 뽑아, 재미있는 이야기를 들려준 전후의 통증 정도와 염증이 진행하는 지표인 인터류킨6나 스트레스 호르몬인 코르티솔의 변화를 건강한 37명의 여성 참가자와 비교했다.

한 시간 웃었을 뿐인데 류머티즘 통증이 줄어들고 인터류킨6의 수치는 약 3분의 1이 내려갔으며, 거의 모든 코르티솔 수치가 떨어졌다고 한다. 건강한 사람은 처음부터 정상치로 거의 변화가 없었다.

이와 관련해 유전자 단계에서 조사한 연구 결과도 있다. 평균 연령 63세인 당뇨병 환자 25명에게 첫날은 강의를 듣게 하고, 이튿날은 코미디 공연을 보게 했다. 이틀간 똑같은 식사를 하게 한 후 식전과 식후 같은 시간에 혈당치를 측정했다.

첫날 당뇨병의 구조에 관한 강의를 들은 이후의 혈당치는 평균 123mg, 이튿날 코미디 공연 후 혈당치는 평균 77mg이 상승했다. 웃는 것만으로 혈당치를 46mg이나 억제할 수 있었다.

혈액이 온몸의 세포로 운반하는 산소의 양을 증가시키는 유전자, 단백질 합성을 활성화하여 신진대사를 촉진하는 유전자 등, 예순네 개의 유전자가 풀가동하여 건강에 좋은 영향을 끼치고 있었다. 웃음의 효용은 유전자 단계에서도 명확해지기 시작했다.

웃으면 주름이 생겨 신경 쓰인다는 사람도 있지만, 웃음은 표정근을 자극하기 때문에 나이가 들어 표정근이 약해지는 것을 막아준다. 웃어서 생기는 주름을 신경 쓰지 말고 크게 웃어 건강해지자.

웃음은 칼로리 소비율도 높아서, 3분 30초 웃는데 11kcal를 소모한다. 같은 시간 수영을 했을 때 약 18kcal, 걸을 때는 약 17kcal가 소모된다고 한다.

웃음은 부작용 없는 치료약이다. 게다가 웃음은 전파력이 강해 주위의 기분까지도 좋아지게 만든다. 얼굴까지도 예뻐 보인다.

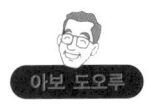

저체온 절약 모드가 필요하다

절식節食과 낮잠과 웃음이 보약이다

"뭘 해도 체온이 36.5°C에 못 미치고 늘 35.5°C입니다. 어떻게 해야 할까요?"

한 강연회에 참석한 92세 할머니가 내게 이렇게 질문을 하셨다. 이 질문은 내가 건강 장수에 관해 더 관심을 갖고 조사하는 계기가 되었다. 100세 전후로 장수하는 노인을 조사해보면 특이한 사실을 발견하게 된다. 100세 전후의 장수 노인이 인구 1억 명인 일본에서 2,600만 명인데 반해, 인구 2억 명인 미국에서는 8만 명으로 압도적인 차이가 난다. 또 일본 장수 노인의 특징으로는 야위고 흰 피부에 35.5°C의 저체온 상태가 이어지는 사람이 많다는 것을 알 수 있었다.

80세 정도까지 건강하게 장수를 하려면, 얼굴빛도 좋고 움직임도 활발하여 가볍게 산책을 즐긴다거나 호기심이 왕성하다든지 하는 활력 있는 삶을 사는 것이 중요하다.

그러나 활발하게 활동하지 못하더라도 90세, 100세까지 장수하려면 저체온 '절약 모드'가 유리하다고 할 수 있다.

85세 이후부터 장수를 목표로 한다면 이전의 36.5°C보다 낮은 절약 모드형 체온을 유지하며 늘 웃고 편안한 마음가짐으로 소식하는 것이 좋다.

젊은 시절에는 피부가 검었는데 나이가 들면서 하애진 사람은 장수의 길로 들어설 가능성이 크다.

일본에서 장수로 화제가 되고 있는 97세의 히노하라 시게아키日野原
重明 씨는 아침으로 주스나 수프 등의 음료와 올리브유 한 스푼을, 점
심에는 비스킷과 우유를 먹고, 저녁에야 일반적인 식사를 하는데 이
때도 배를 80% 정도만 채운다고 한다. 특별한 날에는 평소보다 더 먹
지만 그럴 때는 전후 3일간의 식사량을 조절한다고 한다.

또 선생은 잠깐잠깐 자는 것이 특기여서, 어디서나 금세 잠들 수 있
다고 들었다. 걱정거리가 많아 깊이 잠들지 못한다면 짧은 시간 선잠
이라도 낮에 잠깐 눈을 붙이면 면역력을 높일 수 있다. 이때는 우리 몸
의 멜라토닌이 늘어나 활성산소를 감소시키기 때문이다.

하루 30분 정도 규칙적으로 자는 낮잠은 알츠하이머병의 발병 위
험을 억제한다. 건강하게 장수하고 싶다면 낮잠 자는 습관을 들여도
좋겠다.

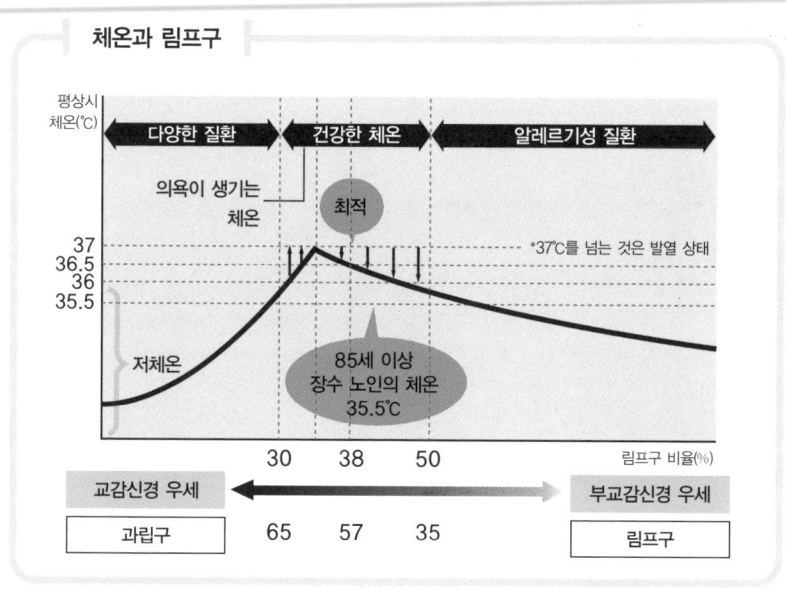

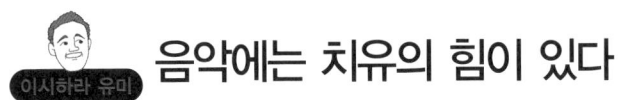
음악에는 치유의 힘이 있다

f분의 1 진동을 기억하라

———— 음악에는 다양한 효과가 있다. 옛날에는 거문고 가락과 통소로 향수를 자극했고, 전쟁 때는 큰북을 울려 군사들의 사기를 높이는 등, 시대를 초월하여 사람들의 마음에 편안함을 전해왔다.

음계와 리듬만으로 수많은 노래를 만들 수 있는 음악은 우리의 귀도 마음도 즐겁게 한다.

고대 그리스 수학자 피타고라스도 '음악은 사람의 정신적 혼란을 치유한다'고 했고, 현대에도 음악의 의학적 효능이 증명되어 병으로 고민하는 이들에게 큰 도움을 주고 있다.

음악 치료에 많이 쓰이는 것이 바로 모차르트 음악이다. 모차르트 음악에 풍부한 3,500~5,000Hz 이상의 고주파는 척수에서 뇌에 이르는 신경계를 자극하여 부교감신경을 활발하게 하고 심신을 편안하게 가라앉혀준다.

사이타마 의과대학의 연구에서는 고주파는 연수(숨골)의 부교감신경에 작용하여 림프구의 기능을 회복해, 암세포를 공격하는 NK세포가 림프샘 말단에서도 1.2~1.6배가 되는 것으로 나타났다.

모차르트 음악을 들으면 스트레스 호르몬인 코르티솔이 감소하고 면역글로불린A 항체는 배로 늘어 림프구가 급증한다. 운동한 뒤에 들으면 심박 수도 혈압도 3배 정도 빠르게 정상으로 회복한다. 혈당치를 내리는 인슐린의 분비를 촉진하는 작용도 있다고 한다. 그 외 알츠하이머병, 치매나 파킨슨병의 개선에도 효과가 있다고 알려졌다.

이러한 효과가 나타나는 것은 사람이 편안함을 느끼는 'f분의 1 진동'을 포함하고 있어 휴식의 효과가 배가되기 때문이다. f분의 1 진동은 시냇물 소리, 바람 소리, 파도 소리 등 자연의 소리이자 치유의 리듬으로, 편안함을 느끼게 하여 뇌파에 알파파가 나타난다. 심장이 뛸 때 생기는 진동과 호응해 몸도 안심하고 외부의 진동음을 받아들일 수 있는 환경이 되는 것이다.

치유를 위해 음악을 들을 때는 헤드폰을 끼고 적당한 음량으로 오전과 오후에 30분씩 각각 음에 집중하여 듣는 것이 좋다.

모차르트뿐 아니라 기억에 남는 노래나 가사가 멋진 노래, 좋아하는 가수의 노래, 마음을 편안하게 해주는 음악은 부교감신경이 우세해지도록 만들어준다.

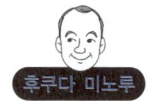 # 스트레스를 깨닫다

생활 태도를 점검한다

───── 모든 병의 원인이 스트레스인 만큼 치료할 때 중요한 것은 스트레스에 대응하는 방법이다. 그렇기 때문에 나는 항상 환자들에게 "스트레스를 쌓아두면 안 된다", "스트레스는 발산해야 한다"고 강조한다. 그렇지만 스트레스를 완벽하게 없애려고 할 필요는 없다. 그건 불가능한 일이기 때문이다.

일단은 자신이 스트레스를 받고 있다는 사실을 깨닫는 것이 중요하다. 어떤 고민이 병으로 이어졌는지 깨달음으로써 몸의 부담을 덜 수 있다. 지나친 고민이 원인이라면 생활 전반을 점검해야 한다.

일하는 시간을 줄인다든지, 인간관계를 편하게 생각한다든지, 잠들기 전까지 잡생각을 하는 버릇을 버린다든지 하는 개선책을 내놓을 수 있다.

나 역시 병을 앓아본 적이 있어서 잘 아는데, 일단 병에 걸리면 잠을 잘 수가 없다. 몸이 불편한 데만 신경이 잔뜩 쓰이기 마련이다.

스트레스를 자각하려면 병에 걸리기 전의 상태를 아는 것이 중요하다. 병에 걸리기 전의 상태를 알면 병을 고칠 방법이 보이기 시작한다.

나를 병에 이르게 한 스트레스는 환자의 병을 고치려는 마음이 도를 넘을 정도로 절실한 데서 출발했다.

당시에 나는 아침 6시 반이나 7시부터 종일 혼자서 60~70명의 환자를 진료했었다. 환자의 상태를 걱정하다가 내 몸이 상해 고생한 적도 많았다.

지금은 매일 적어도 한 시간은 걷고 목욕으로 몸을 따뜻하게 한 다음, 밤 9시에는 잠자리에 들어 무리하지 않으려 한다. 밭을 갈고 채소를 키우거나 직접 요리를 하는 등 나름대로 즐길 거리도 찾고 있다.

그러다 보니 환자들도 예전만큼 자주 진료하지는 못한다. 한 환자를 진료하고, 다음 진료까지 최소한 일주일 정도는 기간이 걸리다 보니, 환자 스스로도 병을 고치려고 하는 자립심이 생기는 것 같다. 의사가 환자를 고쳐보려고 너무 애를 쓰면 아무래도 환자도 의사에게 전적으로 의존하게 된다.

병은 환자 하기 나름이다. 완치가 안 되는 사람들을 보면 대부분 병에 걸린 뒤에도 여전히 과로나 수면 부족이 이어지는 면역력을 떨어뜨리는 생활을 하고 있다. 이런 사람들은 치료를 하면 좋아지기는 해도 좀처럼 완치되지 않고 병을 오래 끌고 가게 된다.

결국 환자 스스로 자신의 생활 태도를 점검하고 고쳐나가야 한다. 의사가 도울 수 있는 부분은 5%가 고작이며 그중 치료 기술이 차지하는 것은 3%에 불과하다.

생활 방식을 점검하여 스스로 고치려고 하는 환자의 노력만이 결과적으로 면역력을 높일 수 있다.

칼럼 7 아보 도오루

기호품과 건강
술이나 담배, 커피를 조절하면 이완 효과를 얻을 수 있다

스트레스를 많이 받는 사람일수록 술이나 담배, 커피 등 이완 효과가 있는 것을 찾는다.

흡연은 몸에 나쁜 거라고 생각하지만, 원래 담배의 니코틴은 부교감신경의 수용기에 직접 들어가 신경을 자극하는 힘을 가진 이완 작용이 있는 물질이다.

알코올도 몸에 들어가면 이물질을 배설하려고 반사 반응을 나타내기 때문에, 마시고 한두 시간 정도 가는 게 고작이긴 해도 스트레스를 줄여주는 효과가 있다.

커피의 성분인 카페인은 교감신경의 작용을 활발하게 하여 혈압이나 맥박을 올려 에너지 소비를 높이는 효과가 있다. 아침을 일어났을 때나, 직장에서 오후에 마시는 커피 한 잔은 머리나 몸을 상쾌하게 만든다. 하지만 너무 많이 마시면 자율신경의 균형을 무너뜨린다.

커피
혈관의 수축과 확장을 촉진해 혈류를 원활하게 하여 교감신경의 작용을 활발하게 한다. 다만 임신한 여성이 많이 마시면 혈관을 수축해 태아 사망이나 유산의 위험이 커진다는 연구 보고가 있다. 중증의 협심증 환자는 마시지 않는 편이 좋다.

담배
담뱃대에 담뱃잎을 채워 느긋하게 연기를 뿜어내면 장수의 비약秘藥이 된다고 했다. 하지만 종이 연초와 라이터가 보급되면서 흡연량이 늘어, 흡연자에게는 유해 물질을 흡입하게 하고, 주변 사람에게는 간접흡연의 해가 늘고 있다.

술
소주나 정종을 데워 마시면 몸이 따뜻해지기 때문에 건강에 좋다. 마신 직후에는 부교감신경이 활발해 혈류가 좋아져 얼굴이 불그레해지고 배설작용이 촉진된다. 하지만 많이 마시면 교감신경이 자극을 받아 얼굴은 창백해지고 맥박이 빨라져 취한다.

 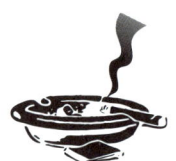 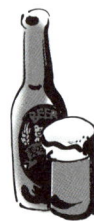

부록

만약 내가 암에 걸렸다면

—

스스로 찾은 치료법으로
병과 맞선다

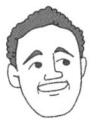 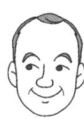 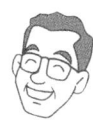

암은 일을 줄이라는 신호

아보 도오루

스트레스를 벗어나려 노력한다

———— 암의 가장 큰 원인은 '무리한 생활 방식'이나 '고민'이다. 항상 무리하지 않으려고 주의하지만, 그런데도 만약 암에 걸린다면 '일을 더 줄이라'는 몸의 신호로 받아들이겠다.

즉시 생활 방식을 바꿀 것이다.

많은 사람들이 건강도 중요하게 여기지만 가능하면 일 중심으로 살아가려고 한다. 병과 건강 사이에서 아슬아슬한 줄타기를 한다고 할까. 하지만 병에 걸리고 나서 건강의 중요성을 새삼스럽게 깨닫는다 해도 결코 늦지는 않는다.

또 한 가지. 나는 사소한 일로 깊이 고민하는 성격이다. 만약 내가 암에 걸렸다면, 마음의 문제가 원인이 되었을 확률이 높다. 일, 직장 내 인간관계, 집안일 등 항상 고민이 끊이지 않는 성격도 점검이 필요할 것이다. 사실 고민은 대부분 그 문제를 해결하는 데 도움이 되지 않는 단계에서 하는 듯하다. 이 점에 주의를 기울여야 하다.

병의 원인을 찾는 것만큼이나 중요한 것이 몸에 좋은 것을 하여 면역력을 높이는 것이다.

병에 걸리기 전까지는 누구나 방심하고 살아가지만, 일단 병에 걸렸다면 철저하게 몸에 좋은 것을 해야 한다.

첫째, 몸을 따뜻하게 해야 한다. 매일 욕조에 몸을 담그는 목욕을 하여 체온을 올린다.

둘째, 심호흡을 한다. 암의 근본에는 혈행장애가 있어 혈액에 산소가 부족한 상태이기 때문이다.

셋째, 먹는 것을 살핀다. 지금까지 그랬던 것보다 더 철저하게 현미 채식을 해야 한다.

의료 기관은 암 수치를 확인하는 정도로만 활용한다. 하지만 현대 의학이 제공하는 진단의 힘만큼은 반드시 활용해야 한다.

암의 3대 요법 중 허용 범위에 있는 것은 외과 수술 정도이다. 체력이 떨어졌을 때는 이것도 몸에 오히려 무리를 줄 위험이 있다. 그건 그때 가서 생각하겠다.

암을 치료하는 네 가지 조건

1 스트레스 많은 생활 패턴을 점검한다
'목표의 70%를 달성하면 된다'고 생각하면 정신적 스트레스도 쌓이지 않고 육체적으로도 부담이 적어진다.

2 암의 공포에서 벗어난다
암은 결코 무서운 게 아니라, 암세포는 오히려 '약한 세포'이다. 나을거라는 마음가짐이 중요하다.

3 면역을 억제하는 치료는 받지 않고, 받고 있더라도 그만둔다
잘못된 방향으로 나아가는 기존의 치료방식으로는 결코 암을 고칠 수 없다. 때론 오히려 악화시킨다.

4 적극적으로 부교감신경을 자극한다
현미나 식이섬유를 챙겨 먹는다. 또 영양소를 고루 갖춘 작은 생선이나 새우, 발효식품도 많이 섭취한다.

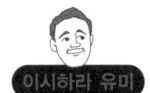 암을 이기는 것은 건강한 백혈구

체온을 높이고 적게 먹는다

벌써 40년 가까이 잔병치레 한 번 없이 건강하게 지낼 수 있는 것은 날마다 마시는 당근 사과 주스와 운동 덕분이라 생각한다.

물론 내 몸속에서도 날마다 암세포가 만들어진다. 하지만 그렇다 해도 혈액을 정화할 수 있을 만큼 배설 기능이 정상적이고, 그것을 처리하는 백혈구의 힘이 강화되어 있으니 걱정이 없다.

나는 이즈의 집에서 차로 이토 역까지 간 다음, 이토 역에서 고속철도를 타고 도쿄까지 간다. 도쿄의 병원까지 다시 택시를 타고 가면 두 시간 반이 걸리는데 보통 일주일에 네댓 번은 이런 식으로 통근을 한다. 원고 확인이나 독서는 고속철도로 이동하는 동안 한다.

텔레비전과 라디오 출연, 전국 각지에서 열리는 강연회, 매스컴의 취재, 단행본 집필, 진료 등, 쉴 새 없이 움직이지만 끄떡없다.

집에 돌아오면 매일 조깅을 3~4km 정도 하고, 웨이트트레이닝도 빠뜨리지 않는다. 지금도 여전히 학창 시절에 학생 파워 리프팅 대회 경량급에서 우승할 당시와 같은 강도인 벤치프레스 100kg, 스쿼트 150kg의 트레이닝을 한다.

마흔여섯 살부터는 조금씩 살이 찌기 시작해서 낮에 먹었던 참마 메밀국수도 끊었다. 그래서 아침은 당근 사과 주스 두 잔, 점심은 흑설탕을 넣은 생강 홍차 두 잔, 저녁은 맥주 한 병과 소주 한두 잔이나 정종 한 잔, 게나 문어, 새우, 오징어, 조개 등의 어패류 요리 한두 점과 밥 한 공기, 된장국, 낫토, 두부, 절임 등을 먹는다. 배가 출출한 오후에는 과자나 초콜릿, 쿠키를 조금 먹기도 한다.

만약 내가 암에 걸렸다면, 걷기나 목욕, 사우나로 몸을 데우고 잘 씹어서 소식하며 당근과 사과에 양배추를 넣은 주스를 만들어 마시겠다.

하지만 무엇보다도, 이러한 건강법을 매일 꾸준히 실천해 암에 걸리지 않게 하는 것이 중요하다. 캅카스 지역의 징수하는 사람처럼 평생 현역으로 활동하며 건강법을 널리 전하는 것이 나의 임무라고 생각한다.

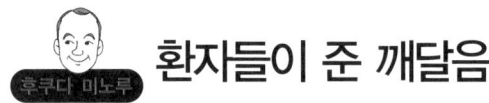 ## 환자들이 준 깨달음

내가 깨달은 세 가지를 실천한다

―― 만약 내가 암에 걸렸다면, 다음 세 가지를 실천하겠다.

먼저 첫 번째는 오관게五觀偈를 행하는 것이다.

오관게는 불교의 한 종파인 조동종曹洞宗의 개조開祖 도원선사의 식사법을 나타낸 것으로 선종의 승려가 식사 전에 제창하는 다섯 가지를 말한다.

첫째, 이 음식이 어디에서 왔을까요.
둘째, 제 덕행으로는 받기가 부끄럽습니다.
셋째, 마음의 온갖 욕심과 어리석음을 버리고
넷째, 음식을 좋은 약으로 삼아
다섯째, 도를 이루고자 이 공양을 받습니다.

이것은 자연의 은혜인 음식이나 식사에 들인 노고와 수고를 생각해 과연 자신의 인격을 다듬고 맡은 일을 완전하게 하기 위해 먹을 자격이 있는지 반성하는 것이다. '탐욕과 분노, 인과의 도리를 모르는 우매한 마음으로 좋고 싫은 것을 따지며 밥상을 받아서는 안 된다, '음식은 굶주림이나 갈증을 치유하고 육체의 고사枯死를 면하게 하는 약이다'라는 생각으로 인간으로서 큰 뜻을 성취하기 위한 것이라는 의미이다.

음식을 먹기 전에 반드시 스스로에게 물어 자신을 점검한다.

둘째는 몸을 따뜻하게 하고, 사혈이나 식이요법으로 몸속 노폐물과 유독 물질을 철저히 배출한다.

셋째는 자율신경이 균형을 이루도록 한다. 스트레스를 없애고 손끝 누르기나 자율신경 면역요법, 웃음 치료 등 온갖 방법을 동원한다. 특히 기를 뚫어주는 가마 누르기 요법과 두한족열의 치료를 받으면 감기에 걸리지 않는다. 이것은 예로부터 진해 내려온 '감기는 만병의 근원'이란 말에 대한 하나의 답이 될 것이다.

이 연구를 시작한 지 어느덧 15년이 지났다. 2000년부터 2003년까지는 참으로 괴롭고 암담한 시기였다. 하지만 현재 치료법의 바탕을 다진 때이기도 하다.

이 이론의 바탕에는 환자들을 보면서 얻은 경험과 깨달음이 있다. 그것이 나 자신을 다스리고 수행의 길로 이끌어주었다.

이것이 내가 '이론은 병이 나은 다음에 따질 일이다'라고 주장하는 바탕이다.

찾아보기

BMI 85
B세포 44, 74, 175~176, 244, 268~269, 271

ㄱ

가래 143, 164~165, 167
가마 누르기 요법 232~233
가면 고혈압 96
가슴호흡 202~204
각기병脚氣 149
간상핵구杆狀核球 30
간질액 148
거부 반사 62~63, 138~139
건포마찰 77, 228~229, 233~234
고지혈증 84, 86~87, 90~91, 98, 101, 190
고혈당 84~85, 87, 92~95
고혈압 21~23, 37, 47, 51, 84~89, 96~98, 100, 103, 120, 130, 146, 167, 169, 172, 190, 209, 227, 237, 251, 253, 274
골격근骨格筋 95, 206~208
관절 류머티즘 116~118, 122~125, 172, 176, 278
교원병 51~52, 55, 116~117, 146, 172, 176~177, 248, 258, 270, 277
궤양성 대장염 37, 49, 51, 117, 136~138, 140
근고축 127
기침 37, 67, 139, 142, 164~165, 189, 257

ㄴ

내강 90
내장반사 228
냉증 4, 8, 27, 49, 53, 60~61, 70, 89, 90, 96, 102, 105~106, 108~109, 122~123, 133, 143, 145, 152~153, 164, 195~196, 203, 237~238, 257~258
네프로제 증후군 49, 149, 157
노르아드레날린 106, 112, 266
뇌 안쪽 저림 151
느린맥박徐脈 163

ㄷ

단핵구單核球 30~31, 44
당근 사과 주스 4, 8, 9, 32, 34~35, 81, 132, 142, 165, 167, 189, 191, 193, 290

당뇨병 21~22, 37, 47, 49, 51, 84~85, 87, 92~95, 98, 101, 117, 121, 130, 157, 159, 161, 171, 190, 197, 237, 248, 270, 278~279
대사증후군 8, 38, 84
대장암 10, 51, 65, 136, 146, 157
대증요법對症療法 4, 22, 124, 128
도파민 126, 128, 132, 134
두한족열 42~43, 107~108, 115, 125, 145, 171, 232, 258, 293
등척성 수축等尺性收縮 220
디자이너 푸드 200

ㄹ ㅁ ㅂ

라듐 온천 242, 244~245, 251
라이엘 증후군 122
랑게르한스섬 92
레이어트릴 laetrile 262
로코모티브 증후군 38
루테인 189
리모넨 189
리바운드 현상 76~77, 79, 82, 137~138, 141
마이오카인 208
마이크로 퍼지 31, 34, 44, 53, 74, 175, 177, 188, 268, 271
말초신경장애 93, 150~151
메니에르 증후군 37, 160~161
메타볼릭 증후군 38, 51, 84~86, 209
멜라토닌 281
면역 관용免疫寬容 176
면역 시스템 26, 43, 174~175, 200, 268~270
면역글로불린 항체 75
면역억제제 118, 122, 124, 140
명현 반응 62
미토콘드리아 94~95, 216
밀킹 액션 milking action 212
반신욕 77, 95, 113, 164, 255, 258~259
발 저림 49, 151
발진 75, 80, 102~103, 138, 144
방사선 65~69, 73, 95, 100, 242~ 245

백내장 49, 75, 76, 170, 213, 217, 248
백혈구 분획 검사 30~31, 44, 55, 56, 230
베타글루칸 187, 189
부정맥不整脈 117, 128, 162~163, 237
부정출혈不定出血 60~61, 65, 71
부종 29, 51, 61, 93, 118~119, 120~121, 125, 142~143, 148~149, 153, 157, 161, 238, 253, 258
분엽핵구分葉核球 30~31

ㅅ・ㅇ・ㅈ

사이토카인 44, 67, 176·177, 200, 208, 243
사포닌 189
사혈瀉血 10~11, 54, 61, 144~145, 293
생강 8~9, 33, 40~41, 91, 102, 112~113, 132, 142~143, 160, 163~164, 166, 179, 181, 186~187, 189, 191~195, 200, 257, 263, 290
생리 불순 49, 51~52, 61, 107, 153, 238
생활습관병 22, 39, 84, 209, 240
선골 134~135, 234~235
선인혈仙人穴 54, 134~135, 234
설태 158~159, 192
세로토닌 91, 106, 112, 203, 216
세포외분화 T세포 44
소변 상태 157
소염진통제 21, 117~118, 120, 123, 128, 131, 137~138, 140
손 저림 150
손끝 누르기 요법 4, 36~37, 77, 99, 108, 124, 129, 131, 169, 171, 230~231
수독 4, 8, 28~29, 40, 43, 81, 122~123, 160, 162, 166~167, 181, 275
수상세포 67, 175
수축기 혈압 85, 88~89, 211~212, 366
스쿼트 운동 97, 227
습진 24~25, 28, 53, 74~75, 80, 102, 229, 256~257
신허腎虛 93
심부 체온 27, 247, 264

심장 두근거림 61, 107, 162
아디포사이토카인 84
아미그달린 262
아세틸콜린 24, 27, 46~49, 120, 121
아이소메트릭스 220
아이우에 체조 172
아침 단식 167, 190~191
아토피성 피부염 28, 47~49, 62, 74~75, 78~81, 83, 104, 144, 172, 176, 196, 237, 257, 260~261
안구건조증 170
안지오제닌angiogenin 212
안토시아닌 189
알레르겐 74, 78, 144
알파파 196, 252, 283
암 6, 22, 31, 34, 43~44, 48~49, 51~53, 55, 57, 62~73, 76, 95, 100, 103~104, 114, 146, 149, 157, 164~165, 167, 169, 189, 200, 217, 244~248, 255, 260~263, 266, 270, 274, 276~278, 282, 287~293
양성 음식 91, 178, 198
양성 체질 50~52, 96, 146, 180
어깨 결림 23, 37, 47~49, 61, 89, 96, 153~154, 237~238, 258, 263
어혈 43, 52, 60~61, 102, 153~155, 158~159, 166~167, 169, 275
온열요법 71, 110
우울증 10, 23, 37, 42, 49, 51~52, 89, 104, 106~110, 112, 114~115, 128, 144, 146, 172, 196, 260~261
운동기능저하증후군 38, 39
음성 음식 178
음성 체질 50~52, 90, 96, 122, 146, 180
이소티오시아네이트 189
이소플라본 189
이코노미 클래스 증후군 236
인공투석 62, 93, 145, 213
자기침 자극 99

찾아보기 295

장관 면역 174~175
장내세균 21, 136, 176~177, 187
장딴지 마사지 54, 236~239
잦은맥박頻脈 142~143, 162~163, 165
저림 37, 49, 67, 93, 150~151
전구체前驅體 128
점적點滴 236
정크 푸드junk food 32
주의력 결핍 과잉행동장애ADHD 79
진성 고혈압 96

ㅊ · ㅋ · ㅌ

천식 25, 48, 58, 165, 263
체순환體循環 210~211
체질 진단 146
최저혈압 89, 212
축삭반사軸索反射 228
충수염 10, 49, 57~58
캅카스 8, 9, 133, 273, 291
콜레스테롤 21, 35, 40, 76, 79, 85~87, 90~100, 117, 141, 171, 189, 216, 244
크립토패치 175
킬러T세포 44
탄닌 189
탄산수소염천 251
토론thoron 244
통풍痛風 37, 47, 49, 51, 117, 146, 161, 190, 242, 251

ㅍ · ㅎ

파이어판 175, 208
파킨슨병 25, 37, 47, 55, 126, 128~129, 131~132, 134, 260~261, 277, 283
평활근平滑筋 206~207, 211
폐순환肺循環 210~211
프로스타글란딘 24, 49, 120~121, 138, 189
플라밍고 체조 218~219
플라보노이드 189
피토케미컬phytochemical 188~189
하지정맥류 60, 153, 252

하혈下血 71, 136
함철천 251
항상성恒常性 24
항암제 8, 65, 66~67, 69, 71, 73, 100
항우울제 106~109
항히스타민제 80, 102
해열제 73
해피 존 234~235
허혈虛血 43, 49, 62, 98, 105~106, 145,
헬파T세포 44, 175~176, 271
현기증 43, 52, 61, 77, 93, 96, 107, 127, 153, 155, 160~161, 163, 169, 192, 238
혈뇨血尿 71, 157
혈담血痰 71, 164
혈압강하제 21, 89, 96, 213
혈전 28, 40, 84, 91, 103, 149, 163, 165, 213, 237, 248~249, 252, 274
혈행장애 10, 21, 23, 26~27, 42, 48~49, 61, 74, 83, 98, 106, 116, 118, 121, 124, 145, 149~151, 159, 289
호르메시스 효과 242~245
호산구好酸球 30~31, 44, 83
호염기구好鹽基球 30~31, 44
호전 반응 62~63, 192
호중구好中球 30~31, 34, 44, 177, 271
확장기 혈압 85, 88~89, 96, 212
획득면역 44
횡격막 호흡 203
흑색질黑色質 126, 134
흡인성 폐렴 128
히스타민 24, 74, 120